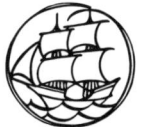

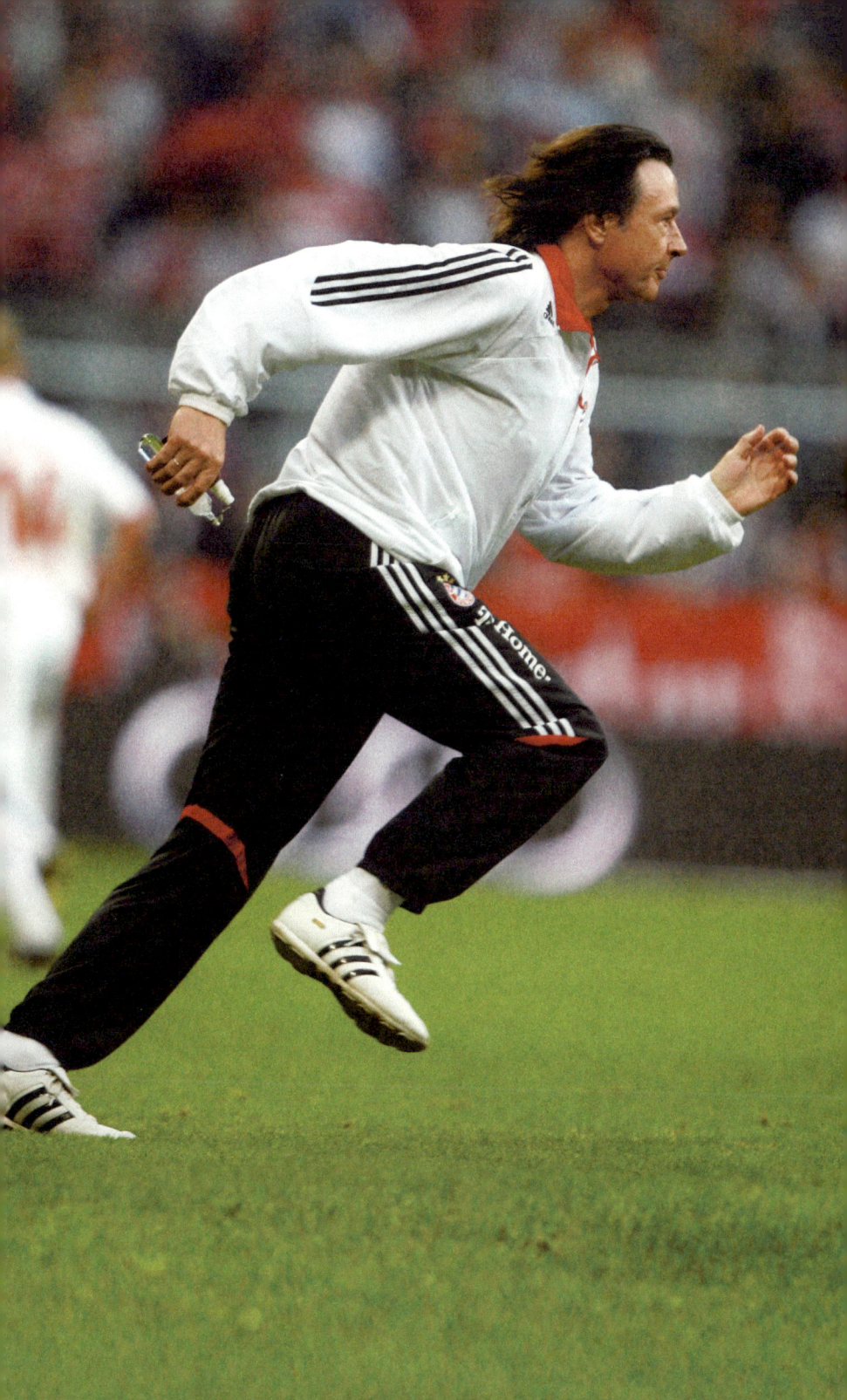

Inhalt

Provence, eine unerwartete SMS am 10. August 2016

Die SMS auf meinem Telefon schreckt mich auf. Ich bin in Frankreich, mache Urlaub mit meiner Frau und freue mich auf entspannte Tage mit meinen Kindern und Enkeln. Das ganze Jahr über bin ich unterwegs gewesen – vor allem in Sachen Fußball. Die Europameisterschaft 2016 in Frankreich stand an, und ich begleitete die Fußballnationalmannschaft auch vorher bei den Qualifikations- und Vorbereitungsspielen. Für Urlaub und Familie blieb da wenig Zeit. Schließlich fand ich eine Woche, in der ich frei machen konnte. Lesen, im Garten arbeiten, laufen oder schwimmen gehen, Zeit in der Natur verbringen ... Ich liebe Südfrankreich und das Haus, das meine Frau Karin in der Nähe von Mougins für uns gefunden und so besonders eingerichtet hat. Es ist für mich der ideale Rückzugsort. Das Haus liegt, umgeben von üppiger Vegetation, geschützt auf einer Anhöhe, etwa 20 Kilometer vom Meer entfernt. Karin hat einen wunderbaren Garten angelegt mit wuchtigen Bäumen und mediterranen Pflanzen. Von der Terrasse aus gesehen, verstellt nichts den Blick in die Landschaft und hier oben kann man seinen Gedanken freien Lauf lassen.

Jetzt aber schaue ich auf die SMS: »Doc, ich habe Muskelschmerzen, ich kann nicht trainieren. Was kann ich machen? Was empfiehlst du mir?« Ein kalter Schauer läuft mir über den Rücken, denn der, der mir da schreibt, ist gerade in Brasilien, um seinen Titel als Olympiasieger zu verteidigen, und ich bin auf einem anderen Kontinent. Mir ist sofort klar, jetzt zählt jede Minute. Karin sieht mein besorgtes Gesicht und fragt, was los ist. Ich erzähle ihr von der SMS.

Zufällig ist meine engste Mitarbeiterin in der Praxis, Imke, gerade auf dem Weg zu uns, auch sie wollte ganz in der Nähe endlich einmal Urlaub machen und bei Freunden die Sonne und das Meer genießen. Eigentlich sind wir alle heute bei U2-Frontmann Bono und seiner Frau Ali zum Mittagessen eingeladen. Als Imke eintrifft, überlegen wir, was zu tun ist. Mein Gefühl sagt: Ich muss nach Brasilien – irgendwie und möglichst schnell. Dann, als könnte sie meine Gedanken lesen, sagt meine Frau:»Du musst hin.« Ich merke, wie mich ihre Entschlossenheit erleichtert. Sie hat nicht eine Sekunde lang gezögert. Wieder einmal tritt sie zurück, ohne mir ein schlechtes Gewissen zu machen. Wieder einmal unterstützt sie mich zu 100 Prozent.

Imke ist bereit mitzukommen, aber es fehlt die Zeit, in das Ferienhaus ihrer Freunde zurückzufahren, um zu packen, und auch ich habe kaum etwas dabei, vor allem keinen Reisepass und schon gar nicht meinen Medizinkoffer. Also rufe ich in der Praxis an und schlage Alarm:»Sucht schnell alles zusammen und schickt jemanden in meine Wohnung, um den Reisepass zu holen.« Zwei Mitarbeiterinnen der Praxis packen die Medizin ein und finden meinen Pass, rasen zur Übergabe mit dem Auto an den Frankfurter Flughafen, während Imke und ich von Nizza nach Frankfurt geflogen sind. Jetzt kann es losgehen! Usain Bolt weiß, dass wir kommen.

Erst im Flugzeug nach Rio de Janeiro legt sich meine Anspannung langsam. Ich denke an die vergangenen Urlaubstage, an die Kinder und an Karin, und ich stelle fest: Immer wieder passiert so viel Unvorhergesehenes in meinem Leben – und viele glückliche Fügungen.

Mein Elternhaus als Fundament
Kindheit, Jugend und Aufbruch

Mein Elternhaus war ein gutes Fundament, wir lebten
bescheiden und hatten doch alles, was man brauchte.
Glaube, Musik, Disziplin und Sport prägten mein Leben.
In einem anderen Umfeld wäre ich nicht der geworden,
der ich bin. Heute sehe ich, wie gut ich es gehabt habe
und wie behütet wir waren, doch damals wurde mir unser
kleines ostfriesisches Dorf schnell zu klein.

Mit meinen beiden Brüdern Hajo und Dieter teilte ich mir ein kleines Zimmer, denn wir hatten, wie alle Häuser in unserem Dorf, nach dem Krieg eine Flüchtlingsfamilie mit zwei Kindern aufgenommen. Auch eine Lehrerin wohnte einige Jahre mit uns in diesem kleinen Backsteinhaus und ein junges Dienstmädchen. Ich bin der jüngste von drei Brüdern und wurde 1942 während eines Luftangriffs in Leerhafe in Ostfriesland geboren.

Damals hatten wir eine Kuh, ein Schwein, ein Schaf, Hühner und einen großen Gemüse- und Obstgarten. Wir sind mit der Natur aufgewachsen, der Lebenszyklus von Mensch und Tier war uns vertraut und wir haben den Wandel der Jahreszeiten intensiv erlebt. Diese Erfahrung wünsche ich eigentlich jedem Kind. Wir haben gesehen, wie eine Kuh kalbt, und waren dabei, wenn ein Schwein geschlachtet wurde. Sicherlich hat dieser intensive Kontakt mit der Natur dazu beigetragen, dass ich später als Arzt nicht mit chemischen Wirkstoffen arbeiten wollte und sie bis heute nicht gern einsetze.

Meine Mutter hat abwechslungsreich und gesund gekocht. Im Sommer hat sie, wie das damals üblich war, für den Winter vorgesorgt und in Gläsern Obst und Gemüse eingekocht. Aus Zuckerrüben wurde Sirup hergestellt. Freitags gab es immer Fisch, sonntags einen Braten – und gebacken wurde natürlich auch. Wir haben damals sogar selbst »gute Butter« hergestellt, was in den ersten Nachkriegsjahren verboten war und heimlich geschehen musste. Am Monatsende war das Geld immer knapp und wir mussten im Kaufmannsladen anschreiben lassen. Das Buch, in dem festgehalten wurde, was meine Mutter gekauft hat, habe ich später gefunden und war sehr berührt von der Genügsamkeit meiner Eltern. Wenn das Gehalt meines Vaters ausgezahlt war, beglich er die Rechnung beim Kaufmann und für uns Kinder gab es dann immer eine Tafel Schokolade, die wir unter uns Dreien natürlich genau aufteilen mussten. Ich glaube, dass mir Schokolade nie mehr so gut geschmeckt hat wie dieses köstliche Stück, das es einmal im Monat gab.

Meine Mutter stammte aus Göttingen, wo sie meinen Vater, der dort studierte, kennenlernte. Wie es vor dem Krieg noch weitgehend üblich gewesen war, hatte sie als Haustochter bei der bekannten Professorenfamilie Siemens gearbeitet. Es war eine große Umstellung für sie, aus der quirligen Universitätsstadt Göttingen an den Rand Deutschlands nach Leerhafe in Ostfriesland umgepflanzt zu werden. Sie hatte jedoch eine wunderbare, positive Lebenseinstellung und nahm das, was ihr das Leben schenkte, dankbar an. Dabei war es für sie mit vier Männern im Haushalt bestimmt nicht immer einfach.

Sie hat meine Frau Karin sehr gemocht und gemeinsam haben sie, als wir schon in München lebten, oft Ausflüge gemacht oder sind mit dem Käfer Cabrio in die Stadt gefahren. In Karins Modeatelier bekam sie Kleider nach Maß, die sie stolz getragen hat. Sie ist 87 Jahre alt geworden. Nach dem Tod meines Vaters hat sie noch einmal ein neues Leben entdeckt und es genossen, selbst verwöhnt zu werden, zum Beispiel bei Familienurlauben.

Die Reisen nach Göttingen liebte ich als Kind, vor allem, weil mir mein Großvater so wichtig war. Wir hatten eine enge Beziehung. Meine Eltern fuhren mit uns Jungen im Auto, einem Lloyd, der in den fünfziger Jahren so erfolgreich und beliebt war, aber aus reiner Pappe gebaut zu sein schien, nach Göttingen oder in den Harz. Meiner Mutter haben wir es zu verdanken, dass wir zu Hause reines Hochdeutsch sprachen und kein Plattdeutsch. Mein Vater, der unter anderem in Leipzig, Tübingen und Göttingen studiert hatte, sprach ebenfalls ein gewähltes Hochdeutsch, aber als Ostfriese konnte er natürlich auch Platt.

Schon früh hat mich die Sehnsucht nach dem Süden gepackt

Das Leben in meinem Elternhaus war ein gutes Fundament für meinen späteren Weg, und heute bin ich dankbar dafür. Damals aber habe ich nur nach vorne gedacht und wollte schnell weg aus diesem mich in jeder Hinsicht einengenden Dorf. Jetzt denke ich oft über die Vergangenheit und meine Kindheit nach, und dann sehe ich, wie gut ich es gehabt habe und wie behütet ich war. Ich wünschte, ich hätte dies meinen Eltern zu Lebzeiten einmal gesagt. Wir lebten bescheiden und hatten doch alles, was man brauchte. Aber als Jugendlicher habe ich immer die Städter beneidet. Im Dorf gab es zu wenige Jungen, mit denen ich hätte Sport treiben können. Es gab rechts und links Bauernhöfe, einen Schuster, einen Bäcker, einen Kaufladen, einen Schmied mit Tankstelle, zwei Gastwirtschaften, die Grundschule, die Kirche und ein paar Häuser, in denen Angestellte oder Arbeiter mit ihren Familien wohnten. Das Ortsbild von damals gibt es heute nicht mehr. Die Grundschule wurde abgerissen, und viele kleine Bauernhöfe liegen brach. Wer will heute noch die mühevolle Landwirtschaft betreiben – schon gar, wenn sie nicht mehr rentabel ist?

Besonders die Sommerferien habe ich immer herbeigesehnt. An manchen Tagen gab es eine flirrende Hitze und wir badeten in kleinen Teichen oder Lehmkuhlen. Damals sind wir aber auch bei 16 Grad ins Wasser gesprungen. Ich schätze mich glücklich, dort oben in Ostfriesland aufgewachsen zu sein. Dort sind meine Wurzeln. In einem anderen Umfeld wäre ich sicher nicht der geworden, der ich heute bin. Aber irgendwann hat mich in dieser rauen Gegend, die meine Heimat war, die Sehnsucht nach dem Süden gepackt und nie mehr losgelassen.

Mit 17 Jahren bin ich zum ersten Mal zusammen mit meinem Freund Wolfgang Junge an die französische Atlantikküste gereist. Zuerst sind wir mit dem Zug nach Köln, dann mit dem Fahrrad nach Valenciennes und von dort per Anhalter nach Paris gefahren, danach weiter nach Biarritz am Atlantik nahe der spanischen Grenze. Dort habe ich ein anderes, unbeschwertes Lebensgefühl kennengelernt. Wir haben uns von Melonen, Obst, Baguettes oder Sardinen aus der Büchse ernährt und hin und wieder – wenn wir uns etwas Besonderes gönnen wollten – einen Milchkaffee oder einen Rotwein getrunken. In Biarritz habe ich Surfen mit dem Longboard gelernt. Damals kannte man das bei uns noch nicht. Dieser Sport hatte eine faszinierende Wirkung auf mich, sodass ich später wieder und wieder Surfgebiete aufgesucht habe. In der Jugendherberge von Biarritz schliefen wir in Hängematten draußen – und auch Mädchen übernachteten dort. Mädchen so nahe um mich zu wissen – ich war bis dahin ja meist nur mit meinen Brüdern und anderen Jungen zusammen gewesen – war atmosphärisch von ganz besonderem Reiz, überhaupt war diese Reise ein fast magisches Erlebnis! Damals ist meine Liebe zu Frankreich geweckt worden, die mir bis heute erhalten geblieben ist. Meine Eltern ahnten nicht, dass wir bis an den Atlantik reisten, denn wir hatten behauptet, mit dem Fahrrad im Sauerland unterwegs zu sein. Ich aber hatte immer Fernweh und wollte einfach nur weit weg.

Meinen Eltern habe ich schließlich nach der Rückkehr gestanden, dass wir nicht ins Sauerland, sondern bis nach Südwestfrankreich gefahren waren. Meine Mutter fiel fast in Ohnmacht. Ich organisierte eine Landkarte, um zu zeigen, wo wir überall gewesen waren. Meine Eltern hatten selbst noch nie eine so weite Reise gemacht – und so waren sie sprachlos. Meinem Vater musste ich allerdings versprechen, solch ein Abenteuer ohne seine Erlaubnis nicht noch einmal zu unternehmen. Aber die Verlockung, dem Ruf der Freiheit zu folgen, war jedes Jahr aufs Neue zu groß.

Im Jahr darauf waren wir sogar noch wagemutiger. Wir trampten wieder nach Biarritz an den Atlantik zum Surfen. Auf dem Nachhauseweg sind wir dann über das spanische Pamplona durch die Pyrenäen ans Mittelmeer gereist, am Mittelmeer entlang nach

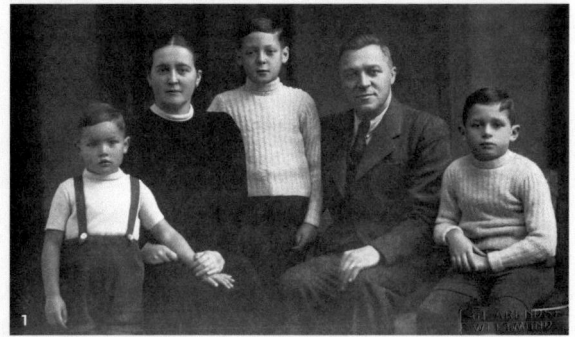

1 Unser erstes Familienfoto nach dem Krieg, 1945

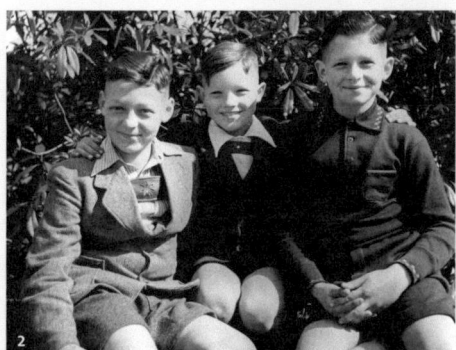

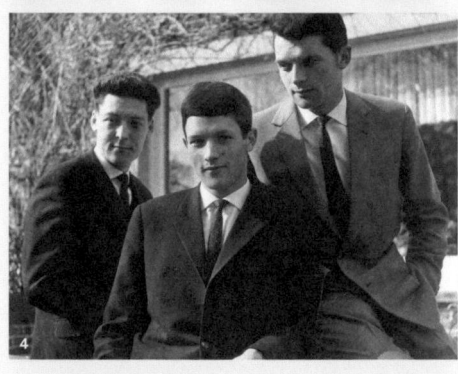

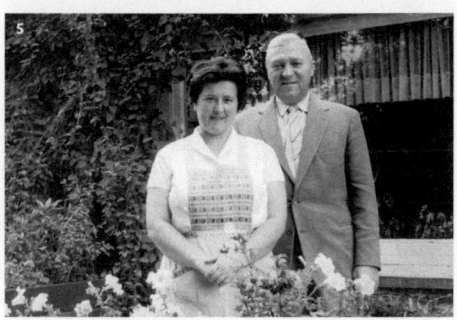

2 – 4 Meine Brüder und ich waren unzertrennlich, trotz des Altersunterschieds. Dieter war drei Jahre älter und Hajo fünf Jahre. Die Fotos sind von 1948, 1950 und 1962.

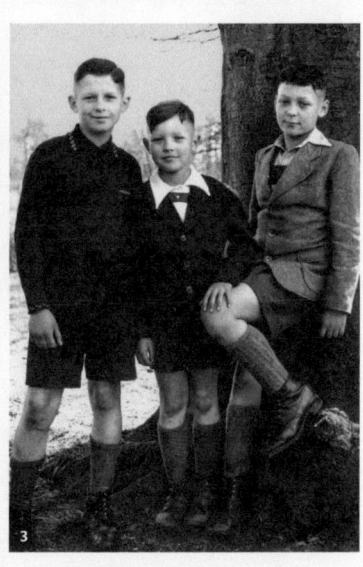

5 Nach dem Kirchgang empfingen meine Eltern immer Gäste im Pfarrhaus und auf der Terrasse, Foto von 1957.

Italien und über die Schweiz zurück nach Deutschland. Manchmal hatten wir Glück, per Anhalter in tollen Autos mitfahren zu dürfen, einmal in einem luxuriösen Mercedes, dessen Fahrer, der Chauffeur des Eigentümers, keine Lust hatte, die Strecke von Genua bis Zürich allein zu fahren.

Wir waren stolz auf unsere Reisen und Begegnungen, und in der Schule wurden wir von unseren Mitschülern dafür bewundert. Allerdings ist meine ostfriesische Heimat ja nicht gerade bekannt dafür, dass den Menschen dort das Temperament durchgeht. Also haben auch wir uns eher zurückgehalten. Angeberei durfte nicht sein und wir wussten auch, dass viele der Jungen aus unserer Schule während der Sommerferien in der Landwirtschaft helfen mussten. Da war an weite Reisen nicht zu denken.

In Ostfriesland ist es fast immer windig, oft weht eine so steife Brise, dass die Bäume sich biegen und sie schräg von West nach Ost geneigt wachsen. In den Wintermonaten standen die Felder unter Wasser und verwandelten die ostfriesische Landschaft in riesige vereiste Flächen. Es gab noch keine Schöpfwerke an den Flussläufen zum Meer, die den Wasserstand hätten regulieren können. Manchmal war alles so vereist, dass wir statt des Fahrrads die Schlittschuhe nahmen, um voranzukommen. Wir mussten uns der rauen Natur anpassen, weil Wetter und Gezeiten das Leben bestimmten.

Viele Winter waren nicht nur sehr kalt, sondern oft auch stürmisch, und der 15 Kilometer lange Schulweg schien an manchen Tagen endlos zu sein. Einen Teil der Strecke fuhren wir, meine Brüder und ich, mit dem Rad, den anderen mit dem Zug und dann gingen wir noch zwei Kilometer zu Fuß. Um 6:30 Uhr mussten wir aus dem Haus. Meinem Vater oder den Eltern anderer Schulkinder wäre es nicht im Traum eingefallen, uns mit dem Auto zur Schule zu bringen. Die 20-minütige Zugfahrt von Wittmund nach Jever, wo ich das Mariengymnasium besuchte, war für mich allerdings sehr wichtig und die Zeit fest eingeplant, um die Hausaufgaben von Klassenkameraden abzuschreiben, die ich fast nie gemacht habe.

So wie die Natur Ostfrieslands sich eher karg und rau zeigte, gab es auch in meiner Kindheit keinen Überfluss, dafür Disziplin und Strenge – die Erwartungen an Kinder waren ganz andere als heute. Mein Vater war Pastor in Leerhafe und – wie meine Mutter als Pastorenfrau – immer »im Dienst«. Jeden Tag wurde eine Andacht gehalten und gesungen. Für die Gottesdienste gab sich mein Vater die größte Mühe, die Bibel so auszulegen, dass die ausgewählten Textpassagen verständlich wurden und samt der moralischen Botschaft zu den Alltagserfahrungen der Menschen passten. Die aus der Bibel gewonnene christliche Ethik bestimmte seine Grundhaltung. Er war ein gottesfürchtiger und rechtschaffener Mann und konnte gegenüber der Gemeinde auch sehr laut werden, wenn es etwas zu kritisieren gab. Er hatte seinen Standpunkt und vermittelte diesen manchmal so nachdrücklich, dass die während seiner Predigt einsetzende Stille von unglaublicher Kraft war – sie ging einem sprichwörtlich durch Mark und Bein. Es gab wohl niemanden, der von dieser Macht seines Wortes unbeeindruckt geblieben wäre.

Glaube, Musik und Disziplin haben mich geprägt

In meinem protestantischen Elternhaus gab es drei zentrale Dinge, die den Rahmen unseres Lebens bildeten: Glaube, Musik – und Disziplin. Meinen Eltern waren außerdem noch Bescheidenheit – man kann auch sagen: eine Haltung der Demut – wichtig, meinem Vater sportlicher Ehrgeiz.

Ein Ereignis aus meiner frühen Kindheit vermittelt gut, in welcher Atmosphäre ich aufgewachsen bin: In der Weihnachtszeit schrieb ich einen Wunschzettel und listete alles auf, was mir in den Sinn kam. Mein Vater war fassungslos, als er sah, was ich mir da zu wünschen wagte. Ich hatte einen Skianorak, Handschuhe, einen Elektrobaukasten, Teile für die elektrische Eisenbahn und noch kleinere Dinge auf den Wunschzettel gesetzt. Diesen Zettel bekam ich dann so um die Ohren, dass ich mich heute noch gut daran erinnere. Für meinen Vater war mein Verhalten schlicht ungehörig. »Wie kannst du nur solche Ansprüche haben?«, fragte er mich, und ich fühlte mich tief beschämt. Ein Wunsch wäre in Ordnung gewesen, aber so viele waren maßlos.

Heute weiß ich, dass mein Vater als Pastor ein relativ geringes Einkommen hatte und dass wir drei anspruchsvolle Kinder waren. Wir trieben viel Sport, spielten Musikinstrumente, waren immer hungrig und aßen viel. Wir hatten Wünsche und erwarteten monatlich ein kleines Taschengeld. Damals habe ich meinen Vater als streng empfunden, und wir Kinder wollten es ihm immer recht machen – seine Anerkennung bedeutete uns alles. Er ist mit 63 Jahren an seinem dritten Herzinfarkt gestorben. Er hat sich vermutlich im wahrsten Sinne des Wortes alles zu sehr zu Herzen genommen und konnte schwer etwas loslassen. Ihm fehlte meines Erachtens eine gewisse Gelassenheit gegenüber dem Leben.

Bei uns zu Hause ging es um andere Werte als um Geld. Bescheidenheit war eine Tugend, die uns von klein auf vermittelt wurde, sicher auch, weil sie in der Zeit damals notwendig war. Auch gab es eine Wertschätzung für die Rituale des Alltags. Meinen Eltern waren gute Manieren und gemeinsame Mahlzeiten wichtig. Meine Mutter legte Wert auf einen entsprechend gedeckten Tisch, der uns bewusst machen sollte, wie wenig selbstverständlich das Essen war. Wir lernten, es nicht im Vorbeigehen hinunterzuschlingen, sondern sich dafür hinzusetzen, zu beten und dann erst zu essen – alle gemeinsam. Heute in Zeiten von »Coffee to go« kann ich das Verständnis meiner Eltern von »guten Sitten« nachempfinden und auch mir bedeutet ein Essen mit meiner Familie an einem schön gedeckten Tisch viel. Indem man sich hier zusammenfindet, ergibt sich erst die Möglichkeit für Gespräche und dafür, Interesse und Anteilnahme am eigenen Leben zu erfahren. In den vergangenen Jahren hatte ich zu wenig Gelegenheit dazu, weil ich oft weg oder

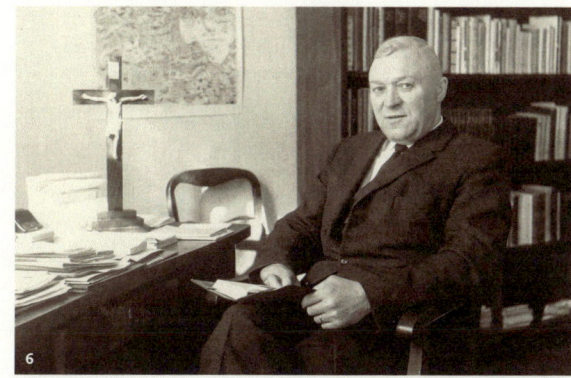

6 Mein Vater arbeitet am Schreibtisch in seinem Studierzimmer an der Sonntagspredigt, 1964.

7 Unser schönes Pfarrhaus in Leerhafe

8 Die romanisch-gotische Leerhafer Kirche, der Blick auf den Altar

9 Die Kirche stand direkt neben dem Pfarrhaus auf einer vor Hochwasser schützenden Warft.

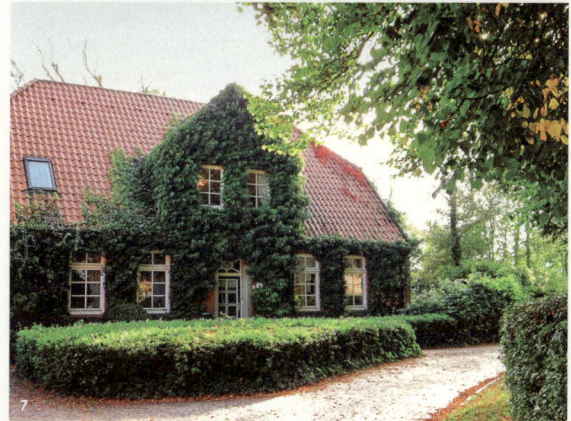

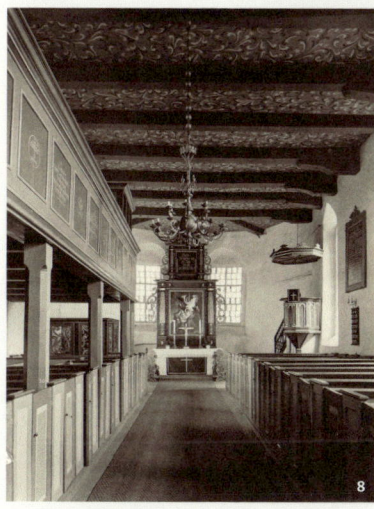

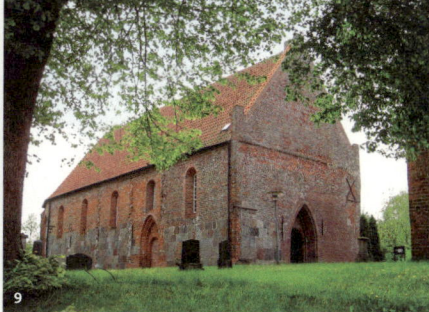

lange in der Praxis war, aber wenn ich heute gemeinsame Mahlzeiten im Kreis meiner großen Familie erlebe, bin ich ein glücklicher Mensch.

Mein um drei Jahre älterer Bruder Dieter – der Mittlere – war eigentlich in allem besser als ich. Er war zwar auch faul in der Schule, hatte aber gute Noten, war ein begnadeter Musiker und ein sehr guter Sportler. Die Liebe zum Sport habe ich von ihm übernommen. Später aber hat er durch mich die Medizin entdeckt und sich entschlossen, zusätzlich noch Medizin zu studieren und zu promovieren – nachdem er bereits Diplomingenieur der Elektrotechnik war.

Mein fünf Jahre älterer Bruder Hajo war ausgesprochen wissensdurstig und an allem interessiert, fast wie ein Universalgelehrter. Er hat in mir die Liebe zur klassischen Musik und zur Malerei geweckt. Nach dem Latinum im Gymnasium lernte er an der Universität noch Griechisch und Hebräisch, um dann Theologie zu studieren. So wurde er Pastor wie mein Vater.

Was mich betrifft, so habe ich gegen die Schule angesehen und mich morgens mit einem deftigen Fluch auf sie von meinen Eltern verabschiedet. Nichts hat mich dort wirklich interessiert – außer Sport. Im Unterricht habe ich nicht selten vollkommen abgeschaltet, so sehr habe ich mich gelangweilt. Damals wurden noch Ohrfeigen verteilt und die Lehrer waren nicht zimperlich. Ich erinnere mich, wie demütigend ich es empfunden habe, als der Schuldirektor mich einmal auf dem Schulhof vor aller Augen ohrfeigte. Mein Vater war entrüstet, als ich ihm davon erzählte, und hat den Direktor am nächsten Tag zur Rede gestellt. Für einen außenstehenden Beobachter wäre bei dieser Szene nicht ganz klar gewesen, wer in der Schule das Sagen hatte.

Mein Vater hat so manchen Aufsatz für mich geschrieben und weil wir nur ungefähr wussten, was als Thema drankommen würde, hat er vorausschauend drei Themen bearbeitet. Und tatsächlich, eines davon war es dann oft. Wenn ich eine Klassenarbeit in Latein hinter mir hatte, fragte er mich meistens:»Na, wie war's?«Ich zeigte ihm den Durchschlag der Matrize, die ich mit nach Hause genommen hatte, und so wusste er als alter Lateiner immer, welche Note ich vermutlich bekommen würde, und war ganz zufrieden, wenn es dann noch eine Vier war.

Dass mich die Schule wenig bis gar nicht interessierte, hat mein Vater – obwohl er sich Sorgen machte – mit ziemlicher Gemütsruhe hingenommen. Beim täglichen Abfragen der Lateinvokabeln meinte er nur:»Du hast ein Gedächtnis wie ein Sieb.« Ich konnte mir keine Vokabeln merken, war in Latein so schwach – und meine Versetzung immer wieder gefährdet. Was meinen Vater allerdings grundsätzlich aufbrachte, war ein Mangel an Ehrgeiz. Wenn es selbst ihm zu bunt wurde, weil ich wieder einmal fast gar nichts für die Schule getan hatte, sagte er:»Wenn du nicht lernen willst, kannst du auch Bauer werden, dann kannst du gleich morgen beim Nachbarn anfangen.« Das saß, denn ich hatte die mühsam wirtschaftenden Bauernhöfe und das harte Leben der Landwirte vor Augen. Möglicherweise habe ich seine Art, die damals so streng auf mich wirkte, mit der er sich aber unentwegt für mich einsetzte, schließlich doch verstanden und verinnerlicht. Und wie es scheint, habe ich auch etwas von der Durchsetzungskraft meines Vaters geerbt. Das hat mir später in meinem Leben in manch harter Auseinandersetzung geholfen.

Zum Glück hatte ich auch in der Schule eine »Verbündete«, meine Klassenlehrerin Frau Oberstudienrätin Wischke, die es gut mit mir meinte und die mich mochte. Ihr und meinem Vater verdanke ich, dass ich das Abitur schaffte. Dennoch habe ich eine Klasse wiederholen müssen und wurde wegen Latein und Religion – ausgerechnet Religion – nicht versetzt.

Als ich einmal von der Schule verwiesen werden sollte – das Lehrerkollegium hatte dies in einem damals noch möglichen sogenannten Consilium Abeundi entschieden –, ist mein Vater regelrecht ins Zimmer des Direktors hineingeschossen und hat ihn barsch aufgefordert, diesen Entschluss rückgängig zu machen, was dann

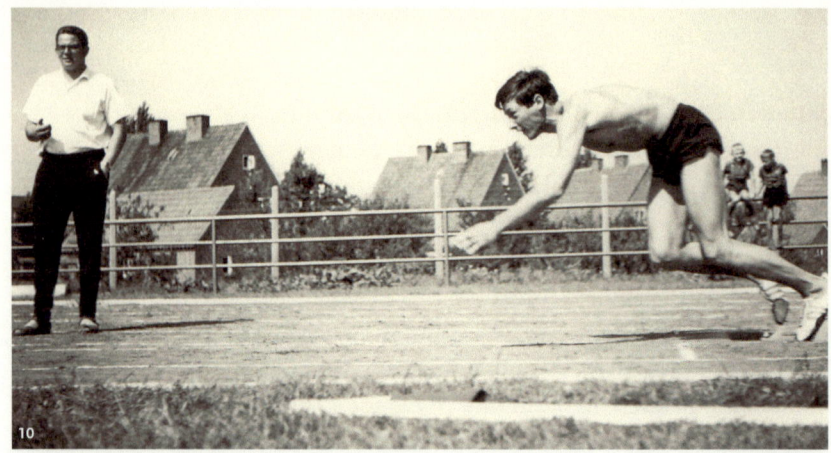

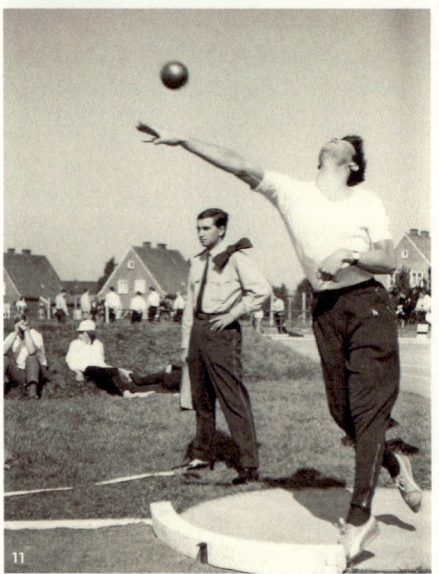

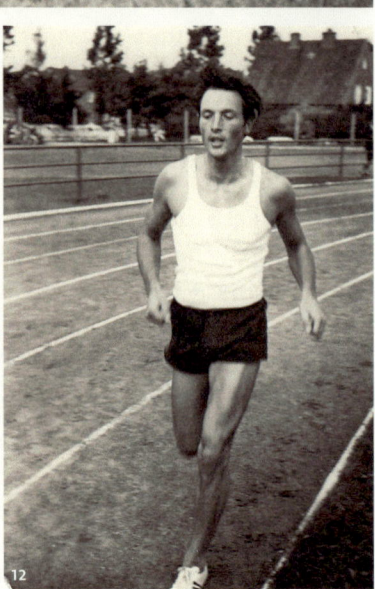

10 – 12 Ich trainierte
meist zu Hause
und alle 14 Tage auf
dem Sportplatz in
Wittmund.

13 Bundesjugend-
spiele am Marien-
gymnasium Jever,
1958

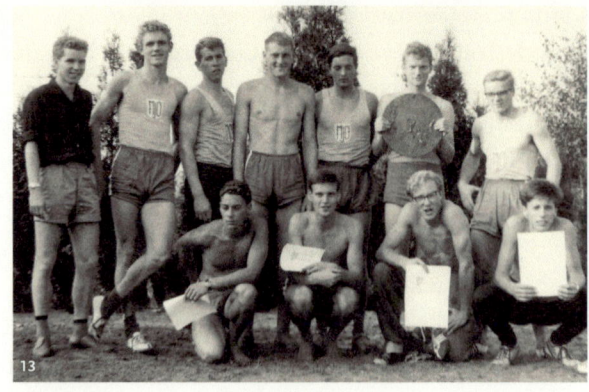

sogar auch geschehen ist. Zu dieser Zeit konnte man bereits von der Schule verwiesen werden, wenn man zu lange Haare hatte. So etwas wurde bei uns zu Hause schon gar nicht geduldet, die Ohren mussten frei sein und durften nicht von den Haaren bedeckt werden – an solchen Äußerlichkeiten kann es also nicht gelegen haben. Mein Spitzname Mull ist übrigens in meiner Schulzeit entstanden. In der Klasse gab es mehrere Schüler mit dem Nachnamen Müller und so wurde ich – durch die Fantasie meiner Mitschüler und eine gewisse Dynamik – zuerst Muller und irgendwann Mull genannt. Bekannte und Freunde nennen mich auch heute noch so – und manchmal sogar meine Frau.

So erfolglos ich in der Schule war, so erfolgreich war ich im Sport

Wichtiger als die Schule waren mir damals andere Aktivitäten: Ich spielte jeden Tag Klavier und Posaune, später auch Orgel. Und wichtiger noch war der Sport: Täglich trainierte ich für mich allein – ein bis zwei Stunden Sprint, Weitsprung, Hochsprung, Kugelstoßen, Speer- und Diskuswerfen oder Mittelstreckenlauf auf holprigen Feldwegen.

In Leerhafe gab es zu dieser Zeit keinen Sportplatz oder Sportverein, aber ich hatte trotzdem alles, was ich brauchte: Ich war mein eigener Trainer und auf unserer Allee konnte ich sprinten, hatte eine selbst gebaute Weit- und Hochsprunganlage, einen Kugelstoßring im Garten. Den Speerwurf trainierte ich an Wochenenden gerne am 10 Kilometer langen Strand von Wangerooge. Und das bedeutete: Werfen, Laufen, Werfen, Laufen und so weiter, immer dem Speer hinterher. Mit dieser Trainingsmethode brachte ich es immerhin auf 70 Meter Weite. Zu Hause trainierte ich den Speerwurf auf einer hinter unserem Haus gelegenen Kuhwiese. Darüber verlief eine Überlandleitung, über die ich ohne Probleme werfen konnte,

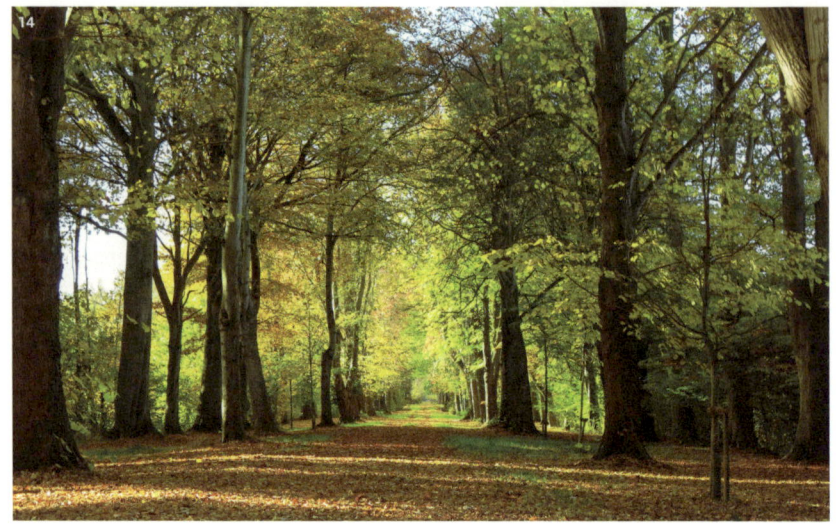

14 Nur auf der 150 Meter langen Allee, der Zufahrt zu unserem Pfarrhaus, konnte ich den Sprint trainieren – für mich ideale Bedingungen.

bis mir eines Tages – ich trainierte in der Abenddämmerung – der Speer ausrutschte und sich mit Schwung in die Drähte eindrehte: Die Leitungen gerieten aneinander, Funken sprühten, Kurzschluss! Der Speer fiel in zwei Hälften vom Himmel und das ganze Dorf versank in Dunkelheit.

Ich habe bei Wind und Wetter trainiert. Wenn es regnete, war ich sofort durchnässt – damals gab es ja noch keine Funktionswäsche. Aber nichts konnte mich vom Training abhalten. Im Winter trug ich dicke Schafwollunterhemden, die meine Mutter für mich gestrickt hatte, und darüber mehrere Pullover.

Mein Vater beklagte sich fast nie über eine schlechte Schulnote, wenn ich aber nicht trainiert hatte, was sehr selten vorkam, war er maßlos enttäuscht. Ich erinnere mich, wie er mich einmal abends, als ich schon ins Bett gehen wollte, fragte: »Hast du heute trainiert?« Er wusste, dass ich das Training an diesem Tag hatte ausfallen lassen. Es war schon nach zehn Uhr abends und ich zog mich wieder an, lief acht Kilometer die dunkle Straße entlang und ging erst danach zu Bett. Unser Vater hat seinen sportlichen Ehrgeiz auf seine drei Jungen übertragen, und er wollte, dass wir mit Disziplin und Strenge lernen, was es heißt, Ziele zu erreichen. In seiner Jugend war er selbst ein guter Ruderer und Turner gewesen, im Zweiten Weltkrieg aber schwer verwundet worden. So erfolglos ich in der Schule war, so erfolgreich war ich im Sport. 1961 belegte ich völlig überraschend den dritten Platz bei den Deutschen Junioren-Mehrkampf-Meisterschaften im – wie es damals hieß – internationalen Fünfkampf. Am Abend zuvor war ich erst spät von einer Klassenfahrt aus Berlin zurückgekommen und hinter mir lag eine Woche, in der wir wenig geschlafen hatten. Ich kam also ziemlich übermüdet zu Hause an und mein Vater sagte:»Du weißt schon, dass du morgen einen Wettkampf hast in Hamm?« Ich war fest davon ausgegangen, dass der Wettkampf erst am darauffolgenden Tag sein würde. Schnell packte ich meine Sachen zusammen, mein Vater gab mir sein Auto und mit dem VW-Käfer fuhr ich in das mir unbekannte über 270 Kilometer entfernte Hamm, wo ich spät in der Nacht ankam und nur noch auf einem Hotelflur auf einer Luftmatratze übernachten konnte. Am nächsten Morgen – ich hatte ja keinen Trainer – musste ich alles allein organisieren: zum Stadion fahren, Meldebüro aufsuchen, Startnummer besorgen, Startgeld bezahlen und anderes mehr. Trotz der chaotischen Woche und der fast schlaflosen letzten Nacht war ich in einer Topverfassung und auch meine Zielsetzung war klar. Ich weiß nicht mehr wie, habe aber in allen Disziplinen so gut abgeschnitten, dass es für den dritten Platz reichte. Mit dabei war auch Kurt Bendlin, einer der später weltbesten Zehnkämpfer, Weltrekordhalter und Goldmedaillengewinner, mit dem mich heute noch eine Freundschaft verbindet. Er gewann damals Gold. Den Mehrkampf habe ich immer sehr geliebt: Speerwurf, Diskus, ich bin gelaufen, gesprintet und gesprungen und hatte an alldem Spaß!

Der Jazz wurde zu meiner zweiten großen Leidenschaft

An den Wochenenden bin ich mit einem alten Moped, das ich gemeinsam mit einem Freund heimlich gekauft hatte, in das 30 Kilometer entfernte Wilhelmshaven gefahren. Wenn die Eltern schon im Bett lagen, fuhr ich leise los. Die Strandhalle spielte die beste Musik und dort traf man die hübschesten Mädchen. In Wilhelmshaven gab es mehrere Kneipen, in denen sehr gute englische Bands spielten. Aber wir haben auch selbst Musik gemacht: Dixieland-Jazz! Ich war Posaunist der Old Marytown Jazzband, die ich mit Freunden gegründet hatte, und an Sommerabenden spielten wir bei Riverboatshuffles auf den Helgoland- oder Inselfährschiffen und verdienten damit ein wenig Geld.

Manchmal war ich erst früh am Morgen wieder zurück, kurz bevor meine Eltern aufwachten. Und wenn mein Vater mich fragte: »Na, wann bist du denn nach Hause gekommen?«, habe ich vage geantwortet: »... war schon nach zwölf«. Wenn es sehr spät geworden war und Gefahr bestand, die Eltern könnten schon wach sein, habe ich das Moped lange vor meiner Ankunft geschoben, um jeden Lärm zu vermeiden. Um zehn Uhr morgens läuteten die Glocken in der romanisch-gotischen Dorfkirche für den Sonntagsgottesdienst, und da ich die Orgel spielte, musste ich auf alle Fälle zeitig und vor meinem Vater in der Kirche sein.

Nach dem Gottesdienst wurde gemeinsam mit den Kirchenvorstehern bei uns zu Hause die Kollekte gezählt und anschließend gab es das sonntägliche Mittagessen – und zwar immer um Punkt zwölf Uhr: Zuerst die Suppe, dann den obligatorischen Sonntagsbraten, den meine Mutter schon am Samstag zubereitet hatte, und zum Nachtisch Vanillepudding – zum Beispiel mit Erdbeeren oder auch mit Eischnee. Das Essen und die Bewirtung der Gäste waren Hoheitsgebiet meiner Mutter. Wir hatten häufig Besuch, und meiner Mutter war es zu verdanken, dass das Haus offen und die

15 & 16 Mit meinem besten Freund Wolfgang Junge gründete ich 1958 die Old Marytown Jazzband: Henning Hinze am Saxofon, Bandleader Jochen Ewald an der Trompete, Ulf Wenk an der Tuba, am Klavier Wolfgang Junge und ich an der Posaune.

17 Mit Wolfgang war ich immer in den Ferien unterwegs, entweder in Frankreich, in Spanien – oder, wie hier, auf der Insel Helgoland.

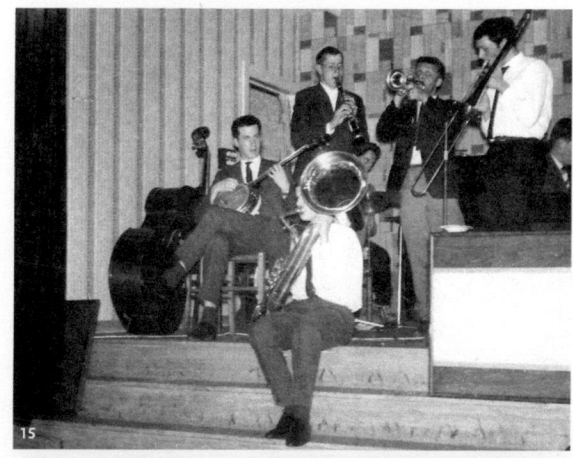

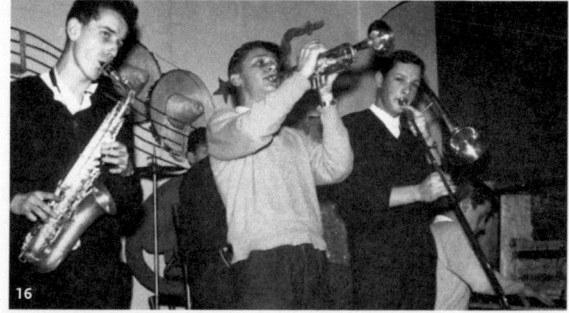

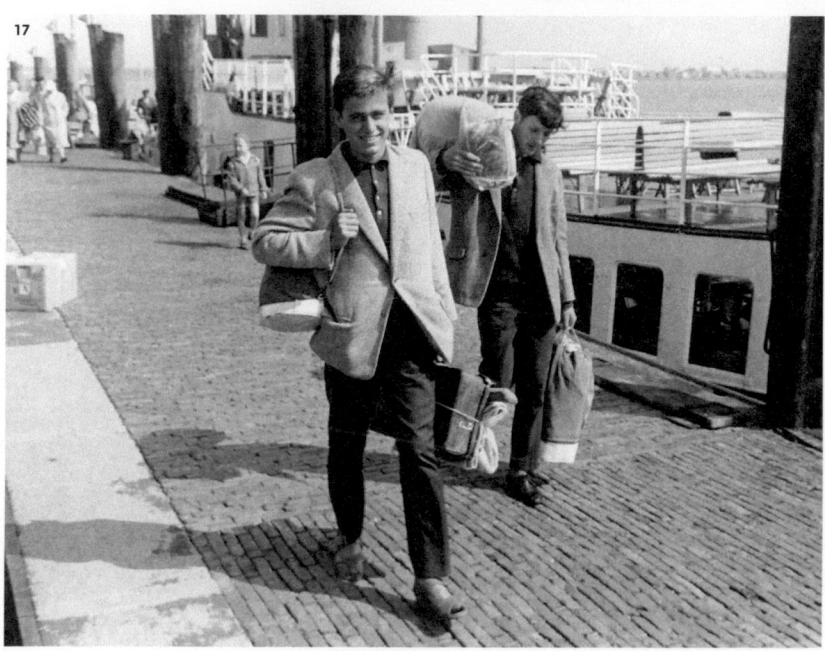

Atmosphäre herzlich war. Das Pfarrhaus war in einem übersichtlichen Dorf natürlich das Zentrum – gesellschaftlich wie kulturell. Meine Mutter ging in der Familie, aber auch in der Gemeinde auf. Sie war eine sehr gute Gastgeberin. Sie kochte, wenn es notwendig war, auch für 80 Gäste eine deftige Erbsensuppe mit Mettwürsten in einem riesigen Kessel. Oder sie bereitete im Gemeindesaal für ebenso viele Gäste eine große Teetafel vor. Dazu gab es ostfriesischen Butterkuchen und goldbraunen Ostfriesentee mit Kluntje – das Beste, was Ostfriesland an Kulinarischem zu bieten hat. Das Messingstövchen gehört zu den wenigen Dingen, die mich noch heute täglich an die Zeit damals erinnern. Dieses Stövchen war sozusagen der Mittelpunkt des Wohnzimmers: Hierauf wurde der Tee warm gehalten und frischen Tee gab es alle paar Stunden.

Ich wollte Arzt werden – mein Vater war strikt dagegen

Mit einem Medizinstudium sympathisierte ich, seit ich 16 Jahre alt war. Der Vater meines Schulfreundes Wolfgang Junge war chirurgischer Chefarzt an einem Unfallkrankenhaus. Einmal durften wir mit in den Operationssaal: Ein Unfallpatient mit schwersten Verletzungen an Leber, Milz, Zwerchfell und Lunge musste notoperiert werden und wir durften zuschauen. Das, was ich zu sehen bekam, faszinierte mich derart, dass ich von da an Arzt werden wollte.

Ich interessierte mich aber ebenso für Elektrotechnik und baute mit einem Freund gerne Funkgeräte oder Rundfunkempfänger. Ich hätte mir auch vorstellen können, Architekt zu werden.

Mein Vater war von der Idee, dass ich Arzt werden wollte, gar nicht angetan. Er hätte sich so sehr gewünscht, dass ich Theologie studiere. Als Pastor hatte er geradezu eine Aversion gegen »die Halbgötter in Weiß«. Seiner Ansicht nach verdarb der Arzt-Beruf den Charakter, und er sagte mir sehr deutlich, dass er mich, falls ich diesen Weg wählen würde, finanziell nicht unterstützen könne.

Als die Schule für mich endlich vorbei war und ich das Abitur mehr schlecht als recht bestanden hatte, war mir klar, dass der Notendurchschnitt nicht für das Medizinstudium reichte. Ich war aber optimistisch, dass ich es irgendwie schon schaffen würde. Bevor ich mich für eine Uni und ein Studienfach entschied – es herrschte Wehrpflicht –, ging ich zur Bundeswehr. Ich träumte davon, zu den Gebirgsjägern in Bayern oder zu einer Fallschirmspringereinheit in Süddeutschland eingezogen zu werden – jedenfalls hatte ich mich darum beworben. Ich wollte meinen Wehrdienst weit genug von Leerhafe entfernt leisten. Das war mein sehnlichster Wunsch. Stattdessen landete ich im nahen Varel bei den Panzergrenadieren, gerade eineinhalb Stunden von zu Hause entfernt.

Wegen der in Aussicht gestellten finanziellen Abfindung nach erfolgreich absolvierter Offizierslaufbahn verpflichtete ich mich für zwei Jahre und wurde Leutnant der Reserve. Ich muss sagen, ich fand Gefallen an der manchmal recht harten Ausbildung. Auch 35-Kilometer-Märsche bei Eis und Schnee habe ich lediglich als Herausforderung gesehen. Am Ende bekam ich 7500 D-Mark Abfindung. Diese Summe hat mir das Studium ermöglicht.

Mit der Medizin klappte es wie erwartet zunächst nicht. Ich schrieb mich schließlich in Kiel für mehrere naturwissenschaftliche Fächer ein und hegte insgeheim die Hoffnung, doch noch ein Medizinstudium aufnehmen zu können. Während meines Studiums setzte ich mein Training bei Holstein Kiel fort und wurde mit der Mehrkampfmannschaft schleswig-holsteinischer Landesmeister im Fünfkampf.

In dem Jahr, in dem ich mich immatrikuliert hatte, gab es eine heftige öffentliche Debatte unter den Universitäten und mit den Landesregierungen, ob man nicht versuchsweise auch Abiturienten zum Medizinstudium zulassen sollte, die nicht den erforderlichen Notendurchschnitt – den sogenannten Numerus clausus – erreicht hatten. In Kiel war einer der engagiertesten Verfechter für eine solche Zulassung Professor Alkmar von Kügelgen. Nach seiner

Meinung sollten nicht allein die Noten maßgeblich sein, sondern eine charakterliche Eignung, eine gute Allgemeinbildung, kreative Freizeitgestaltung und ein musisches Interesse. Darüber hinaus sollte es eine Aufnahmeprüfung und ein Kolloquium geben. Seinem Einfluss ist es zu verdanken, dass man Studenten der Naturwissenschaft nachträglich zum Medizinstudium zuließ, wenn sie die Aufnahmeprüfung bestanden. Das war eine einmalige Chance für mich und für etwa 350 andere Studenten, die sich bewarben. Aber nur 15 sollten genommen werden. Für die endgültige Auswahl waren auch der Lebenslauf, eine Intelligenzprüfung und Anatomiekenntnisse entscheidend.

Für das Anatomiestudium hatte ich von unserem Hausarzt Bücher geschenkt bekommen. Darin habe ich sozusagen Tag und Nacht gelernt, bis ich richtig fit war – die alten Bände mit den vergilbten Seiten, den wunderbaren Illustrationen des Körperbaus, der Organe, Knochen, Sehnen, Muskeln und so weiter stehen heute noch in meiner Praxisbibliothek. Ich konnte jeden Knochen zeichnen und alle Vorsprünge, Öffnungen und Leisten genau beschreiben.

Vor der Aufnahmeprüfung schien es, als würde sich mein bisheriger Werdegang als großes Glück erweisen, da Professor von Kügelgen – so wurde in einem Spiegel-Artikel aus dem Jahr 1966 zitiert – eine präzise Vorstellung von einem angehenden Mediziner hatte, der ich mit einer Ausnahme ziemlich genau entsprach: »Wer ein tüchtiger Arzt werden will, sollte als Junge ein Segelflugzeug gebastelt haben, in einer Kammermusikbesetzung Cello bis zum frühen Haydn gespielt haben und möglichst nicht sitzengeblieben sein.«

Als ich zu Professor von Kügelgen gerufen wurde, erzählte ich ihm von meinen sportlichen Interessen und meinen Wettkampferfolgen, und er fragte mich: »Was machen Sie sonst noch?« Also schilderte ich meine Musikbegeisterung und zählte die Instrumente auf, die ich spielte. Daraufhin fragte er: »Was machen Sie sonst noch?« Also berichtete ich ihm von meiner Leidenschaft für Physik und Elektrotechnik. Er stellte mir Fragen über mein bisheriges Leben und meine Freizeitgestaltung. Dabei schaute er, während ich antwortete, andauernd aus dem Fenster, sodass ich den Eindruck gewinnen musste, er interessiere sich gar nicht wirklich für mich. Aber er hat mich verstanden. Irgendwann muss er sich wohl gesagt haben: Dem gebe ich eine Chance – und so war es. Ein paar Tage später erhielt ich den Bescheid, dass ich ausgewählt worden war. Der Jubel in mir war unvorstellbar groß – ebenso meine Erleichterung, es geschafft zu haben.

Das Schicksal hat es immer gut mit mir gemeint. Die Weichen waren gestellt, wie so oft, und so begann ich 1965 mit meinem Medizinstudium in Kiel. Mein Vater hat das noch erlebt, und obwohl er ja von meinem Berufswunsch alles andere als begeistert gewesen war, werden ihm meine Zielstrebigkeit und meine Zähigkeit gefallen haben.

Von der kleinen Gruppe, die damals das Studium als Quereinsteiger beginnen konnte, haben später alle das Physikum – die erste ärztliche Prüfung – mit einer Eins bestanden. Wir haben aber nicht immer nur gelernt, sondern den Kieler Sommer in vollen Zügen genossen: haben am Strand in Schlafsäcken und in Strandkörben übernachtet, Musik gemacht, sind geschwommen und gesegelt. Einer hat bei den Vorlesungen immer für die anderen mitgeschrieben, und wir hatten, wenn es wirklich darauf ankam, das, was ich eine hohe Lernkapazität nennen würde. Wir haben uns gegenseitig abgefragt und in den Prüfungen so geglänzt, dass die Professoren ihre Freude an uns hatten. Vor allem für Professor von Kügelgen waren wir der leibhaftige Beweis, dass aus einem mittelmäßigen Abiturienten ein erfolgreicher Medizinstudent werden konnte. Nach dem Physikum bin ich mit mehreren Kommilitonen für ein Semester nach Innsbruck gewechselt. Durch die Nähe zu den Alpen waren wir allerdings öfter beim Skilaufen und in der Natur als im Hörsaal und es wurde ein Bummelsemester.

Die Klinischen Semester habe ich dennoch alle gut bestanden. Mit meiner Doktorarbeit begann ein neuer Abschnitt. Ich beschäftigte mich mit Herzvolumenmessungen an Tieren, was extrem aufwendig und zeitintensiv war. Die Ergebnisse sollten herzkranken Kindern zugutekommen. Für die nötigen Experimente musste ich auf dem Wochenmarkt Kaninchen und Schweine und später aus dem Tierheim Hunde beschaffen, um an ihnen Messungen vorzunehmen. Diese führte ich abends bis nachts in einem Röntgenraum, der dann nicht beansprucht wurde, durch. Mittels einer Glasfaseroptik, die ich über der Aorta angebracht hatte, wurde eine Röntgendichtemessung vorgenommen und densitometrisch eine Verdünnungskurve des Kontrastmittels erstellt, das über einen Katheter in die linke Herzkammer injiziert wurde. Über diese sogenannte Washout-Kurve konnte das Volumen der linken Herzkammer in etwa bestimmt werden. Eine Zusammenfassung meiner Forschungsarbeit wurde damals zur Freude meines Doktorvaters Professor Paul Heintzen in einer amerikanischen Fachzeitschrift, dem *American Journal of Cardiology*, veröffentlicht und 1971 habe ich die Promotion erlangt. Die Tiere kamen übrigens nicht zu Schaden.

Auf nach Berlin – ein Traum ging in Erfüllung

Nach dem Studium stellte sich mir die Frage, wohin jetzt. Ich war frei – und alle Junggesellen strebten nach Berlin. Das Flower-Power-Gefühl der sechziger Jahre war von Kalifornien nach Berlin herübergeschwappt. In Berlin war immer etwas los. Das reizte mich. Ich war lebenshungrig und ehrgeizig – das prägte meine Berliner Jahre. Zuerst wohnte ich im Wedding, dann in Kreuzberg in einer Mietwohnung, die seit der Vorkriegszeit nicht mehr renoviert worden war, und bewusst nicht im Studentenwohnheim. Bequem war das nicht, denn zur Wohnung gab es nur eine Toilette auf halber Treppe und kein Badezimmer. Um sich zu waschen, musste man sich kaltes Wasser in eine Schüssel gießen oder – zum Beispiel nach dem Joggen – in einer Zinkwanne kaltes mit heißem Wasser vermischen und es als Duschersatz über sich gießen. Damals fand ich das herrlich.

Mit dieser Lust am Leben war ich also 1971 nach Berlin gezogen und wurde Medizinalassistent bei dem legendären Herzchirurgen Emil Bücherl, der 1969, zwei Jahre nach Christiaan Barnard, eine der ersten Herztransplantationen durchgeführt hatte. Ein echter Pionier also. Nach dem Dienst habe ich mich spätnachmittags manchmal schlafen gelegt, damit ich abends wieder fit war. Mit Freunden traf ich mich dann immer um 23 Uhr im Café Bleibtreu in Charlottenburg und kam oft erst spätnachts wieder nach Hause. So einen Lebenswandel kann man nur in jungen Jahren durchhalten!

Im Anschluss an die Zeit bei Professor Bücherl ging ich in die Unfallchirurgie nach Spandau. Dort gab es für etwa 300 000 Einwohner nur diese eine Unfallklinik, und in der Ambulanz war jede Nacht so viel los, dass ans Schlafen so gut wie nicht zu denken war. Mein Wunsch war es, eine Stelle am Rudolf-Virchow-Krankenhaus bei Professor Fritz Hofmeister in der Orthopädie zu erhalten, dessen Ruf exzellent war. In dem sehr offenen und mir zugewandten Bewerbungsgespräch machte er mir allerdings wenig Hoffnung auf eine baldige Anstellung. Er setzte mich auf den Warteplatz 34. Es würde also dauern, bis ich an die Reihe käme. Aber über Nacht muss er es sich wohl anders überlegt haben, denn bereits am nächsten Tag erhielt ich völlig überraschend einen Anruf, ich könnte bei ihm anfangen. So hatte das Schicksal mir wieder einen Weg geebnet. Später wurde ich Privatassistent bei Professor Hofmeister. Ich sollte bei jeder seiner Visiten dabei sein und die Privatstation versorgen – eine Ehre für mich, zugleich aber eine herausfordernde Verpflichtung.

Auch die Musik spielte nach wie vor eine große Rolle in meinem Leben. Ich war fasziniert von den Berliner Philharmonikern unter Herbert von Karajan und versuchte, so oft wie möglich eine Karte zu erstehen.

Nach wie vor begeisterte mich die Jazzmusik – und ganz besonders die großen Jazzmusiker aus aller Welt, zum Beispiel während der Berliner Jazztage in der Philharmonie. Ich besuchte die einschlägigen Clubs vor allem im damaligen Alternativ-Viertel Kreuzberg und erlebte dort unter anderem einen Auftritt des legendären B.B. King.

Die Orthopädie interessierte mich damals schon deshalb, weil es dort eine direkte Verbindung zwischen Sport und Medizin gab. Als Leichtathlet hatte ich bei mir fast jeden Muskel, jede Sehne und jeden Knochen gespürt und so ein gutes Körpergefühl entwickelt. Den Begriff der Sportorthopädie gab es zu meiner Studien- und Ausbildungszeit noch nicht, aber ich wusste schon früh, dass ich auf diesem Gebiet arbeiten wollte. Bei Professor Fritz Hofmeister konnte ich auch chirurgisch so manche Erfahrung sammeln. Täglich assistierte ich ihm bei allen möglichen Operationen oder operierte auch eigenverantwortlich.

Nach drei Jahren bei Professor Hofmeister, kam er eines Tages zu mir und sagte:»Wissen Sie was? Ich habe Sie bei Hertha BSC angemeldet, Sie sind jetzt da der neue Mannschaftsarzt.« Er hatte mich vorher nicht gefragt, wusste aber, wie sehr mich der Sport faszinierte. Eigentlich hatte Hertha *ihn* als Mannschaftsarzt haben wollen. Aus Zeitgründen lehnte er ab und empfahl stattdessen mich. Ich war damals 32 Jahre alt. Und ich ahnte nicht, wie sehr diese ohne mein Mittun getroffene Entscheidung mein ganzes Leben verändern würde. Da ich selbst Sportler war und bereits während meines Medizinstudiums in Kiel Sportvorlesungen belegt hatte, praktische Kurse in verschiedenen Sportarten und zusätzlich Massagekurse absolviert hatte, um mein Wissen zu erweitern, begann ich 1975 sehr neugierig und mit Begeisterung meine neue Aufgabe bei Hertha BSC, einem Spitzenverein, der gerade Vizemeister der Fußball-Bundesliga geworden war.

Mein Vorgänger als Mannschaftsarzt war Professor Manfred Weigert. Er war als orthopädischer Chirurg und Chefarzt einer orthopädischen Klinik dermaßen ausgelastet, dass die Spieler oft lange auf ihn warten mussten, dafür verfügte er über enorme Erfahrung. Als ich bei Hertha BSC anfing, hatte ich keine vergleichbaren Erfahrungen, denn als Mannschaftsarzt so schnell auf Akutfälle reagieren zu müssen ist etwas ganz anderes, als in der Klinik einen Patienten nach dem anderen zu behandeln.

Ich überlegte mir, wie ich es den Spielern leichter machen könnte, und begann damit, sie bereits während des Trainings am Olympiastadion zu beobachten und zu untersuchen, sodass sie nicht in die Klinik kommen mussten. Ich fing also an, die Spieler vor Ort anzuschauen und, wenn notwendig, auch dort zu behandeln. Durch meine Ausbildung in der Massage hatte ich gelernt, wie sich ein gesunder Muskel anfühlt und wie sich ein verletzter Muskel davon unterscheidet. Ich konnte meinen Händen vertrauen und dem, was sie mir als Signal meldeten. Zur Seite stand mir damals der sehr erfahrene und geschätzte Sportphysiotherapeut Peter Bentin. Trotz des gelungenen Starts bei der Hertha wusste ich, dass ich üben, üben, üben musste, wenn ich es schaffen und akzeptiert werden wollte. Die Möglichkeit einer Ultraschall- oder Kernspinuntersuchung gab es damals noch nicht. Heute sage ich: Gott sei Dank.

Nach dem Training fuhr ich jedes Mal durch halb Berlin zurück in die Klinik, schließlich hatte ich am Virchow-Krankenhaus immer noch meine Hauptaufgabe zu erfüllen. So schnell wie möglich wollte ich meine Facharztausbildung abschließen und wusste, dass ich dafür erstklassige Leistung erbringen musste.

Die Mannschaft von Hertha BSC hat mich und meine Behandlungsmethoden gut angenommen. Vielleicht wird auch der eine oder andere Nationalspieler, es gab damals bei Hertha vier oder fünf, im Gespräch mit Bayern-Spielern positiv über mich gesprochen haben, sodass man schließlich in München auf mich aufmerksam wurde.

Aber ich erinnere mich auch an einen Fall, auf den ich nicht stolz bin – wo ich versagt habe. Der exzellente Mittelfeldspieler Lorenz Horr hatte Leistenprobleme. Mir aber fehlte damals noch die nötige

Kenntnis auf diesem Gebiet, denn Leistenbeschwerden sind bei Fußballspielern – ohne die einschlägige Erfahrung – schwierig zu diagnostizieren und zu behandeln. Dem Trainer hatte ich empfohlen, ihn spielen zu lassen, obwohl Lorenz Horr aufgrund seiner Schmerzen nicht spielen wollte und eigentlich nicht konnte. Bereits nach zwanzig Minuten musste er ausgewechselt werden. Wegen dieser Entscheidung habe ich heute noch ein schlechtes Gewissen. Aufgrund dieser Fehldiagnose habe ich mich, als ich schon in München lebte, im Präpariersaal des Anatomischen Institutes der Ludwig-Maximilians-Universität intensiver denn je der Leistengegend gewidmet. Ich wollte das Wissen repetieren und noch eingängiger studieren: Ich wollte die Leiste im wahrsten Sinne des Wortes unbedingt »begreifen«.

Sie war groß, hatte dunkle Locken und sah aus wie ein Model

Was das persönliche Leben in Berlin angeht, wollte ich lange keine feste Bindung eingehen und frei sein. Irgendwann hatte ich eine kleine Wohnung im Westend und lebte auch nicht mehr so studentisch. Eines Tages war ich mit Kieler Freunden in Wilmersdorf auf einer Faschingsparty eingeladen. Wir hatten uns lange nicht gesehen und viel zu erzählen, setzten uns auf den Boden und interessierten uns nicht besonders für die anderen Gäste – bis schließlich eine junge Frau mit ihrem Freund hereinkam. Sie war groß, hatte dunkle Locken und sah aus wie ein Model.

Als ich sie sah, merkte ich, wie mich ein Blitz traf – ihre Aura und ihre Erscheinung hatten mich getroffen. Ich war wie elektrisiert. Ich wusste sofort, das ist sie. Ich forderte sie zum Tanzen auf, und als sie für einen Moment nach draußen ging, lief ich ihr hinterher und fragte sie nach ihrer Telefonnummer, die sie mir, etwas überrumpelt, gab. Zehn Minuten später war sie wieder weg. Ich möchte

18 & 19 Unsere Hochzeit 1974 auf Schloss Auel in der Nähe von Köln: Familienfoto mit Brautpaar, vermutlich fotografierte mein Bruder Dieter.

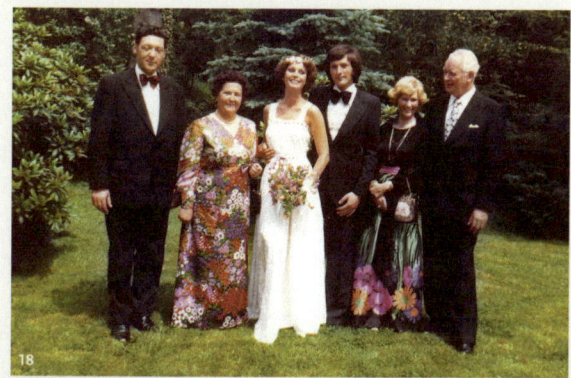

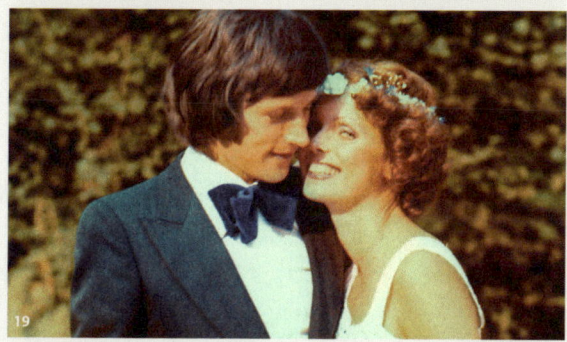

20 1976 unternahmen wir unsere erste Italienreise mit dem Käfer Cabrio. Im Haus in der Toskana war es so kalt, dass wir uns mit offenem Verdeck im Auto in der Sonne aufwärmten und, mit einer Mercedes-Schreibmaschine auf dem Schoß, an der Examensarbeit meiner Frau arbeiteten.

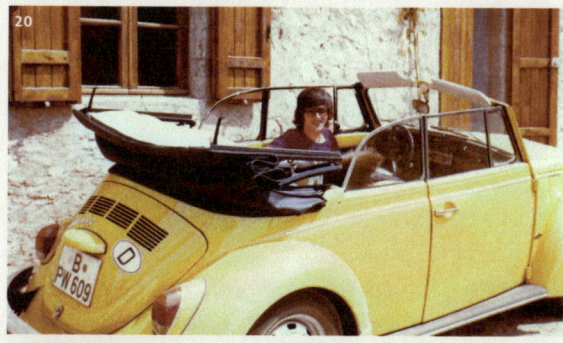

21 Station im Kornfeld auf der Reise nach Irland, Sommer 1973

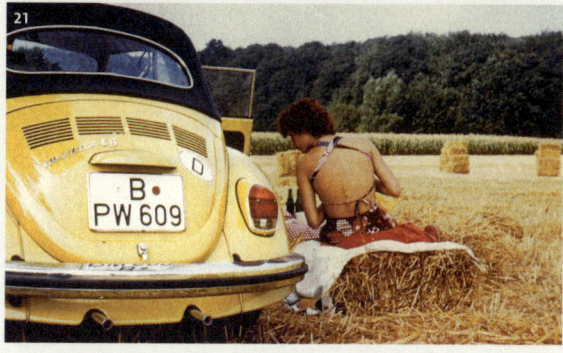

mir nicht vorstellen, was passiert wäre, wenn sie mir ihre Nummer nicht gesagt hätte. Ich hatte damals nichts, um sie mir aufzuschreiben. Also betete ich die Nummernfolge mehrfach herunter, bis ich sie schließlich fest im Kopf gespeichert hatte. Karin ist nicht leicht zu beeindrucken, aber ich habe es dennoch versucht. Zuerst dachte ich an Karten für ein Karajan-Konzert in der Philharmonie, dann an einen Tisch im damals legendären Restaurant Le Boubou. Mein Plan war es, Kultur mit französischer Lebensart zu verbinden – und damit Eindruck zu schinden. Allerdings: Im Le Boubou einen Tisch zu bekommen war nicht einfach und die Karten für Karajan waren immer ausverkauft. Vielleicht zeigte sich Karin dann aber doch von meinen beharrlichen Bemühungen ein bisschen beeindruckt. Nach dem Konzert und nach dem Abendessen brachte ich sie nach Hause, mehr nicht. Und dann wollte ich sie wiedersehen. Aber ich war nicht Karins einziger Verehrer, ich musste mir also etwas einfallen lassen, um ihr zu imponieren und sie an mich zu binden.

Karin studierte damals an der Berliner Hochschule der bildenden Künste Kostümbild und stand kurz vor ihrem Examen. Zu Ostern überredete ich sie, mit mir mit dem Auto von Berlin nach Florenz zu fahren. Ich versprach, ihr bei der Examensarbeit zu helfen und mit ihr die Kunst in der Renaissance – ihr Lieblingsthema – vor Ort zu studieren. Ich tippte auf der Schreibmaschine mit zwei Fingern, während sie diktierte. In dem Haus, das uns Freunde zur Verfügung gestellt hatten, war es so kalt, dass wir teilweise im Auto mit offenem Verdeck arbeiteten und uns in der Sonne aufwärmten. Ich glaube, es gibt noch ein Foto, auf dem ich gerade auf der Stoßstange sitze und tippe. Wir hatten dabei einen Mordsspaß und ich habe mit vollem Einsatz mein Bestes gegeben. Ich wollte sie nicht mehr verlieren.

Neun Monate nachdem wir uns kennengelernt hatten, lockte ich sie auf den Ku'damm unverhofft in ein Juweliergeschäft, steckte ihr einen Ring an und verlobte mich mit ihr. Karin hatte noch gar nicht vorgehabt zu heiraten.

Ich lud sie auf eine Reise nach Irland ein – damals kein übliches Reiseziel, weil es dort angeblich immer regnete und die Touristen lieber auf Mallorca oder in Italien Urlaub machten. Irland war damals also wirklich eine ungewöhnliche Idee und vielleicht hat ihr auch die Tatsache imponiert, dass ich so entschieden handelte. Erwartungsgemäß regnete es in Irland eine Woche lang. Vielleicht war das aber gerade gut so. 15 Monate nachdem ich Karin das erste Mal gesehen hatte, haben wir in Berlin geheiratet. Als Sportler hatte ich gelernt, dass man für sich ein klares Ziel definieren muss – und dieses Ziel heißt »gewinnen wollen«. Ich kann mir vorstellen, dass mir diese Klarheit geholfen hat, mir meinen großen Wunsch zu erfüllen, Karin zu erobern und für ein gemeinsames Leben zu gewinnen.

Herbert Grönemeyer
»Das, was er macht, ist eine Kunst, eine große Kunst«

Es waren zuerst Vitamin- und Mineralinfusionen während meiner Tourneen und dann waren es heftige Schmerzen im rechten Knie, die mich in seine anthroposophisch anmutende Praxis kommen ließen. In der war es eher sympathisch eng, und es trennten zum Teil wie in Amerika Vorhänge die Behandlungsräume ab. Ich glaube, Mehmet Scholl war oft da, wenn ich auch da war, das war beruhigend. Ich legte mich beim ersten Mal auf die Liege, und als er zur Untersuchung kam, hielt er seine Hand über mein Knie, sodass er das Knie gar nicht berührte, und sagte, ich müsse ja unfassbare Schmerzen haben und er würde außer Sepp Maier keinen kennen, der mit solchen Schmerzen überhaupt noch herumlaufen würde. So lernte ich ihn also vor etwa zwanzig Jahren kennen, und seither gehe ich zu ihm, wenn die Gelenke sich melden.

Ich empfand ihn gleich bei der ersten Begegnung als sehr angenehm, weil er so anders war. Er hat eine ganz spezielle Art, die dazu führt, dass du dich bei ihm sofort geborgen fühlst. Er stellt eine ungewöhnliche Atmosphäre, eine Ruhe her, wie ein Innehalten, und dann fängt er in aller Behutsamkeit an mit der Untersuchung.

Auch wenn du einen Termin hast, musst du zum Teil endlos warten, egal, ob du jetzt etwas berühmter bist oder nicht. Aber jeder, der bei ihm war, und ich habe im Lauf der Jahre einige Freunde geschickt, war verblüfft von der Zeit, die er sich nahm. Ich war am Anfang sehr erstaunt, weil ich das nicht kannte, zudem hatte ich eine Reihe von Vorurteilen aus eigenen Erfahrungen, denn gerade Orthopäden halten sich zuweilen für eher sehr besonders – und jetzt auch noch einer aus dem oft feinen München. Aber stattdessen fand ich mich in dieser speziellen Praxis wieder, die alles andere als protzig aussah und die mich an meine anthroposophische Tante, auch Ärztin, erinnerte, die sehr mit der Welt von Rudolf Steiner verbunden war.

Ich glaube, dass er Patienten mit der gleichen Behutsamkeit berührt, wie er auch ein Instrument berühren würde. Er möchte wissen, wie eine Person schwingt, wie der Körper des Patienten klingt, welche Dissonanzen er hat. Die Patienten fühlen, dass sie sich bei ihm fallen lassen können, weil sie wissen, hier ist jemand, der spürt mich, der versteht auch mein Drama, das ich in mir trage. Er hört zu, er nimmt sich Zeit und durch das Gefühl, geborgen und besonders zu sein, beginnt schon ein Teil der Heilung. Und wenn dann auch noch ein Befund kommt, der stimmig ist, dann wundert es mich nicht, dass ihm den Erfolg so viele neiden. Jeder seiner Kollegen will letztlich wissen, was macht der eigentlich so anders als ich. Was er sicher sehr anders macht, ist, er stellt nicht sich, sondern den Patienten in den Mittelpunkt.

Drei Tage lang hat er mir jeweils 16 Spritzen gegeben. Und die setzt er mit einer unvergleichlichen Präzision und Hingabe. Man fühlt sich dabei, als wäre man etwas sehr Zerbrechliches und Wertvolles, so als würde ein Pianist mit den Händen die Tasten berühren oder ein Cellist sein Cello umsichtig am Steg greifen. Das ist sehr faszinierend.

Ich habe ihm einmal Röntgenaufnahmen von jemandem gezeigt, der unfassbare Schmerzen hatte und in Berlin behandelt worden war. Es war ein Bandscheibenvorfall diagnostiziert worden, aber der behandelnde Orthopäde hat die Dramatik überhaupt nicht gesehen, sodass die Person ins Ausland verreiste. Der Doc sah sich die Bilder an und sagte sehr bestimmt: »Herkommen, sofort herkommen.« Das war dann tatsächlich der letzte Moment, denn es bestand die akute Gefahr einer Querschnittslähmung. Er hat das in einer solchen Klarheit und Bestimmtheit gesagt, dass man sich sicher sein konnte, das Richtige zu tun. Dabei kennt er immer seine eigenen Grenzen, und wenn er selbst nicht mehr weiterweiß, zieht er Ärzte hinzu oder empfiehlt welche, die ebenfalls auf ihrem Gebiet herausragend sind und dann mehr und weiter wissen als er. Dass er das kann, macht ihn auch aus.

Wenn er sieht, dass seine Behandlung anschlägt, hat er einen Heidenspaß, und er freut sich wie ein Kind. Als er einmal meine Hüfte drehte und von der deutlich verbesserten Beweglichkeit völlig begeistert war, sagte er:»Guck mal, Imke, ist das nicht unglaublich, jetzt guck doch mal, Imke. Jetzt guck hier doch mal, wie sich das Ding dreht. Also, ist ja also wirklich toll.«

Er ist ein kraftvoller und manchmal verschmitzter Mann, aber er hat auch etwas Zurückhaltendes, Beobachtendes, Norddeutsches.

Da sitzt er in diesem edlen München und ist im Grunde genommen so ein stiller Ostfriese von der Nordsee, der gerne Orgel spielen wollte – und der Vater ist Pfarrer. Das ist schon eine ganz andere Welt, wo er da gelandet ist, irgendwie eine besondere Mischung – und dann auch noch bei so einem Bayern-Highspeed-Fußballverein.

Neid und Missgunst ist er vermutlich deshalb immer wieder begegnet, weil andere an sein Geheimnis nicht rankommen. Sie können es nicht erfassen, nicht erklären. Auch auf seine unbeirrbare Haltung waren andere sicher neidisch, und an dieser Haltung ist er im Grunde genommen selbst gescheitert, zumindest in seinem Verein. Er hatte eine hohe Befugnis und er konnte entscheiden, ob Spieler spielten oder nicht. Er ist sperrig und gleichzeitig ein Riesen-Teamplayer, einer, der Bayern München liebt, aber das heißt nicht, dass er dafür seine Haltung aufgeben würde. Das macht ihn doppelt ungewöhnlich, denn er ist auch für Geld nicht zu kriegen. Für ihn trifft zu: Ein Mann, ein Wort, aus. Und wenn man sich, wie Guardiola, jemanden wie ihn als Sündenbock holt und ihm vorwirft, er sei schuld, weil er die Spieler nicht schnell genug fit gemacht hat, nachdem er jahrzehntelang alles dafür tat, um sie stabil zu halten, dann kann ich mir vorstellen, dass ihn das sehr verletzt haben muss.

Ich nenne ihn einen Künstler, einen Magier. Wenn du so einen im Rücken hast, spielst du anders und bist körperlich präsenter.

Aber wenn du plötzlich erkennen musst, dass dir die Firma ausgerechnet den weggenommen hat, der als Arzt alles für dich getan hat und tun würde, dann denkst du vielleicht, oh, hoffentlich passiert mir jetzt nichts, und du gehst unsicherer, nervöser in einen Wettkampf. Wenn du so einen Magier vom Spielfeld nimmst, dann ist das so, als würdest du in einem Orchester den Geigern die hohe Saite dauernd abdämpfen oder sogar wegnehmen. So verstört kann man eigentlich gar nicht sein.

Er ist ein Künstler, auch in seiner Sensibilität. Er hat etwas, das man nicht versteht, nicht verstehen muss und das er selber vielleicht auch nicht versteht. Als Künstler steigt er in seine vertraute Welt, sobald er behandelt. In dieser Welt fühlt er sich sicher. Und das kommt mir wie eine große Schönheit vor. Ich glaube, dass er sich selber nicht als Künstler sieht. Das passt nicht zusammen für ihn, seine Art von Arbeit und die Kunst. Aber das, was er macht, ist eine Kunst, eine große Kunst.

Herbert Grönemeyer

Meine neue Heimat
Mannschaftsarzt beim FC Bayern

Mit gerade einmal 34 Jahren eröffnete sich mir die Chance meines Lebens: Der FC Bayern rief und ich ahnte noch nicht, dass der Verein und München meine neue Heimat werden würden. Vom ersten Tag an ging es mit Vollgas los – und ich machte mich daran, eine moderne medizinische Abteilung aufzubauen.

»Drei Jahre«, versprach ich meiner Frau, »dann ziehen wir Bilanz und entscheiden erneut.« Wenn mir damals jemand vorausgesagt hätte, dass aus den drei Jahren 38 werden würden, hätte ich ihn für verrückt erklärt. Ich konnte nicht ahnen, dass der FC Bayern München eine Herzensangelegenheit, eine zweite Familie und die wichtigste Station in meiner Karriere als Sportarzt werden würde. Gerade hatte ich meinen Facharzt für Orthopädie gemacht und war dabei, mir ein Renommee als Sportmediziner aufzubauen. Ich war neben dem Dienst im Krankenhaus im zweiten Jahr Mannschaftsarzt bei Hertha BSC, als für mich völlig unerwartet eines Tages Robert Schwan anrief, der mächtige Manager der Bayern, und mich nach München zu einem Gespräch in die Säbener Straße einlud.

Da ich mit Karin sowieso auf dem Weg in die Ferien war, machte ich einen Zwischenstopp und saß schon bald am großen Konferenztisch – gemeinsam mit Robert Schwan, Präsident Wilhelm Neudecker und Trainer Dettmar Cramer. Robert Schwan redete nicht lange drum herum, stand auf und sagte: »Doktor, machen wir es kurz: Wir suchen einen Arzt wie Sie. Wollen Sie nicht für uns arbeiten?« Natürlich habe ich den Bayern sofort zugesagt, nicht eine Sekunde lang gezögert – ein Handschlag genügte, mehr brauchte man damals nicht. Dettmar Cramer kam danach ohne Umschweife auf mich zu, legte mir die Hand auf die Schulter und sagte: »Doktor, bleiben Sie gleich mal sitzen, wir machen jetzt sofort Pläne, wie wir in Zukunft das Medizinische mit dem Sportlichen abstimmen.« Und so eröffnete sich mir im April 1977 mit gerade einmal 34 Jahren die Chance meines Lebens – und vom ersten Tag an ging es mit Vollgas los.

Bayern München war zu dieser Zeit die Spitzenmannschaft im deutschen Fußball und schon damals einer der erfolgreichsten Vereine in Europa. Als ich zu den Bayern stieß, hatten sie bereits dreimal den Europapokal der Landesmeister gewonnen, die Stars Franz Beckenbauer, Sepp Maier, Gerd Müller, Georg »Katsche« Schwarzenbeck und Uli Hoeneß waren Europa- und Weltmeister und spielten immer noch auf höchstem Niveau. Außerdem gehörten Jupp Kapellmann, Bernd »Wipf« Dürnberger und Franz »Bulle« Roth zum Team. Eine größere Ehre, als diese grandiosen Spieler betreuen zu dürfen, konnte es für einen Sportarzt nicht geben. Schon in Berlin hatte ich alle Spiele der Bayern im Fernsehen verfolgt oder wo und wie auch immer die Rundfunkübertragungen gehört, die ich früher so fantastisch fand und die mich richtig mitrissen.

Ich packte also meine Sachen – meine schwangere Frau blieb zunächst in Berlin, um an der Hochschule der bildenden Künste ihr Examen zu machen – und suchte in München eine Wohnung für uns beide und unser erstes Kind, das im August zur Welt kommen sollte. Kurzfristig beteiligte ich mich an einer orthopädischen Praxis, um schon bald eine eigene zu gründen.

Die neue medizinische Abteilung – eine große Herausforderung und Chance für mich

Ich stürzte mich mit Feuereifer in die Arbeit und hatte wahrscheinlich gar keine Zeit, in Ehrfurcht zu erstarren vor all den großen Namen, all den Weltklassespielern. Wenn ich zurückblicke, dann sehe ich einen jungen Mann, der im Trenchcoat voller Energie die Treppen hochrennt, drei Stufen auf einmal nehmend. Von der ersten Sekunde an spürte ich das Vertrauen aller Verantwortlichen, und auch die Spieler gaben mir das Gefühl, voll und ganz hinter mir zu stehen, allen voran Franz Beckenbauer.

Franz war zu dieser Zeit eine unglaubliche Autorität, viel mehr als nur ein Fußballspieler, er wurde zu Staatsempfängen oder auf den Grünen Hügel zu den Bayreuther Festspielen eingeladen. Schon nach kurzer Zeit kam er zu mir und sagte:»Doktor, wir wollen und bejahen dich, du kannst in aller Ruhe arbeiten.« Wenn ein Franz Beckenbauer so etwas sagte, dann hatte das enorme

Bedeutung im Verein. Also wusste ich, ich würde meine Arbeit nach meinen Vorstellungen machen und mich kontinuierlich weiterentwickeln können.

Als ich anfing, merkte ich schnell, dass in München eine erstklassige medizinische Abteilung aufgebaut werden musste. Zwar war Bayern damals schon ein moderner, exzellent geführter Verein, ein Weltklub, der trotzdem einer großen Fußballfamilie glich. Es gab aber immer wieder zu viele verletzte Spieler und den Wunsch nach einer anders ausgerichteten medizinischen Betreuung. Die gesamte Abteilung musste also dringend erweitert und modernisiert werden. Zu Anfang gab es einen einzigen, viel zu kleinen Massageraum mit höchstens zwei Bänken und zwei Masseuren – und das für die gesamte Mannschaft.

Präsident Neudecker wollte, dass ich für eine Übergangszeit mit meinem Vorgänger zusammenarbeitete, denn ihm lag an einer harmonischen Übergabe. Mir war es aber entscheidend wichtig, die medizinische Betreuung so schnell wie möglich alleinverantwortlich zu übernehmen. Und so habe ich tatsächlich den alten Vereinsarzt, der eine Institution bei den Bayern war und sie zehn Jahre lang betreut hatte, nie getroffen. Das lag daran, dass ich eine vollkommen andere Vorstellung davon hatte, wie die Spieler behandelt werden müssen. Kompromisse wollte ich nicht eingehen.

Meine Abteilung wurde im Laufe der Zeit immer größer und professioneller. Wir stellten gute Leute ein und kauften moderne Therapie- und Fitnessgeräte. Die Hauptverwaltung an der Säbener Straße war so beengt, dass mein damaliger Physiotherapeut Toni Brablek und ich das erste Fitnessstudio im Treppenhaus buchstäblich unter der Treppe einrichten mussten. Neben Toni fand ich den wunderbaren Menschen und Physiotherapeuten Fredi Binder. Er hatte in der Jugend bei Bayern Fußball gespielt, war also von Kindesbeinen an ein glühender Bayern-Fan und hatte seine Ausbildung zum Physiotherapeuten gerade abgeschlossen. Allerdings wusste er noch nicht so recht, wie er sich beruflich orientieren sollte. Ich

1 Das damals schon beeindruckende Trainingsgelände des FC Bayern an der Säbener Straße im Jahr 1977

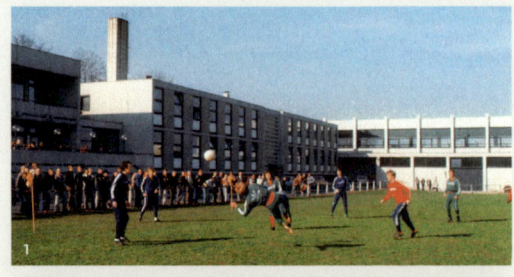

2 Dettmar Cramer führt das Konditionstraining im Juli 1977 an.

3 Präsident Wilhelm Neudecker und Franz Beckenbauer verfolgen mit Freude das Spiel des FC Bayern gegen den HSV, 1978.

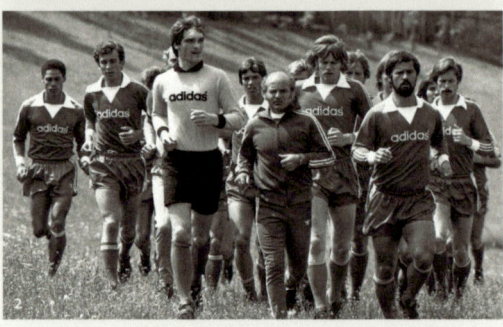

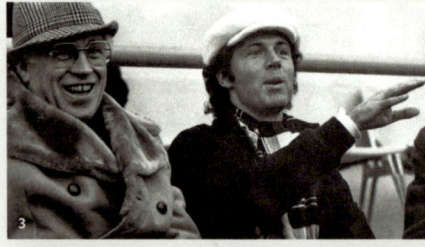

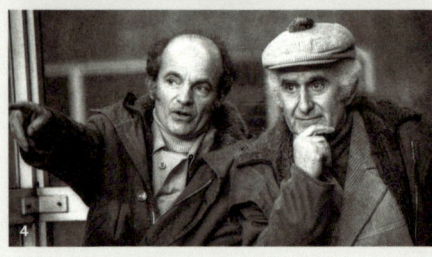

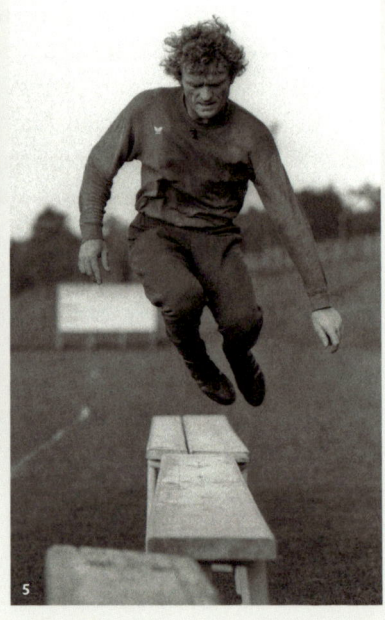

4 Trainer Dettmar Cramer und Manager Robert Schwan beim DFB-Pokal Viertelfinale Hertha BSC gegen den FC Bayern, 1977

5 Intensives Sprungtraining von Sepp Maier, 1979

nahm ihn unter meine Fittiche und unterstützte ihn auch später bei der Zusatzausbildung zum Heilpraktiker. Nach ein paar Jahren konnte ich voller Stolz sagen: Er besitzt unglaubliche Fähigkeiten und zählt zu den besten Physiotherapeuten der Bundesliga, wahrscheinlich ist er sogar der beste.

Fredi wurde meine rechte Hand, mein zuverlässigster Kollege. Wenn sich ein Spieler im Training verletzte und in die Kabine kam, wurde ich Minuten später darüber informiert, was passiert war. Fredi war immer der Erste, er machte die Voruntersuchung und hatte die Begabung, sofort zu erkennen, was den Spielern fehlte, und bei den Sportlern genoss er größte Anerkennung. Nachdem Bastian Schweinsteiger von München zu Manchester United gewechselt war, ließ er Fredi bei gesundheitlichen Problemen immer wieder nach England einfliegen, so unverzichtbar war er für ihn. Doch außer seinen medizinischen Fähigkeiten schätzte ich an Fredi Binder seine immer loyale, immer kollegiale Art.

Die Siebziger waren eine gemütliche Zeit. Jedes Mal, wenn ich zum Training in die Säbener Straße kam, stand schon die unvergessene Frau Meissner, eine Mitarbeiterin der Geschäftsstelle, am Fenster, winkte mir zu und rief:»Doktor, wir haben ein Stück Kuchen für Sie.« Sie wusste, wie gerne ich Kuchen esse. Als ich anfing, arbeiteten nicht einmal zwanzig Angestellte in der Geschäftsstelle. Rückblickend ist es für mich ein Rätsel, wie die Bayern mit dieser einfachen Organisation das Olympiastadion voll bekamen – schließlich hatten da ja fast 70 000 Zuschauer Platz.

Wie anders, wie familiär der FC Bayern München auch Anfang der 1980er Jahre noch war, kann man sich heute kaum mehr vorstellen. Paul Breitner zum Beispiel, seinerzeit der unbestrittene Chef der Mannschaft, der immer seine Ärmel hochkrempelte und bis zum Umfallen für den Verein kämpfte, hatte einen privaten Klub, einen Freundeskreis von jungen Leuten, die alle fußballbegeistert und alle Paul-Breitner-Fans waren, gegründet. Ich wurde in diesen exklusiven Kreis aufgenommen, der sich immer zu Pfingsten in

Hinterglemm traf. Da wurde ordentlich gefeiert, natürlich unter Ausschluss der Öffentlichkeit, und Sonntagmittag auf einer Almwiese hinter einer Skihütte gegen die Hinterglemmer Skilehrer Fußball gespielt – auf einer schauderhaften Wiese, die von der Schneeschmelze teilweise noch sumpfig war. Wenn man Durst hatte, lief man zum Spielfeldrand, um sich dort mit einem Schluck Weißbier zu erfrischen. Eigentlich hätte ich als Mannschaftsarzt der Bayern vor Entsetzen anfangen müssen, zu schreien und Paul vom Platz zu zerren. Stattdessen habe ich mitgebolzt, weil es einen Mordsspaß gemacht hat.

Auch technisch ist im Laufe der Jahre beim FC Bayern, wie in der gesamten Sportwelt, enorm aufgerüstet worden. Es wurden Videosysteme auf dem Trainingsplatz installiert, um das Training aufzuzeichnen und unter anderem die Bewegungsqualität der Mannschaft und der Spieler im Einzelnen auszuwerten und sie besser beurteilen zu können. Die Videoaufzeichnungen ermöglichen es auch, Trainingsverletzungen beziehungsweise Verletzungsmechanismen analysieren zu können.

Bei intensiven Trainingseinheiten wird von den Spielern ein »wearable GPS-Sensor« getragen, um Laufdaten wie Geschwindigkeit, Laufdistanzen oder Beschleunigung zu gewinnen.

Als ich bei den Bayern anfing, wäre dies reinste Science-Fiction gewesen. Heute ist es Routine.

Mit der Zeit wurde alles professioneller. Wir bauten eine Reha- und eine Fitnessabteilung auf und stellten mehrere Physiotherapeuten ein, die allesamt spezialisiert waren: Einer konnte besonders gut Spieler nach Operationen und Verletzungen behandeln und die ersten Reha-Maßnahmen einleiten, ein anderer hatte das Talent, Ermüdungen der Muskulatur wirksam abzubauen. Wieder ein anderer beherrschte die Palette klassischer Massagegriffe zur Lockerung der Muskulatur. Bei den hohen Belastungen mit manchmal zwei bis zu drei Spielen pro Woche waren solche Spezialisierungen außerordentlich wichtig.

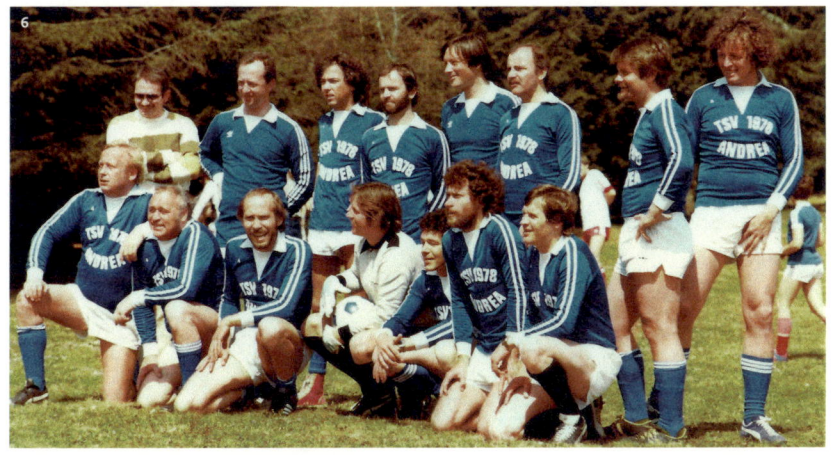

6 Mannschaftsfoto unserer legendären Freizeitmannschaft TSV 1978 Klub Andrea. Jedes Jahr an Pfingsten trafen wir uns in Hinterglemm und spielten gegen eine Skilehrer-Auswahl.

Das galt auch für zukünftige Verletzungen, bei denen ein chirurgischer Eingriff nötig sein würde. So arbeitete ich daran, auch für diese speziellen Fälle ideale Bedingungen für Verein und Spieler vorzubereiten. Bedingungen, die auf der Höhe der Zeit sein mussten – und ihr idealerweise sogar voraus. So erfuhr beispielsweise die Arthroskopie im Zuge des technischen Fortschritts in den 1980er Jahren eine enorme Entwicklung. Es handelt sich dabei um eine Methode, die es erlaubt, eine Sonde in ein Gelenk einzuführen, um hineinzuschauen. Das wurde zunächst gemacht, um eine Diagnose stellen zu können und sich gegebenenfalls besser auf eine nachfolgende, im herkömmlichen Sinne durchgeführte OP vorzubereiten. Daraus entwickelte sich später die Idee, bei diesem minimalinvasiven Eingriff einen zweiten Kanal zu legen, durch den dann – ebenfalls minimalinvasiv – operiert werden könnte. In den USA gab es damals nur ein paar wenige Fachleute, die diese Sondentechnik auch bei schwierigeren Operationen, wie der von Kreuzbandrissen, beherrschten. Es war eine zukunftsweisende Operationsmethode, die dem medizinischen Standard in Deutschland damals um zehn Jahre voraus war.

Ich flog also in die USA, um mir die Operationstechniken anzusehen, zunächst in New York, in San Francisco und in Los Angeles, dann schließlich auch in Lake Tahoe. In dem dortigen kleinen Kreiskrankenhaus hospitierte ich bei Richard Steadman, dem Chefarzt der Chirurgie und – wie ich bald erkannte – einem Meister seines Fachs. Ich war nach dem ersten Tag so begeistert, dass ich noch mehrere Tage blieb und mir weitere Operationen anschaute. Ich wusste, dass ich den besten Operateur für meine Patienten mit schweren Knieverletzungen gefunden hatte.

Zurück in München, erzählte ich von meinen Erfahrungen und äußerte den Wunsch, die Spieler im Fall der Fälle dort hinzuschicken. »Dann machen wir das«, war Ulis Antwort. Uli Hoeneß hat mich hierbei am meisten unterstützt, er hat sich sofort auf meine Seite geschlagen. Und das, obwohl diese Operationsmethode in Deutschland noch überhaupt keine Anerkennung fand und sogar Ablehnung erfuhr. Doch er wusste selbst am besten, was es bedeutet, neue Wege zu gehen. Und er honorierte meine Bemühungen.

Es stellte sich heraus, dass dieser Weg der richtige war. Wir konnten postoperativ bis dahin unbekannte beste Erfolge verzeichnen. Die Spieler nahmen nach Kreuzbandoperationen bereits fünf bis sechs Monate später das Mannschaftstraining wieder auf – und waren natürlich entsprechend glücklich, wie auch der Verein.

Ein wenig vermisse ich diese gute alte Zeit, der FC Bayern war überschaubarer und viel familiärer als heute. Doch er befand sich auch im Aufbruch, alle arbeiteten an der Zukunft des Clubs, allen voran Uli Hoeneß. Heute beschäftigt der Verein etwa tausend Mitarbeiter, da kennt man natürlich nicht mehr jeden persönlich und grüßt sich nicht mehr ganz so selbstverständlich, wie wir es früher getan haben. Es gab einfach viel mehr Zeit, um auch mal ein kurzes privates Gespräch zu führen. Aber ich will die Zeit gar nicht zurückdrehen, denn so schön die Beschaulichkeit von früher war, so schätze ich doch auch die großartige Entwicklung, die der Verein in jeder Hinsicht genommen hat.

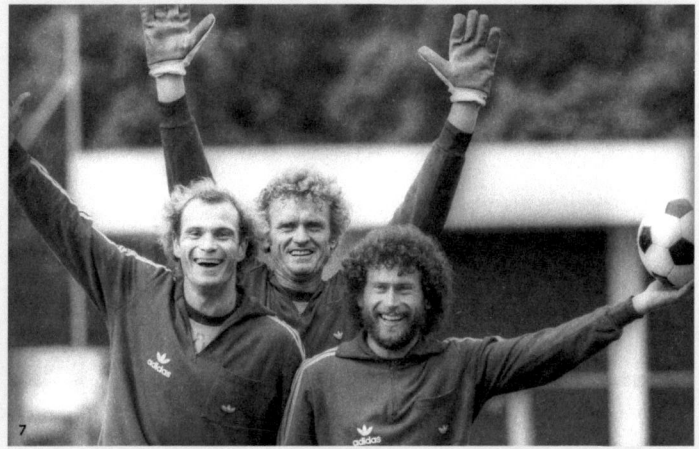

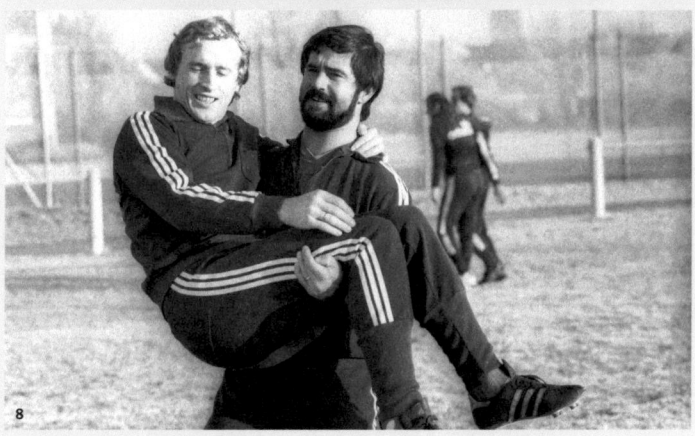

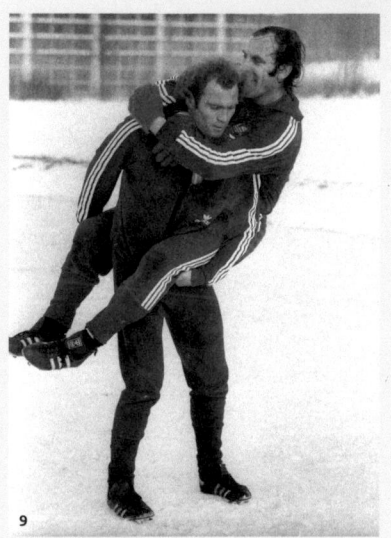

7 Immer gut gelaunt im
Training: Uli Hoeneß,
Sepp Maier und Paul Breitner

8 & 9 Eigenwillige Trainingsmethoden: Gerd Müller trägt
Bernd Dürnberger und Uli
Hoeneß Franz »Bulle« Roth,
1978.

Eine Sache hat mir in den 1970er und 1980er Jahren aber doch wesentlich besser gefallen: die Loyalität der Spieler zu ihrem Verein. Franz Beckenbauer, Sepp Meier, Uli Hoeneß oder Gerd Müller waren internationale Superstars und haben doch ihre entscheidenden Jahre als Sportler ausnahmslos bei den Bayern verbracht. Man hielt seinem Klub die Treue, was nicht besonders schwerfiel, weil viele Spieler damals Münchner oder Bayern waren und gar nicht daran dachten, den FC Bayern und ihre Heimat zu verlassen. Das große Karussell der Transfers begann sich erst später in den Achtzigern zu drehen, mit der Generation Rummenigge, Matthäus, Brehme, Kohler und Reuter, da gab es plötzlich regelrechte Abwanderungen in Richtung Italien. Und mir als Bayern-Fan blutete dabei immer das Herz.

Die emotionale Verbundenheit mit seinem Verein ist der beste Selbstschutz bei Krisen. Man litt gemeinsam, man riss sich gemeinsam zusammen, und man kam gemeinsam wieder aus dem Tal heraus. Wir waren eben eine verschworene Gemeinschaft. Heute ist es viel schwieriger, die Identifikation eines Spielers mit seinem Verein zu erreichen.

Immer unterwegs zwischen Praxis und Verein

Anfangs war ich jeden Tag am Trainingsgelände, damit hatte ich ja schon bei Hertha BSC gute Erfahrungen gemacht. Und auch Dettmar Cramer schätzte dieses Engagement sehr, weil er wusste, wie wichtig es war, den körperlichen Zustand jedes Spielers immer richtig einschätzen zu können. Cramer und ich haben außerdem jeden Abend telefoniert, um uns selbst über kleinste Details auszutauschen. Später habe ich meine Präsenz am Trainingsplatz jedoch reduziert. Es stellte sich heraus, dass meine Anwesenheit zweimal pro Woche völlig genügte. Wenn ein Spieler ein Problem hatte, wurde er sowieso sofort in meine Praxis geschickt, sodass ich ihn umgehend behandeln konnte. Auf diese Weise konnte ich beiden gerecht werden: den Spielern des Vereins und auch meinen anderen Patienten, denn auch meine Praxis hatte sich mit den Jahren entwickelt und war erfolgreich gewachsen.

Für mich war es von Anfang an entscheidend wichtig, das Gleichgewicht zwischen Praxis und Verein zu halten, damit ich mich intensiv um meine Praxispatienten wie auch um die Spieler kümmern konnte. In meiner Praxis behandelte ich von morgens bis abends, viele Patienten halten mir seit Jahrzehnten die Treue. Natürlich kamen auch viele Sportler. Ich kann gar nicht oft genug betonen, wie wichtig das permanente Behandeln, dieser ständige Lernprozess für mich als Arzt ist. Denn nur so kann ich es mir erlauben, vollkommen auf meine Erfahrung, meine Eindrücke bei der Untersuchung und meine Intuition zu vertrauen. Der Verein hat immer akzeptiert, dass ich nicht jeden Tag am Trainingsplatz stand, um darauf zu warten, ob sich jemand verletzte. Im Gegenteil: Man wusste, dass ich nicht nur Bayern-Spieler, sondern auch andere Weltklasseathleten behandelte und täglich dazulernte.

Natürlich konnte die doppelte Verantwortung auch strapaziös sein: Nach jedem Champions League-Spiel, ganz gleich ob in Lissabon, Kiew, Madrid, Neapel und anderen Städten, flog ich am nächsten Morgen immer die schnellste Verbindung zurück nach München, um frühestmöglich wieder in der Praxis zu sein. Denn dort warteten schon meine Patienten, die mir genauso wichtig sind wie die Stars der Bayern. Hinzu kamen noch die Erwartungen meiner Spezialpatienten: Ich weiß gar nicht mehr, wie oft ich nach London, Paris, Melbourne oder New York geflogen bin, um Boris Becker während eines Grand Slam-Turniers zu behandeln: morgens hin, tagsüber Therapie, abends zurück. Die Freiheitsstatue habe ich nur aus dem Flugzeugfenster gesehen. Ähnlich erging es mir vor Spielen in Frankfurt, Hannover, Göteborg, Mailand und Madrid.

Ohne gute Nerven, ohne meine körperliche Fitness – ich gehe so oft wie möglich, mindestens aber zwei- bis dreimal die Woche, laufen – und ohne die Disziplin, die mir von meinen Eltern vorgelebt wurde, hätte ich dieses Leben nicht meistern können. Ich kann mich an keinen einzigen Tag erinnern, an dem ich lustlos gewesen wäre, und auch krank war ich so gut wie nie. Einmal aber bin ich mit weit über 39 Grad Fieber zu einem Spiel erschienen – ich hatte keinen Gedanken darauf verwendet, zu Hause zu bleiben –, um mir dann von meinen Physios attestieren zu lassen, dass ich verrückt sei. Nach dem Spiel war ich so benommen, dass ich auf dem Heimweg mit dem Auto an der Allianz Arena durch eine geschlossene Schranke fahren wollte und mit der Wagenschnauze unter ihr steckenblieb.

Die Bayern und ich, das war bis zu unserer Trennung eine sehr enge Beziehung. So etwas hat es kein zweites Mal im deutschen Fußball gegeben. Viele meiner Kollegen bleiben zwei, drei Jahre lang Sportärzte bei einem Verein, um sich dann wieder ihrer Praxis und Familie zuzuwenden. Denn eine starke physische und psychische Konstitution braucht man bei dieser Aufgabe nicht nur wegen des ständigen Erfolgsdrucks, sondern auch wegen des fast unausweichlichen Interessenkonflikts zwischen den Spielern und dem Trainer einerseits und den klaren Zielsetzungen des Vereins andererseits. Die Spieler möchten unbedingt aufgestellt werden, und der Trainer möchte die besten Spieler spielen lassen – und natürlich gewinnen. Er kann aber gar nicht immer abschätzen, wie schwer sie angeschlagen sind und ob sie die volle Leistung bringen können. Er muss allein dem Arzt vertrauen, für den wiederum die Gesundheit der Spieler oberste Priorität hat. Für die Vereine sind die Spieler auch ein finanzielles Investment, das durch eine gute, verantwortungsvolle medizinische Behandlung geschützt werden muss, denn nur so können sie spielen und ihre Leistung bringen, womit sich der Kreis wieder schließt.

Man steht also im Spannungsfeld der verschiedenen Interessen und ist gezwungen, ein geschickter Diplomat zu sein. Man muss mit allen klarkommen und gleichzeitig die Mitte finden. Versteht man sich zu gut mit der Mannschaft, gefällt das weder dem Verein noch dem Trainer. Ist das Verhältnis zwischen Trainer und Arzt zu innig, wird dies schnell von den Spielern kritisch beobachtet. Und steckt man zu oft den Kopf mit der Vereinsführung zusammen, halten einen Trainer und Spieler für einen Verbündeten der Oberen. Im Grunde kann man es niemandem recht machen, und eigentlich gibt es nur eine Möglichkeit, sich aus diesem Dilemma herauszuhalten: Man muss immer seine Unabhängigkeit bewahren und allein das tun, was man vor seinem Gewissen verantworten kann.

Während eines Spiels stehe ich unter Hochspannung

Meine Bestimmung ist es, zu helfen – und am besten kann ich helfen, wenn ich möglichst nahe bei der Mannschaft bin und das Bewegungsverhalten der Spieler kenne. Denn die Diagnostik beginnt im Grunde damit, dass ich bereits die ersten Unregelmäßigkeiten im Bewegungsablauf erkenne, bevor die Spieler selbst sie überhaupt erahnen. Wenn ich während eines Spiels auf der Bank sitze, bin ich innerlich immer hellwach und stehe unter Hochspannung. Udo Lattek sagte einmal so schön: »Der Doktor springt schon auf, bevor die Verletzung überhaupt passiert ist, dann ist der schon auf den Beinen und rennt aufs Feld.« Es gibt tatsächlich Fotos, die zeigen, wie ich auf der Bank vor den anderen reagiere. Und bevor der Spieler realisiert hat, was mit ihm geschehen ist, bin ich schon bei ihm. Auf dem Spielfeld muss ich dann oft innerhalb von Augenblicken einschätzen, was passiert ist. Schiedsrichter und Trainer drängen auf eine rasche Entscheidung, ob ein Spieler ausgewechselt werden muss.

Manchmal ist es aber gar nicht so leicht, die Spieler davon zu überzeugen, dass ich als Arzt im Sinne ihrer Gesundheit entscheide.

Das sagt sich leichter, als es ist, denn solche Bemühungen können auch am unbändigen Ehrgeiz mancher Fußballer scheitern – so bei Lothar Matthäus. Ich erinnere mich noch genau an ein Spiel, bei dem sich Lothar am Knie verletzte. Er lag am Boden, ich rannte über den Platz und untersuchte ihn. Der Schiedsrichter schickte uns vom Platz, wir gingen an der Außenlinie entlang zur Trainerbank, wo ich die schlechte Nachricht überbringen musste, dass Lothar einen Innenbandriss erlitten hatte – sechs Wochen Pause. In diesem Moment riss er sich los und fing an zu schreien:»Trainer, ich habe gar nichts, ich merke nichts, ich spiele weiter, lass mich wieder aufs Feld!«

Nur mit größter Mühe gelang es mir, Lothar vom Spielfeldrand wegzuzerren und von meiner Diagnose zu überzeugen. Ich konnte ihm – so voller Adrenalin – ja nicht in aller Ruhe erklären, was bei einem Bänderriss geschieht: Er schmerzt besonders stark im Moment des Risses, dann lässt der Schmerz aber merklich nach – und genau das ist das Gefährliche. Vorübergehend kann die Muskelkraft aus dem Oberschenkel das Kniegelenk auf der Innenseite stabil halten. Der Spieler bemerkt anfangs die Instabilität nicht so recht. Er kann zunächst noch geradeaus gehen und sogar laufen. Aber in Momenten, in denen es wirklich auf den Innenbandhalt ankommt, zum Beispiel bei seitlichen Bewegungen, zeigt sich, dass das verletzte Knie nicht zu kontrollieren ist. Eine erneute Verletzung des Kniegelenkes bei vorhandener Instabilität kann zu großen Folgeschäden führen.

Wunder geschehen im Fußball nicht, jedenfalls nicht aus der Sicht des Arztes, ungewöhnliche Geschichten aber schon. Und eine der schönsten, an die ich mich erinnern kann, ist die von Giovane Élber, obwohl sie von seiner Knieverletzung vor dem Champions League-Halbfinale 2001 gegen Real Madrid erzählt. Giovane hatte kurz zuvor schon eine schwere Verletzung am Knie erlitten und war bei Richard Steadman in Vail in den USA operiert worden – in zwei zeitversetzten operativen Eingriffen, weil die Verletzung zu kompliziert war, um sie in einer Operation zu behandeln. Zum Glück überstand Giovane alles gut, doch dann brach überraschenderweise ein Stück Knorpel in seinem linken Knie aus, und das ausgerechnet wenige Tage vor dem entscheidenden Match in Madrid.

Wir ließen ihn mit einer Privatmaschine in einer Nacht-und-Nebel-Aktion nach Berlin fliegen, damit er dort sofort operiert werden konnte. Und ab dieser Minute drückte die Zeit. Glücklicherweise konnte ein nur sehr kurz dauernder, sehr schonend ausgeführter arthroskopischer Eingriff vorgenommen werden. Es wurde also nur ein winziger Schnitt gesetzt, durch den das Arthroskop (Instrument für eine Gelenkspiegelung) in das Kniegelenk eingeführt wurde. Über einen zweiten kleinen Kanal konnte dann das Knorpelstück mithilfe eines geeigneten Instruments entfernt werden. Früher, als es diese Schlüssellochtechnik noch nicht gab, musste ein größerer Schnitt gemacht werden, der den Heilungsprozess wesentlich verlängerte. So aber konnten wir sofort nach der Operation mit dem Aufbautraining beginnen. Der Patient sollte nicht verinnerlichen, dass das Kniegelenk operativ behandelt worden war, und nicht darüber nachdenken. Giovane Élber musste also so früh wie möglich das gewohnte Training wieder aufnehmen, seinen Fokus auf das wichtige Spiel in Madrid richten und sollte nicht mehr zurückschauen. Wenn man hingegen eine Pause einlegen und erst nach einer Woche vorsichtig mit der Belastung wieder anfangen würde, dann wäre die Operation viel zu sehr ins Bewusstsein eingedrungen: Man belastet zu vorsichtig, zu überlegt und geht in eine Art Schonhaltung über. Das Gelenk würde entsprechend anders auf den operativen Eingriff reagieren und die Oberschenkelmuskulatur einen enormen Kraftverlust erleiden.

Und was dann passierte, ist doch fast wie ein Wunder gewesen, denn wenige Tage später stand er in Madrid tatsächlich auf dem Platz, doch nicht nur das: Wie aus heiterem Himmel schoss er aus dreißig Metern Entfernung mit seinem operierten linken Bein auf das Tor, traf, nahm das Knie hoch und küsste es, für jeden sichtbar, mitten auf dem Platz. Dieser Moment überraschte selbst die altgedienten Sportfotografen derart, dass es von dieser Szene nur Standfotos aus der Fernsehübertragung gibt. »Der Élber schießt doch nie aus dieser Entfernung«, sagten mir die verdutzten Fotografen später – und das stimmte, aber in Madrid klappte es plötzlich – weil er seinem Knie ebenso vertraute wie uns Medizinern.

Bei schweren Verletzungen während einer Partie bin ich immer besonders gefordert. Doch sie gehören nach so vielen Jahren zur Routine und wir hatten bei den Bayern ein bewährtes, immer wieder praktiziertes Procedere für solche Fälle entwickelt. Einmal, in der Endphase der Bundesliga-Rückrunde, erwischte es Toni Kroos. Er verletzte sich im Zweikampf, fiel zu Boden, fasste sich an die Leiste und versuchte nicht einmal mehr, wieder aufzustehen. Ich lief zu ihm und fand bei der Untersuchung eine mehr als fingerkuppengroße Lücke in einem Adduktorenmuskel. Toni hatte einen Muskelteilriss und musste das Spielfeld verlassen. Ich ging zur Trainerbank, um die Diagnose mitzuteilen und um nüchtern klarzumachen, dass für Toni die Saison zu Ende war.

Dann erfolgte die Behandlung in der Kabine: Kompression, Eiswasser, meine Infiltrationstherapie. Je schneller die Therapie beginnen kann, desto besser. Hier zählt in der Tat jede Minute. Es gilt, die Blutung im Muskel so schnell wie möglich zu stoppen. Eine große Blutung verzögert den Heilungsverlauf und führt in der Folgezeit zu Verklebungen, die dann nur mühsam wieder gelöst werden können. Durch das Einbringen von geeigneten Medikamenten in den verletzten Muskel, nämlich Actovegin® und Traumeel®, wird der Heilungsprozess jedoch günstig beeinflusst und gesteuert. Das bestätigt mittlerweile auch eine sehr aktuelle wissenschaftliche Studie der Deutschen Sporthochschule Köln unter der Leitung von Prof. Wilhelm Bloch, veröffentlicht am 11.9.2017 im *International Journal of Sports Medicine*.

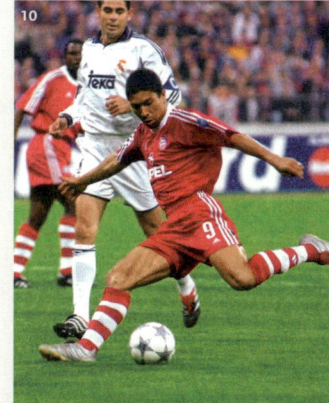

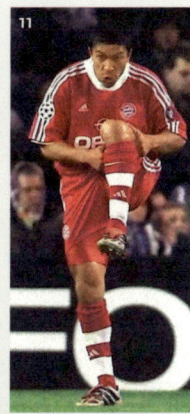

10 & 11 Champions League-Halbfinale 2001 in Madrid: Nur zwölf Tage nach Giovane Élbers OP am linken Knie entkommt er Madrids Kapitän Fernando Hierro und trifft mit links zum 0:1 – anschließend küsst er sein Knie.

12 Nach dem gewonnenen Finale gegen Valencia in Mailand am 23. Mai 2001 lassen die Bayern-Spieler Trainer Ottmar Hitzfeld mit Pokal hochleben. 25 Jahre musste der Verein auf diesen Erfolg warten.

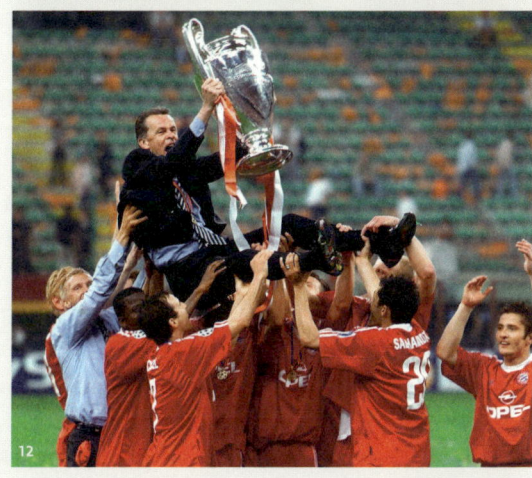

13 Jubel über den Champions League-Triumph über Borussia Dortmund unter Trainer Jupp Heynckes am 25. Mai 2013 im Londoner Wembley-Stadion.

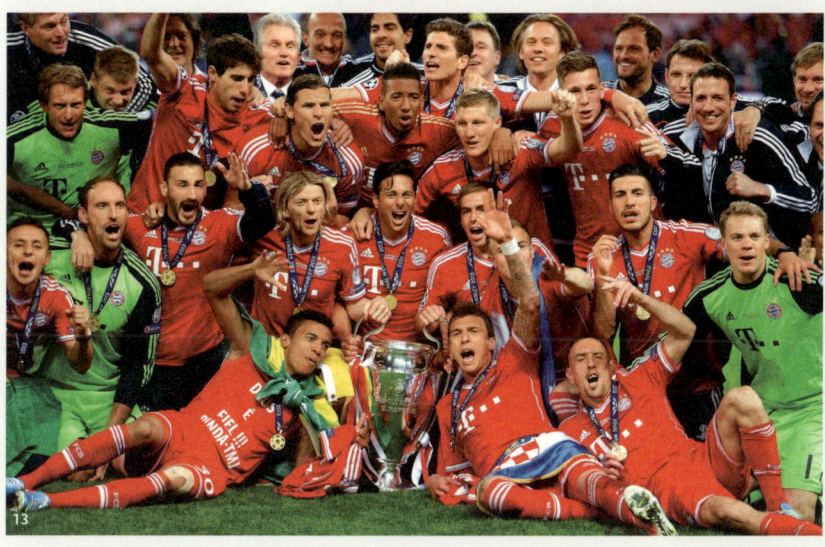

Völlig falsch ist es, wenn der Spieler nach der Verletzung auf der Spielerbank ausharrt und erst sehr viel später zur Kernspinuntersuchung geschickt wird. Je größer die Blutung – das Hämatom –, umso wahrscheinlicher ist eine Fehldiagnose bei diesem Untersuchungsverfahren. Für mich ist die Kernspindiagnostik bei Muskelverletzungen in vielen Fällen nicht maßgebend. Der Grund dafür ist, dass es oft keine Übereinstimmung gibt zwischen dem eingehenden ärztlichen Tast-Befund und dem rein technisch erbrachten Ergebnis der Kernspinuntersuchung. Wir Mediziner sprechen von falsch positiven oder falsch negativen Ergebnissen – man glaubt also, etwas zu sehen, was es de facto nicht gibt, oder man sieht etwas nicht, weil es einfach nicht erkannt werden kann. Doch von der Unzuverlässigkeit der MRT-Untersuchungen wollen die meisten Sportärzte nichts wissen, weil es so schön praktisch ist, Patienten in eine Röhre zu schieben, anstatt die Verletzung mit den Fingern zu ertasten. Die Verantwortung wird an die Maschine delegiert, und der Arzt wäscht seine Hände in Unschuld.

Über die Jahre habe ich sehr beharrlich gegen den blinden Glauben an die Kernspindiagnostik gekämpft. Besonders hart war dieser Kampf immer dann, wenn die Einschätzungen einer Muskelverletzung weit auseinanderlagen: wenn nämlich die Kernspinuntersuchung die Diagnose Muskelbündelriss ergab, der Tastbefund – die Palpation – aber zu der Diagnose Muskelfaserriss führte. Im ersten Fall dauert die Heilung sechs Wochen, im zweiten Fall zwei Wochen.

Erst kürzlich hatte ich genau diesen Fall: Ein Fußballspieler hatte keinen Bündelriss, wie vom Radiologen befundet, sondern einen Faserriss erlitten und konnte nach zwei Wochen beschwerdefrei und ohne Risiko spielen. Die MRT-Diagnose war einfach falsch. Ein anderer Spieler, der einen Muskelfaserriss erlitten hatte, wurde wochenlang zurückgehalten, weil die Kernspinbilder in der unmittelbaren Nähe der Verletzung noch eine Flüssigkeitsansammlung zeigten. Dies wurde als Indiz dafür gewertet, dass die Verletzung noch nicht auskuriert war. Ich konnte ihm erklären, dass der Faserriss verheilt war und er trainieren könne. Die Narbenbildung nach der Verletzung hatte zu einer Einengung / Verlegung der Lymphbahnen und das verletzungsbedingte Hämatom zu Verklebungen der Gewebespalten in der Umgebung geführt und einen Lymphstau verursacht. Eine Woche später hat er gespielt und dann das nächste Spiel wieder, das übernächste Spiel auch und so weiter. Die Technik hat insbesondere bei Muskelverletzungen ihre Grenzen. Nicht alles ist messbar oder kann sichtbar gemacht werden.

Der Muskel aber zeigt uns bei der Tastuntersuchung auch sehr genau, wie der Heilungsprozess voranschreitet und wie die Muskulatur belastet werden darf. Eine Muskelfaserverletzung wird immer von der Muskulatur ringsum geschützt, damit sie in Ruhe verheilen kann. Das geschieht, indem die schützende Muskulatur eine höhere Spannung annimmt und sich in dem Maße wieder lockert, wie die Heilung vorangeht. Ist die Faserunterbrechung und die Schutzspannung nicht mehr zu ertasten, bedeutet das für mich, dass die Verletzung verheilt ist und der Sportler wieder mit dem Training beginnen kann. Das mag ein bisschen unverständlich erscheinen, aber es ist nichts weiter als die reine Physiologie der Heilung von strukturellen Muskelverletzungen.

Immer wieder hatte ich es auch mit Anschuldigungen zu tun, besonders schlimm im Fall von Arjen Robben nach der Weltmeisterschaft 2010. Arjen zog sich bei der WM in Südafrika eine schwere Verletzung zu: Ein Oberschenkelmuskel war gerissen, trotzdem spielte er weiter bis zum Finale gegen den späteren Weltmeister Spanien. Über die Art der Behandlung kann man nur Vermutungen anstellen, dazu will ich mich auch gar nicht äußern.

Nach der WM kam Arjen nach München und wollte sofort trainieren. Ich wusste, dass er verletzt war, also bestand ich darauf, ihn zuerst zu untersuchen. Die Diagnose war niederschmetternd: Muskelriss, mehrere Monate Pause, kein Fußball bis zum nächsten

Wintertrainingslager. Als das bekannt wurde, brach in den Niederlanden ein Sturm der Entrüstung los – ganz so, als sei ich für die Verletzung und nicht für die Diagnose verantwortlich. Ich wurde in Holland auf eine Art und Weise verurteilt, die jede Form von Anstand vermissen ließ. Das war ein regelrechter Krieg gegen mich. Dabei hatte ich die Therapeuten der holländischen Nationalmannschaft nicht einmal erwähnt, geschweige denn kritisiert, sondern nur konstatiert, was ich diagnostiziert hatte. Die einzigen Niederländer weit und breit, die mich damals in Schutz nahmen, waren Louis van Gaal und Mark van Bommel. Van Gaal wusste aus seiner Zeit als Bayern-Trainer, dass ich immer korrekt arbeite und niemals Tatsachen verdrehe. Entscheidend aber war, dass der FC Bayern und allen voran Karl-Heinz Rummenigge und Uli Hoeneß hinter mir standen und den holländischen Fußballverband wegen der langen Ausfallzeit von Arjen auf Schadenersatz verklagten.

Ich habe beim FC Bayern mit meinen medizinischen Mitarbeitern eine gewissenhafte, fortschrittliche und erfolgreiche Sportmedizin entwickelt, die von allen Seiten geschätzt und von den Verantwortlichen des Klubs – vor allem von Trainern wie Ottmar Hitzfeld und Jupp Heynckes – in motivierender Regelmäßigkeit gewürdigt wurde. Unter Pep Guardiola veränderte sich dann alles. Die Kultur des gegenseitigen Respekts ging verloren. Behandlungsmethoden, die sich über Jahrzehnte bewährt hatten, zählten erstmalig nichts mehr. Der Kompetenzbereich wurde von Seiten des Trainers überschritten. Nach seiner Vorstellung sollte versucht werden, die Natur auf den Kopf zu stellen und eine schnellere Heilung von Verletzungen zu erzwingen. Ziel war nicht die Ausheilung einer Verletzung, sondern das schnelle Erreichen der Schmerzfreiheit.

Uli Hoeneß
»Der Verein hat ihm sehr viel zu verdanken«

Mull war und ist für mich der Inbegriff medizinischer Exzellenz auf seinem Fachgebiet. Ich habe ihm immer blind vertraut, weil ich weiß: Er tut nach bestem Wissen und Gewissen alles, um mir als Patient zu helfen. Folglich habe ich mich als Profi und auch später als privater Patient immer von ihm behandeln lassen. Ich habe bei Mull immer gespürt, dass er das, was er macht, auch bei sich selbst genauso hätte machen lassen. So entsteht Urvertrauen, die Basis im Verhältnis Patient–Arzt.

Wenn ich mich richtig erinnere, hat Dettmar Cramer den jungen Mull 1977 nach München geholt. Cramer hatte wohl Beziehungen nach Berlin, wo Mull damals praktizierte. Ich war zu der Zeit selbst noch Spieler beim FC Bayern. Ich erinnere mich an Mull als einen jungen, ehrgeizigen, immer einsatzbereiten Arzt. Damals war die medizinische Abteilung des FC Bayern überhaupt nicht mit heutigen Verhältnissen vergleichbar. Mit Mull zog die Neuzeit der Sportmedizin an der Säbener Straße ein. Seine Diagnostik und sein Behandlungsweg waren revolutionär. Als Folge hat er die Dauer von Verletzungspausen bei unseren Spielern bedeutend reduziert. Aus heutiger Sicht muss man feststellen, dass Mull eine völlig neue, moderne Ausrichtung der Sportmedizin im Profisport begründet und etabliert hat.

Seine ganz große Spezialität sind ja Muskelverletzungen, und weltweit brauchten die meisten Ärzte für die Genesung eines Muskelfaserrisses drei, vier Wochen. Bei uns waren die Spieler nach 12 bis 14 Tagen wieder einsatzbereit.

Ich habe Mull einmal gefragt, ob mit seinen Medikamenten alles in Ordnung sei. Er hat mich angeschaut und ein sehr klares:

»Natürlich!« geantwortet. Ich bin überzeugt, dass er nie etwas ver-abreichen würde, das gegen Gesetze, Vorschriften, Bestimmungen verstößt und einem Spieler, einem Patienten schadet.

Mull hat Ende der 1970er Jahre auch deswegen so gut zum FC Bayern gepasst, weil wir noch Schulden abbauen mussten und Leute wie Mull brauchten, die Leidenschaft für den Verein ent-wickelten. Bei ihm stand immer das Heilen, das Helfen und das Ver-bessern der medizinischen Versorgung im Vordergrund und nicht die Frage: Wie wird mein Bankkonto dicker?

Mull lebt in seiner medizinischen Welt, er geht in seinem Beruf voll und ganz auf. In anderen Bereichen ist er anfällig für sogenannte Ratgeber, auch nicht ganz so selbstlose Freunde und insgesamt für Strömungen, die er vielleicht nicht immer richtig einzuschätzen wusste. Gerne hätte ich ihn in diesen Situationen beraten und ihm geholfen.

Was ich an Mull immer bewundert und geschätzt habe, ist seine unglaubliche Disziplin. Als ich ihn einmal bat, seinen Urlaub in der Karibik abzubrechen (und er machte ja selten Urlaub), weil Lothar Matthäus einen Achillessehnenriss hatte, ist er sofort zum Flug-hafen geeilt und nach München zurückgeflogen. Das war für ihn selbstverständlich. Aber umgekehrt würde ich das genauso machen, ihm sofort jede Hilfe zukommen lassen, die er braucht. Das weiß er. Das macht man so. Er hat ein immenses Pflichtbewusstsein, und er fragt auch nicht lange, wieso und warum und wie viel, sondern: »Wann muss ich wo sein?«

Diese Disziplin hat er sich auch erhalten, weil er selbst immer Sport getrieben und sich fit gehalten hat. Wenn er mit seinen 75 Jahren heute noch über den Platz läuft, hat man das Gefühl, dass die 40-, 50-jährigen Masseure fast nicht mithalten können. Es ist schon erstaunlich, was er rein physisch geleistet hat. Und ich weiß ja, wie viel er gearbeitet hat und weiterhin arbeitet. Um dieses Pensum durchzuhalten, braucht man eine enorme kör-perliche Fitness. Er raucht nicht, er trinkt vielleicht mal ein Glas

Wein. Sein Leben ist geprägt von ungeheurer Willensstärke für seine Medizin.

Spieler sind das Kapital eines Vereins. Für ihre medizinische Versorgung gilt deshalb, dass man als Arzt nicht kurzfristig heilt und dabei einen langfristigen Schaden riskiert. Wie viele Fußballspieler oder Sportler gab es, denen vielleicht kurzfristig geholfen wurde, die aber langfristig invalide oder schwer krank wurden?

Mull hat immer nachhaltig und medizinisch verantwortungsvoll entschieden. Auch deshalb hatte er immer ein enges und freundschaftliches Verhältnis zu den Spielern, die ihm sehr vertraut haben. Sie alle sind zu ihm gekommen und haben gesagt: So, jetzt mach!

Ich glaube, wäre ich damals nicht verhindert gewesen, hätte ich den Konflikt zwischen Mull und Pep Guardiola moderieren können. Pep Guardiola ist ein sehr stolzer Katalane, und die spanischen Fußballtrainer haben ein ganz anderes Verhältnis zur medizinischen Abteilung der Klubs.

Und Mull wiederum ist ein sehr stolzer Arzt, der nicht über seine erfolgreichen Behandlungsmethoden diskutieren möchte. Im Frühjahr 2015 sind also zwei Fronten unmittelbar aufeinandergetroffen. Es fehlte der Puffer, der ich immer war. Ähnliche Szenen wie nach dem 1:3 in Porto gab es doch früher auch nach verlorenen Spielen, und zwar häufiger, als man denken würde!

Es ist eigentlich ein No-go, in der Kabine Auseinandersetzungen zu führen, sei es mit Spielern, mit Trainern oder mit Ärzten. Die Spieler und die Trainer sind alle noch voll unter Adrenalin – dabei kann selbst bei nachvollziehbarer Kritik nichts Gutes herauskommen. Und auch die Ärzte sind angespannt.

Natürlich ist es für einen Verein wichtig, dass es wenig Verletzungen gibt. Eine Studie der UEFA und der FIFA verzeichnet alle Verletzungen, die im Fußball passieren, und bereitet diese statistisch auf. In der Saison 2014/15 hatten wir offensichtlich relativ viele Muskelverletzungen, was natürlich viele Gründe haben kann. Manchmal hat man aber auch einfach nur Pech oder eben Glück.

Ich hatte zum Beispiel, bis ich 26 Jahre alt war, nicht eine Muskelverletzung, Arjen Robben zum Vergleich hat drei im Jahr – obwohl er der beste Profi ist, den der FC Bayern je hatte. Aber er hat nun einmal eine Muskulatur (oder einen Rücken), die gewisse Verletzungen begünstigt. Aber dafür kann der Arzt ja nichts, das sind einfach genetische Anlagen. Aus diesem Grund muss man jede einzelne Verletzung genau analysieren und sich fragen: Wieso ist sie passiert? Ist sie durch Müdigkeit entstanden oder durch zu wenig Vorbereitung? Hat eine bestimmte Gymnastik oder ein bestimmtes Aufwärmtraining dazu geführt?

Die Statistik ist für mich nur eine nackte Zahl, für andere im Verein mag sie wohl wichtiger sein: Der teuerste Spieler in Zahlen ist in jedem Fall der verletzte Spieler. Sein Gehalt läuft ja mindestens drei Monate voll weiter.

Dadurch dass sich Öffentlichkeit und Presse heute für Verletzungen im Detail interessieren, stehen alle noch stärker unter Druck als vor zehn Jahren. Und so eine Statistik spielt dann plötzlich eine sehr große Rolle.

Dabei frage ich mich: Was bitte geht die präzise Diagnose einer Verletzung die Öffentlichkeit an? Warum gilt das Patientengeheimnis nicht für Fußballprofis? Heute kriegst du ein medizinisches Bulletin derart problemlos, als gäbe es keine Verschwiegenheitsverpflichtung. Man könnte auch einfach mitteilen: Der Spieler hat eine Muskel- oder eine Sprunggelenksverletzung – und die Ausfallzeit lässt sich im Moment nicht absehen.

Doch durch Aussagen, die wir oft selbst treffen, geraten wir alle unter Druck. Dann wird etwa verkündet, das dauert drei Wochen. Und wenn der Spieler nach drei Wochen nicht zurück auf dem Platz ist, haben wieder »die in der Medizin« falsch gearbeitet. Alle sollten etwas cooler bleiben! Ich kann mich entsinnen, dass wir dasselbe

Theater mit anderen Trainern vorher auch hatten. Eigentlich ging es um eine Kleinigkeit – aber schon hat's gekracht.

Dass der FC Bayern München so erfolgreich geworden ist, hat also auch mit der überragenden medizinischen Abteilung zu tun, für die Mull verantwortlich war und nun wieder ist. Der Verein hat ihm sehr viel zu verdanken.

Ich persönlich habe in ihm einen Freund gefunden, von dem ich weiß, dass ich mich immer voll und ganz auf ihn verlassen kann.

Uli Hoeneß

Freundschaft und Vertrauen
Der FC Bayern, eine große Familie

Als ich Ende der 1970er Jahre zum FC Bayern kam, stand
er schon an der Spitze des deutschen Fußballs und war
einer der erfolgreichsten Vereine Europas. Seitdem hat sich
die große FC Bayern-Familie Tag für Tag vergrößert und
weiterentwickelt – und ich mit ihr. Mein erster Trainer war
der Visionär Dettmar Cramer.

Der FC Bayern war für mich fast von der ersten Stunde an viel mehr als nur ein Fußballklub oder ein Arbeitgeber. Nein, wir waren so etwas wie eine kleine Großfamilie oder eine große Kleinfamilie, ganz wie man will. Wir haben zusammen Ausflüge gemacht, Tennis gespielt, Geburtstage gefeiert und bei der Weihnachtsfeier anfangs in einem kleinen Wirtshaus in Hinterbrühl beieinandergesessen. Ich weiß noch, dass mich der legendäre »Katsche« Schwarzenbeck schon ein paar Tage nach meinem Arbeitsbeginn bei den Bayern zum Abendessen einlud. Und die guten Beziehungen, die damals entstanden sind, bestehen bis heute. Mit Franz Beckenbauer und Uli Hoeneß verbindet mich eine enge Freundschaft. Auch Paul Breitner habe ich neulich erst gesehen.

Mein erster Trainer bei den Bayern war Dettmar Cramer, Trainer von 1975 bis Ende 1977, einer der wunderbarsten und feinfühligsten Menschen, die ich je dort getroffen habe. Was für ein Glück das war, habe ich erst später begriffen: Gleich der erste Trainer sollte nicht nur fachlich herausragend sein, sondern auch menschlich zu meinem großen Vorbild werden. Bis heute bewundere ich ihn, bis heute orientiere ich mich an ihm: an seiner Gewissenhaftigkeit, seiner menschlichen Größe, seiner unbedingten Disziplin – auch wenn ich nicht, so wie er es tat, jeden Morgen um fünf Uhr aufstehe, um Tai Chi zu machen.

An Dettmar Cramer hat mich am meisten beeindruckt, dass er seiner Zeit weit voraus war. Er legte großen Wert auf Gymnastik, was in jenen Jahren alles andere als üblich, ja fast schon revolutionär war. Bei den meisten Mannschaften hieß es: rausgehen, Kreis spielen, vielleicht noch ein paarmal auf und ab rennen, und dann ging das Training los. Bei Dettmar Cramer hingegen galt die Devise: erst einmal dehnen und strecken, den eigenen Körper fühlen, den Muskeln keine Gewalt antun, so schonend wie möglich aufwärmen. Alle Übungen machte er selbst vor. Er setzte Standards, die heute, 40 Jahre später, überall anerkannt sind.

Dettmar Cramer war viel mehr als ein Trainer. Er war wie ein Vater der Mannschaft, der sich für jeden einzelnen Spieler aufopferte. Ich erinnere mich noch lebhaft an den Fall von Bernd Dürnberger. Bernd, den alle nur »Wipf« nannten, verletzte sich im Winter schwer am Knie, das nach der Operation partout nicht heilen wollte. Cramer und ich wussten, wie schwierig Bernds Verletzung zu kurieren war und dass wir uns weiterhin sehr intensiv um ihn kümmern müssten. Also entschied Cramer, auf seinen Sommerurlaub zu verzichten, und trainierte stattdessen mutterseelenallein mit Bernd Dürnberger. Durch diese Selbstlosigkeit hat er es ihm ermöglicht zurückzukommen. Bernd wurde wieder Stammspieler und eine unverzichtbare Säule in der Mannschaft. Ohne Cramer aber wäre er auf der Strecke geblieben, da bin ich mir sicher.

Dettmar Cramer war ein Intellektueller des Fußballs, ein Mann, der mit größter Selbstverständlichkeit Sätze sagte wie:»Letztlich gewinnt man ein Spiel nicht mit den Füßen, sondern mit dem Kopf.« Oder:»Nur durch eine angeborene, blitzhafte Intelligenz, die Fähigkeit eines schnellen Umschaltens kommt man im Fußball zum Erfolg.« Cramer war aber – was man jetzt vermuten könnte – kein kühler Kopfmensch, sondern, im Gegenteil, ein Mensch mit einem großen Herzen. Als zum Beispiel Karl-Heinz Rummenigge zu Bayern München kam, tauchte da ein hochbegabter, aber noch blauäugiger Junge auf, der manchmal nach seiner Ballabgabe oder seinem Passspiel stehen blieb, wie teilnahmslos auf dem Platz stand und dem Spielgeschehen nur noch zuschaute, als ginge ihn die weitere Spielentwicklung nichts an. Mehr als einmal rief Cramer auf das Spielfeld: »Kalle, träum nicht, spiel mit!« Kalle Rummenigge konnte aber nicht nur Tore schießen, Ecken treten, den Ball führen, er war auch bereit, sich ausbilden zu lassen. Und Dettmar Cramer nahm sich des jungen Talents an, um aus ihm einen Weltklassespieler zu formen.

Eine beeindruckende Persönlichkeit, sehr gewissenhaft, immer exzellent vorbereitet: Das war Dettmar Cramer. Nichts an seinem Training war Zufall, alles war durchdacht. Er wusste genau, was er mit der Mannschaft vorhatte, und er wusste noch genauer, wie er sie für das nächste Spiel vorbereiten würde. Cramer war ein fanatischer Sammler von Informationen und konnte den Spielern zum Beispiel folgende Analyse mitgeben:»Dein Gegner ist 1,78 Meter groß, Rechtsfuß, laufstark, aber nicht antrittsstark und geht am liebsten links vorbei. Du weißt also, was zu tun ist.« Und so hat mir Dettmar Cramer etwas sehr Wichtiges mitgegeben und mir gezeigt, wie entscheidend es ist, die eigene Wahrnehmung zu schärfen, die Bewegungsabläufe der Spieler zu lesen, zu analysieren und dieses Wissen einzusetzen.

Wir hatten einen guten Draht zueinander, auch wenn wir uns immer gesiezt haben und nicht geduzt, wie das im Sport sonst üblich ist. Ich habe Dettmar Cramer sehr gemocht und sein Können hoch geschätzt. Umgekehrt war es wohl ähnlich – einmal nannte er mich in einem Interview»einen Glücksfall für den deutschen Fußball«.

Doch beim FC Bayern erfuhr er ein glückloses Ende. Und analytisch, wie er war, konnte er es selbst voraussehen.

Ich bekam unerwartet spätabends einen Anruf von seiner Mutter, die in Frankfurt lebte. Sie bat mich, sofort nach Grünwald zu ihrem Sohn zu fahren, er sei sehr deprimiert, sie mache sich große Sorgen. Ich fuhr zu ihm und wir fingen gleich an zu reden. Schnell kam er auf den Punkt.»Doktor, ich sage Ihnen etwas, wir steigen ab. Bayern steigt ab.« Cramer sprach mit Grabesstimme. Wir hatten noch viele Spiele vor uns, doch Cramer hatte schon jedes Ergebnis auf einen Zettel geschrieben und eine Abschlusstabelle erstellt, auf der der glorreiche FC Bayern München einen Abstiegsplatz belegte. Ich blieb bis spätnachts, so lange, bis ich mir sicher sein konnte, dass Cramer wieder gefestigt war. Danach ging alles sehr schnell: Bayern stand in der unteren Tabellenhälfte, Präsident Wilhelm Neudecker entließ Cramer im Dezember 1977, der zu Eintracht Frankfurt wechselte, und – Ironie der Geschichte – Frankfurts Trainer Gyula Lóránt kam zu uns. Das Ende von Dettmar Cramer bei den Bayern mag auf den ein oder anderen herzlos gewirkt haben, doch es ist ein normaler Prozess im Fußball: Der Erfolg bleibt aus, der Trainer muss gehen.

Lóránt war Ungar und Mitglied der Wundermannschaft, die 1954 im Finale von Bern gegen die deutsche Nationalmannschaft sensationell verloren hatte. Er war ein respektabler Trainer, doch zur Medizin hatte er kein Verhältnis. Bis heute erinnere ich mich mit einer Mischung aus Entsetzen und Kopfschütteln an einen seiner kernigen Sprüche, für die er berüchtigt war: »Wenn früher bei uns der Meniskus heraussprang, liefen wir zur Eckfahne und kloppten ihn mit der Stange wieder rein.« Dieser Satz umschreibt ganz gut sein Verhältnis zu medizinischen Fragen. Und dass es nicht sehr lange dauern würde, bis wir aneinandergerieten, ahnte ich schon am Tag seines Amtsantritts.

Der Eklat kam dann doch früher als gedacht: Branko Oblak brach sich eine Zehe, ich legte ihm eine Gipsschiene an und verordnete zunächst zehn Tage Trainingspause. Als Oblak zur Säbener Straße fuhr, sah Lóránt den Gips, regte sich fürchterlich auf, ließ den Gips kurzerhand abnehmen und ordnete für Oblak Lauftraining an. Zum Glück gab es schon damals die Kiebitze, die als Zaungäste bei jedem Training dabei sind. Einer rief mich an, ich sprang noch im Arztkittel ins Auto, raste zu den Bayern, rannte auf den Trainingsplatz und baute mich vor Lóránt auf: »Branko Oblak kommt sofort runter vom Platz, er ist mein Patient, ich habe hier die Verantwortung.« Es folgte eine höchst unerfreuliche Auseinandersetzung zwischen dem Trainer und mir, die für mich nicht als Machtprobe, aber als Standortbestimmung sehr wichtig war – also griff ich zum letzten Mittel: Ich bat um eine Sitzung auf höchster Ebene mit der Führung des Vereins. Hier sollte entschieden werden, wer in solchen Fragen das letzte Wort hat. Ich spürte deutlich, dass es bei dieser Auseinandersetzung um alles, nämlich um mein Schicksal bei den Bayern, ging.

In solchen dramatischen Situationen bespreche ich mich immer mit meiner Frau, das gibt mir Kraft und Zuversicht. Ich war schonungslos offen und sagte: »Wenn ich nicht die volle Rückendeckung des Vereins bekomme und Präsident Neudecker sich auf Lóránts Seite schlägt, dann werfe ich hin, dann verlasse ich den Verein, dann können mich alle gernhaben.« Meine Frau schwieg minutenlang und gab mir dann eine Antwort, die ich mein Leben lang nicht vergessen werde:»Nein, das wirst du nicht tun, unter keinen Umständen. Denn die Spieler brauchen dich, die Mannschaft braucht dich. Du kannst sie nicht im Stich lassen. Du kannst nicht einfach hinwerfen, du musst kämpfen. Etwas anderes kannst du auch gar nicht, weil du dein Leben lang ein Kämpfer gewesen bist.«

In der entscheidenden Sitzung legte jeder seine Position dar. Plötzlich aber stand der allmächtige, bärbeißige, keinen Widerspruch duldende Präsident Wilhelm Neudecker auf und sagte: »Bei uns wird gemacht, was der Doktor sagt.« – Nun wusste ich: Ich hatte die Anerkennung und den Rückhalt. Ich konnte die Richtung bestimmen und mit dieser Rückendeckung immer im Sinne der Gesundheit der Spieler entscheiden.

Die Ära Lóránt war nicht sehr erfolgreich. Es war die große Katerstimmung nach den rauschenden Erfolgen in der Mitte der siebziger Jahre. Lóránt war von Dezember 1977 bis März 1979 Trainer, alle großen Spieler waren damals schon weg. Paul Breitner kam zwar aus Madrid und Braunschweig zurück, doch die Erfolge blieben aus. Franz Beckenbauer spielte in New York, Gerd Müller sollte sich bald nach Fort Lauderdale verabschieden, Uli Hoeneß musste wegen der Nachwirkungen seiner schweren Knieverletzung seine Spielerkarriere aufgeben,»Katsche« Schwarzenbeck war nach einer Achillessehnenoperation außer Gefecht. Sepp Maier hatte einen schweren Autounfall, der seine Karriere abrupt beendete. Das war keine schöne Zeit, doch ich dachte nicht eine Sekunde lang daran, den FC Bayern München zu verlassen.

Als Gyula Lóránt wegen Erfolglosigkeit entlassen wurde, wollte Präsident Neudecker Max Merkel als seinen Nachfolger – einen harten Trainer, der für seine rüden Umgangsformen und gnadenlosen Trainingsmethoden berüchtigt war. Und plötzlich fühlte ich mich bei den Bayern wie auf der berühmten»Bounty«. Denn die Spieler meuterten gegen die Vereinsführung. Neudecker wurde zwar nicht – wie Captain Bligh – in einer Schaluppe ausgesetzt, doch dafür nach 17 Jahren zum Rücktritt gezwungen. Statt Max Merkel übernahm Lóránts Assistent Pál Csernai das Kommando, was sich für die Bayern als Glücksgriff erweisen sollte. Mein Verhältnis zu Pál Csernai war solide, wir respektierten uns und konnten uns aufeinander verlassen. Er war ein moderner Trainer, der wie Cramer auf Gymnastik schwor und die Spieler sehr viel laufen ließ. Das war unsere Rettung. Denn wir hatten keine Mannschaft voller Superstars wie noch Mitte der siebziger Jahre. Dafür waren wir konditionell so stark, dass wir alle anderen Mannschaften in der Bundesliga ausspielen und überlaufen konnten und nach sechs Jahren erstmals wieder Meister wurden. Knapp fünf Jahre lang, von 1979 bis 1983, blieb Pál Csernai Trainer, holte Titel um Titel und musste gehen, als es nicht mehr ganz so rund lief.

Bei Udo Lattek war der Ton manchmal rau, aber immer herzlich

Lattek, der vor Dettmar Cramer schon einmal fünf Jahre die Bayern trainiert hatte und zu meiner Zeit zwischen 1983 und 1987 noch einmal zurückkehrte, war Ostpreuße, Kriegsflüchtling und hatte Mathematik und Physik studiert – das alles prägte seinen Charakter. Disziplin hatte bei ihm einen hohen Stellenwert, und er hatte gelernt, dass ihm nichts in den Schoß fallen würde, sondern er sich alles hart erarbeiten musste. Und als studierter Lehrer hatte er einen scharfen, analytischen Verstand. Wenn er auf dem Fußballplatz stand, merkte man davon allerdings nichts – zumindest auf den ersten Blick nicht. Denn er wirkte dort nicht wie ein eisenharter Fußballprofessor. Er hatte eine fantastische Art, mit den Spielern umzugehen, ein ungeheures Geschick, die Mannschaft zu führen und gleichzeitig Spaß mit ihr zu haben. Er machte viel Flachs, sprach die Sprache der Spieler, konnte richtig unflätig werden:

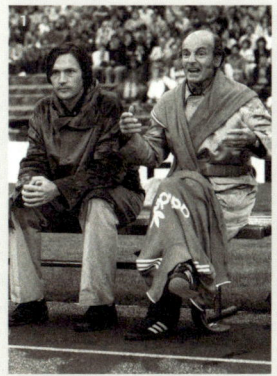

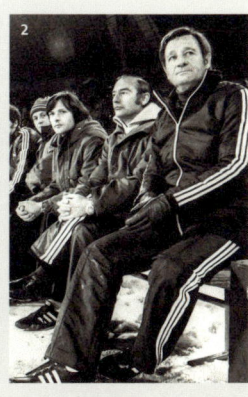

1 Als junger Arzt neben dem temperamentvollen Dettmar Cramer im Olympiastadion, 1977

2 Kühle Atmosphäre auf der Bank mit Trainer Gyula Lóránt und Co-Trainer Pál Csernai

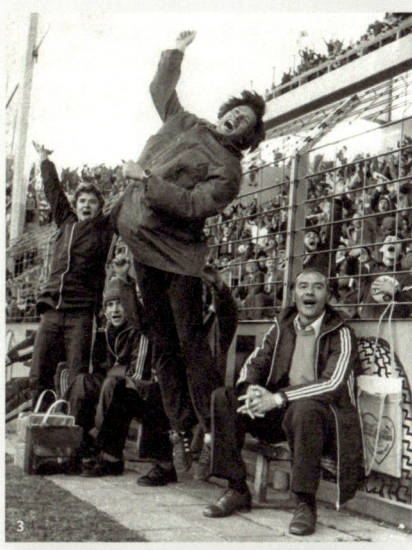

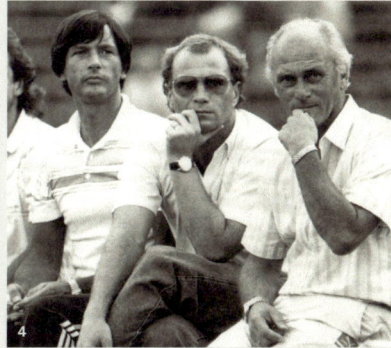

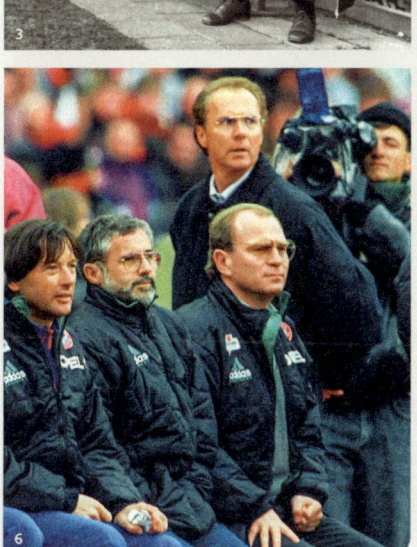

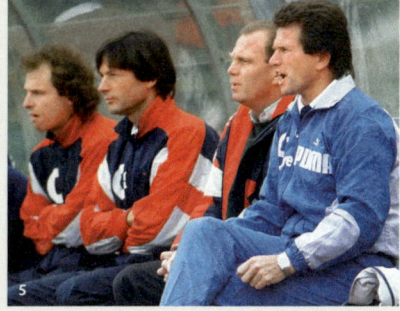

3 Sicher ein wichtiges Tor unter dem neuen Cheftrainer Pál Csernai

4 Das Spiel verlangt immer volle Konzentration, mit Udo Lattek

5 & 6 Offensichtlich sind die Trainer Jupp Heynckes und Franz Beckenbauer ungehalten über die Leistung der Mannschaft.

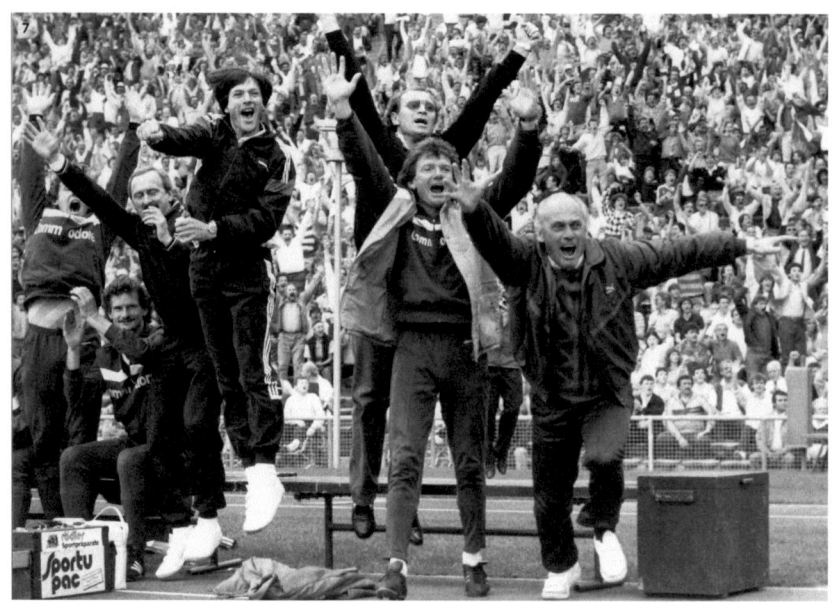

7 Unbeschreiblicher Jubel: Bayern München wird 1986 am 34. Spieltag, nur durch die Tordifferenz, zum neunten Mal Deutscher Meister. Bayern gewann mit 6:0 gegen Borussia Mönchengladbach, Werder Bremen verlor parallel gegen Stuttgart 2:1.

»Ich trete dir gleich in den Arsch«, solche Sätze hörte man schon mal von ihm – und dann stand er an der Kabinentür, als die Spieler herausgingen, um ihnen tatsächlich in den Hintern zu treten, natürlich nicht fest, aber immerhin. Doch diese kumpelhafte Vertrautheit war kein Selbstzweck, sondern das Mittel für ein großes Ziel: das Beste aus der Mannschaft herauszuholen.

Ich habe in den fast vier Jahrzehnten bei den Bayern nur wenige Trainer erlebt, die so gut motivieren konnten wie Udo Lattek. Bernd Dürnberger hatte in einer Saison gegen den HSV ein wunderschönes Tor in den Winkel geschossen. Ein Jahr später spielten wir wieder gegen Hamburg. Lattek nahm ihn beiseite und sagte:»Bernd, kannst du dich noch an dein Tor erinnern? Vor einem Jahr hast du ein Traumtor geschossen, heute machst du dasselbe wieder.« Ganz trocken sagte er das, als sei es das Selbstverständlichste der Welt. Und Bernd schoss tatsächlich sein Tor! Auch mich hat Lattek permanent motiviert und immer wieder öffentlich gelobt:»Der Doktor hat den siebten Sinn, der sieht die Verletzungen schon kommen, bevor sie überhaupt da sind« – solche Sätze sagte er immer wieder in Interviews.

Ich führte damals eine in den USA entwickelte Dehnmethode – das Stretching – ein, das bis heute Bestandteil der Trainingsmethodik geblieben ist. Lattek machte es auf seine unnachahmliche Art vor den Spielern erst ein bisschen lächerlich, verteidigte es dann aber eisern. Er gab mir die Möglichkeit umzusetzen, was ich für richtig hielt. Er war mein bester Verbündeter, wenn es darum ging, überholte Anwendungen in der medizinischen Behandlung der Spieler über Bord zu werfen und neue Wege zu beschreiten. Und aus der gegenseitigen Wertschätzung erwuchs eine lebenslange Freundschaft. Latteks Weggang 1987 ging mir sehr zu Herzen. Ich fürchtete, die besten Jahre bei den Bayern hinter mir zu haben, und konnte mir nicht vorstellen, wie sie noch zu toppen wären. Und dann kam Josef »Jupp« Heynckes.

Ich muss zugeben, dass Heynckes und ich uns zunächst annähern mussten, weil Jupp anfangs skeptisch war. Einmal kam er sogar zu mir und sagte frei von der Leber weg:»Doktor, was man sich von dir erzählt, das imponiert mir nicht, ich glaube das einfach nicht, weil es gar nicht sein kann.« Doch er ließ mich gewähren. Dann aber passierte die Geschichte mit Lothar Matthäus – und plötzlich war alles anders.

Lothar Matthäus erlitt einen Muskelfaserriss – und ich hatte eine sehr klare Vorstellung davon, wann er wieder spielen würde, das wusste ich bis auf den Tag genau. Ein Faserriss ist eine tückische Verletzung. Das Problem ist, dass er nach einer Woche Behandlung nicht mehr schmerzt, obwohl er noch nicht ausgeheilt ist. Die Entzündungsreaktionen sind abgeklungen, der Spieler glaubt, alles sei wieder in Ordnung, ohne zu ahnen, dass der Heilungsprozess in vollem Gange ist. Und was machte Lothar, der immer schon ein Kampfhahn gewesen war? Er ging zum Trainer und sagte, er habe keine Schmerzen mehr und könne spielen. Zum Glück sprach Jupp Heynckes zuerst mit mir. Ich erklärte ihm die Situation, Heynckes verstand – und er verordnete Matthäus eine weitere Zwangspause, obwohl er damals der unverzichtbare Spieler der Mannschaft war. Das alles passierte an einem Samstag. Tags darauf verabredete sich Lothar mit ein paar Freunden zum Kicken im Garten – bestimmt auch aus Trotz, um sich und mir zu beweisen, dass er sehr wohl Fußball spielen könne. Und was geschah? Natürlich knallte es, der Muskel riss, weil die Verletzung nicht ausgeheilt war, und Matthäus gab mir ungewollt recht. Diese Geschichte erzählt auch Jupp Heynckes bis heute gern. Nach dieser Episode war er Fan von mir, und er schickte seine verletzten Spieler immer nach München in meine Praxis, ganz gleich, ob er gerade Trainer in Bilbao, Teneriffa, Madrid, Lissabon oder Frankfurt war.

Heynckes war immer mit Leib und Seele Trainer. Er hat Tag und Nacht gearbeitet, aber nie damit geprahlt. Er dachte rund um die Uhr an nichts anderes. Ich habe nie wieder einen Trainer erlebt, der sich so intensiv um die Spieler gekümmert hat wie er. Selbst mit den privatesten Sorgen konnte man zu ihm kommen. Jupp ist aber auch ein glänzender Menschenkenner und großer Diplomat. Nur so gelang es ihm, in einer Mannschaft mit zwanzig Superspielern Ruhe zu bewahren. Er setzte einen Heißsporn wie Franck Ribéry auf die Bank, und Franck akzeptierte die Entscheidung klaglos, weil es eben keine Willkür, sondern eine wohlüberlegte Wahl war. Denn Heynckes hatte ein unglaubliches Gespür für die Verfassung seiner Leute. Eine Nuance reichte ihm, um zu sehen, dass dieser oder jener Spieler eine Spur fitter, wacher, leistungsstärker war als der andere. Und er hat seine Entscheidung der Mannschaft immer ausführlich erklärt, die sich dadurch ernst genommen fühlte. So schaffte er es, all die Egozentriker zu zähmen und zu einem Team mit unbändigem Siegeshunger zu formen.

Heynckes wurde von allen geliebt und in höchstem Maß respektiert, auch von meiner medizinischen Abteilung. Er ist einfach ein grundguter Charakter. Immer wieder habe ich erlebt, wie er wegen seiner Bescheidenheit von manch einem Fußballfan unterschätzt wurde. Ihm selbst hat das übrigens nie etwas ausgemacht, er wusste und weiß, was er kann, und das genügt ihm, zu Recht. Vielleicht ist es kein Zufall, dass dieser bescheidene Mann den Bayern den größten Erfolg aller Zeiten geschenkt hat: den Gewinn des Triple aus Meisterschaft, DFB-Pokal und Champions League 2013.

So oft wie Heynckes ist niemand Trainer bei Bayern München gewesen, er kam erstmals in den Jahren 1987 bis 1991, kurz 2009 als Retter in der Not, von 2011 bis 2013 und im Oktober 2017. Zwischen Heynckes und Uli Hoeneß war seit ihrer gemeinsamen Zeit als Nationalspieler Anfang der siebziger Jahre – zusammen wurden sie 1972 Europameister und 1974 Weltmeister – eine tiefe Freundschaft entstanden. Nach seiner aktiven Zeit als Spieler hatte Hoeneß seit 1979 seine Karriere als Manager des FC Bayern fortgesetzt. Als Hoeneß seinen Freund Heynckes 1991 entließ und damit Jupps erstes Engagement bei den Bayern beendete, sagte er diesen berühmten Satz, der ihn wohl ewig verfolgen wird: »Das war der größte Fehler meines Lebens.« 2011 trat Heynckes zum dritten Mal als Trainer an. Im Champions League-Finale 2012 verloren wir dann unglücklich durch Elfmeterschießen 3:4 gegen Chelsea. Heynckes hat aus irgendeinem Grund vor Hoeneß das Stadion verlassen – und Uli lief der Angstschweiß von der Stirn, weil er fürchtete, dass sein Trainer zurücktreten könnte. Schließlich erwischte er ihn mobil, ich stand dabei und kann mich noch genau an seine Worte erinnern: »Du wirfst auf keinen Fall hin, das untersage ich dir«, rief Uli mit hochrotem Kopf, »du bekommst jeden Spieler, den du willst. Aber du darfst mich nicht im Stich lassen.« Ein paar Wochen später stand der 40-Millionen-Mann Javier Martínez vor der Tür.

Einen der schönsten Momente mit Heynckes habe ich nach dem Gewinn des Triple erlebt, dem krönenden Abschluss von Jupps dritter Amtszeit als Bayern-Trainer. Es gab einen Fototermin mit der Mannschaft und dem DFL-Supercup-Pokal, der Meisterschale,

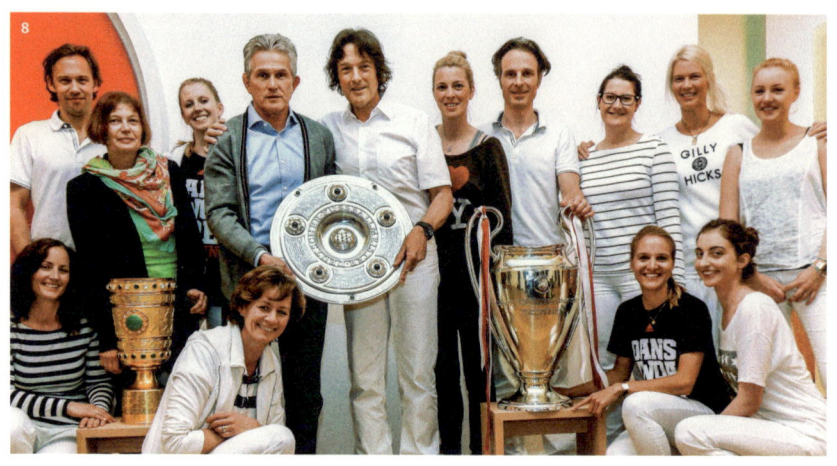

8 Unmittelbar nach dem DFB-Pokalfinale in Berlin 2013 überraschte Jupp Heynckes das gesamte Praxisteam, bedankte sich und präsentierte uns die Triple-Trophäen. Was für eine Geste!

dem DFB-Pokal und der Champions League-Trophäe. Jupp wollte mich unbedingt dabeihaben, weil er meinte, mein Beitrag zu den Triumphen sei sehr wichtig gewesen. Ich konnte aber meine Patienten für einen solchen Termin unmöglich im Stich lassen, also sagte ich ab. Eine Stunde nach dem Shooting klingelte es, und vor der Tür stand mein Freund Jupp Heynckes mit den Trophäen. Er wollte unbedingt, dass auch ich und alle meine Mitarbeiter in der Praxis zu unserem Triple-Foto kamen. Das war eine große Geste, die einfach so bezeichnend für ihn ist. Bis heute erinnere ich mich an diesen Tag voller Begeisterung und Dankbarkeit.

Nach der ersten Entlassung von Jupp Heynckes 1991 ging es mit den Bayern-Trainern holterdiepolter weiter. Es war ein ständiges Kommen und Gehen, Lerby, Ribbeck, Rehhagel, Trapattoni, und bestimmt habe ich da manchen vergessen. Einmal musste sogar Franz Beckenbauer als Retter in höchster Not einspringen – und gewann 1996 mit den Bayern prompt den UEFA-Pokal gegen Girondins Bordeaux mit Spielern wie Bixente Lizarazu, Zinédine Zidane und Christophe Dugarry.

Søren Lerby passte nicht zu uns, sein Engagement war ein Freundschaftsdienst von Hoeneß. Lerby hatte keine Trainerausbildung und war schlicht überfordert. Erich Ribbeck blieb leider erfolglos, Otto Rehhagel war der Beste für Bremen, aber nicht für Bayern. Und Giovanni Trapattoni ist uns allen eher wegen seiner legendären »Flasche-leer«-Pressekonferenz und nicht als Trainer in Erinnerung geblieben. Wenigstens litt meine Arbeit nicht unter diesen unruhigen Bedingungen. Ich machte einfach weiter, und alle ließen mich gewähren.

Ottmar Hitzfeld führte den FC Bayern wieder in die Erfolgsspur

Unter Ottmar Hitzfeld, der 1998 zum ersten Mal zu uns kam, erlebten wir unsere Wiederauferstehung. Hitzfeld hatte Borussia Dortmund mit seiner unaufgeregten, souveränen Art zu einer großen Mannschaft geformt, genau davon profitierten wir jetzt in München. Ich lernte ihn als außerordentlich klugen, gebildeten, korrekten, selbstsicheren Menschen kennen, der sich niemals provozieren ließ. Ich habe ihn nie aufgeregt, nie laut gesehen, sondern immer kontrolliert, analytisch, präzise – wie ein Mathematiker. Manchmal wurde er genau dafür in der Presse kritisiert. Fußball sei keine Mathematik und kein Schachspiel, hieß es dann. Hitzfeld hat sich aber auch angesichts solcher Kritik, die ihm ganz und gar nicht gefallen hat, beherrscht und sich nichts anmerken lassen.

Ottmar Hitzfeld wollte über die Verletzungen der Spieler immer genau informiert sein, und er akzeptierte meine Entscheidungen widerspruchslos – ich konnte mich sehr gut mit ihm austauschen. Besonders eindrucksvoll zeigte sich sein scharfer Verstand auf dem Trainingsplatz. Ich habe ihn als klar denkenden Trainer erlebt, der genau wusste, was er wollte, wie er seine Mannschaft aufzustellen hatte und welcher Spieler in welchem körperlichen Zustand war.

Denn er besitzt diese seltene Gabe, die Fitness einer Mannschaft exakt einschätzen zu können, ähnlich wie Lattek, Cramer oder Heynckes. Da genügte ein Blick, und schon erkannte er eine winzige Unregelmäßigkeit im Bewegungsablauf. Oft bat er mich dabei um meine Einschätzung und wollte wissen, ob man bei diesem oder jenem Spieler das Training schon intensivieren könne oder ob man noch vorsichtig sein solle. Und so gut wie immer folgte er meinen Ratschlägen. Andere Trainer treffen ihre Entscheidungen intuitiv oder impulsiv. Hitzfeld hätte das niemals getan, weil er bei aller Leidenschaft für den Fußball ein hochgradig rationaler Trainer ist.

Ich würde unser Verhältnis als sehr freundschaftlich bezeichnen, es war ein gutes Miteinander auf der Basis eines vollkommenen Vertrauens und einer großen Wertschätzung. Ottmar ist ja auch mein Patient gewesen und hat mich vielen seiner Bekannten empfohlen, was für mich immer ein gutes Zeichen ist. Ich habe ihn auch zu mir nach Hause eingeladen, was ich in meinen fast vier Jahrzehnten bei den Bayern sehr selten mit anderen Trainern getan habe. Doch bei Ottmar war es eine Ausnahme: Ich wollte ihm einfach meine Sympathie und Zuneigung zeigen.

Wir haben uns gegenseitig respektiert und vielleicht sogar noch ein bisschen mehr als das. Ich habe seine überragenden Fähigkeiten als Trainer bewundert, und er hielt große Stücke auf meine Medizin – aus einem ganz einfachen Grund: weil er begriffen hat, wie ich arbeite, weil er verstanden hat, wie ich als Sportarzt denke. Deswegen hat er es immer klaglos akzeptiert, wenn ich ihm mitteilen musste, dass ein Spieler noch nicht einsatzbereit sei, sondern ein paar Tage mehr Zeit brauche. Ottmar Hitzfeld hat nie gedrängt, nie gefeilscht, da gab es keine Diskussionen und noch nicht einmal Fragen. Bis heute klingt mir der Spruch von Ottmar in den Ohren, den er jedes Mal von sich gab, wenn ich ihm wieder einmal eine Schreckensmeldung durchgeben musste. Er sagte dann ganz gefasst:»Da kann man nichts machen.« Meine Entscheidung war unantastbar, weil Hitzfeld wusste, dass er sich auf mein Wissen und meine Erfahrung verlassen konnte.

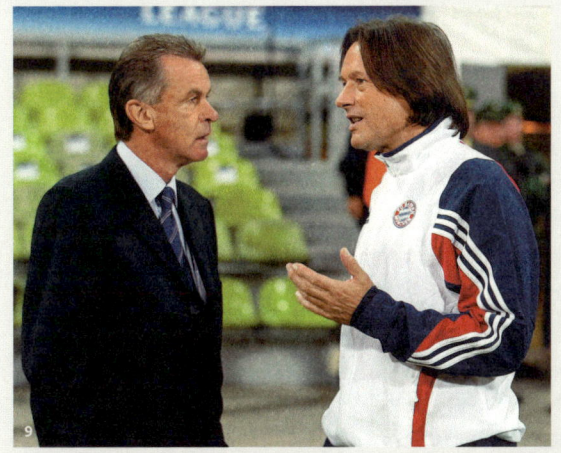

9 – 11 Mit den Trainern Ottmar Hitzfeld, Louis van Gaal und Jupp Heynckes gab es immer eine sehr intensive und vertrauensvolle Zusammenarbeit.

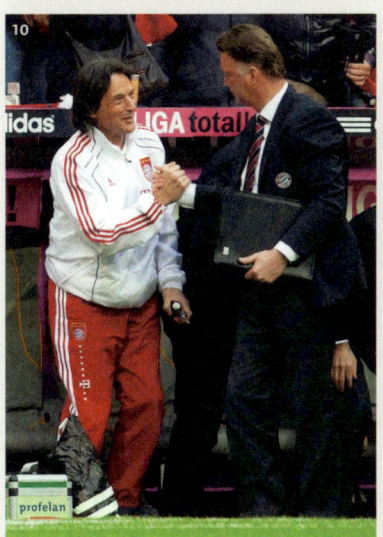

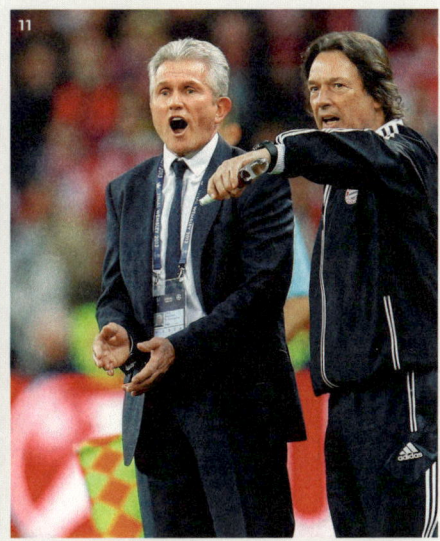

12 Ein seltenes Bild: die Meisterschale in meinen Händen, auf dem Balkon des Münchner Rathauses am 9. Mai 2010

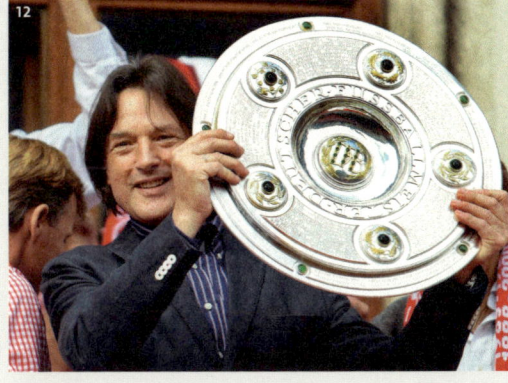

Mit Ottmar Hitzfeld haben wir Triumph und Tragödie erlebt, himmelhoch jauchzend und zu Tode betrübt. Unter seiner Führung wurde der FC Bayern fünfmal Deutscher Meister, dreimal Pokalsieger, gewann 2001 einmal die Champions League und den Weltpokal – und Hitzfeld wurde Europa- und Welttrainer. Der 26. Mai 1999 allerdings war für die Bayern ein schwarzer Tag. Sie verloren in Barcelona das Endspiel der Champions League gegen Manchester United auf so fürchterliche Weise: Zwei Tore in den allerletzten Atemzügen des Spiels drehten das Ergebnis von einem knappen, sicher geglaubten Sieg in eine bittere 2:1-Niederlage. Man kann sich gar nicht vorstellen, wie sehr die Mannschaft litt, wie groß ihre Niedergeschlagenheit war, es war schrecklich mit anzusehen.

Doch mit seinem unerschütterlichen Optimismus baute Ottmar Hitzfeld das Team wieder auf. In einem Interview hat er einmal offenbart, er schöpfe aus der Kraft des positiven Denkens und aus dem täglichen Gespräch mit Gott. Dank dieser Kraft gab er den Bayern das Selbstvertrauen zurück und wurde dafür reich belohnt: Zwei Jahre nach dem Desaster von Barcelona standen die Bayern 2001 wieder im Finale der Champions League, dieses Mal gegen den FC Valencia in Mailand – und gewannen im Elfmeterschießen, also in der größten, denkbaren Nervenschlacht. Hätte den Spielern an diesem Abend das Trauma von Barcelona noch in den Knochen gesteckt, hätten sie den Titel nicht gewonnen, davon bin ich fest überzeugt.

Ebenso wie Ottmar Hitzfeld 1999 zeigte auch Jupp Heynckes 2012 in der Niederlage wahre Größe. In einem Gedicht des englischen Schriftstellers Rudyard Kipling gibt es einen wunderbaren Vers, eine Aufforderung zur Charaktergröße, die nicht nur über dem Eingang der Tennisanlagen von Wimbledon steht, sondern auch die Persönlichkeiten beider Trainer exakt beschreibt:»If you can meet with Triumph and Disaster, and treat those two impostors just the same ...« – gemeint ist also, nur wer dem Triumph und der Niederlage auf dieselbe Art und Weise begegnet, ist ein Großer!

Ausgerechnet die Medizin war es, die meine Beziehung zu Louis van Gaal vom ersten Moment an bestimmen sollte. Denn ich lernte ihn 2009 zunächst als Patienten und dann erst als Trainer kennen. Gleich in seiner ersten Münchner Woche konnte er sich nicht mehr rühren, brauchte eine Behandlung, kam zu mir, und ich konnte ihm zum Glück helfen. Am nächsten Tag trat er vor die Mannschaft und sagte:»Wisst ihr eigentlich, was für einen Doktor ihr habt? Ich bin in Holland oft wegen meiner Probleme behandelt worden, doch nichts hat mir so geholfen wie seine Behandlung. Ich fühle mich blendend. Das ist unfassbar!«Von dieser Sekunde an herrschte zwischen uns großes Vertrauen.

Van Gaal war ein vorsichtiger Trainer, dem das Wohl der Spieler äußerst wichtig war. Er ist immer den sicheren Weg gegangen, hat nichts übereilt und nie auf einen verfrühten Einsatz gedrängt, sondern die Genesenen lieber erst einmal bei den Amateuren spielen lassen. Das hat mir imponiert, weil auch ich als Arzt so denke: Kein schneller Erfolg kann die langfristige Gesundheit aufwiegen. Manchmal legte van Gaal aber eine schon fast fanatische Diszipliniertheit an den Tag.

Einmal erschien ich bei einem Mannschaftsessen vor einem Freundschaftsspiel mit einem T-Shirt in der falschen Farbe. Der Trainer hatte Blau angeordnet, ich trug Rot, und die Miene des Trainers verfinsterte sich bedrohlich. Das muss man sich einmal vorstellen: die falsche Farbe beim Essen vor einem Freundschaftsspiel! Louis van Gaal kannte da aber kein Pardon. Ich saß am Trainertisch immer ihm gegenüber – und hatte noch nicht einmal Platz genommen, da hatte ich schon begriffen, dass ich besser aufs Zimmer gehen sollte, um das Shirt zu wechseln.

Mehr als seine Diszipliniertheit imponierte mir die Kompromisslosigkeit, mit der van Gaal sein Engagement bei den Bayern betrieb. So ordnete er an, dass in der Kabine und auf dem Trainingsplatz immer Deutsch gesprochen werden musste. Das galt sogar für seinen niederländischen Trainerstab. Ganz davon abgesehen, ist van Gaal auch ein glänzender Trainer. Das wird meiner Meinung nach nicht angemessen gewürdigt. Er hat David Alaba, Holger Badstuber und Thomas Müller in die erste Mannschaft gebracht und die geniale Idee gehabt, Bastian Schweinsteiger auf der Sechs spielen zu lassen. Doch er ist auch ein Leader, der sich von niemandem etwas sagen lässt – noch nicht einmal von der Klublegende Uli Hoeneß, der mindestens ein genauso großes Alphatier ist. Dass das nicht lange gutgehen würde, war absehbar.

Über einen Trainer möchte ich gerne noch berichten: Jürgen Klinsmann. Als er 2008 die Bayern übernahm, bekamen wir neue Mitstreiter, mit denen wir beim besten Willen nicht gerechnet hatten: Der ihn beratende Innenarchitekt hatte eine größere Anzahl von Buddha-Statuen in dem renovierten und erweiterten Spielertrakt aufgestellt. Die Figuren sorgten für viel Aufsehen und noch mehr Gerede – und nach vierzehn Tagen ließ sie Klinsmann wieder entfernen. Nach dem Sommermärchen 2006 mit der Nationalmannschaft war Jürgen mit riesigen Vorschusslorbeeren nach München gekommen und scheiterte schon nach wenigen Monaten an seinem Misstrauen allem und jedem gegenüber. Dass er auch vieles zum Guten verändert hat, vor allem in der Fitnessabteilung, wird darüber gerne vergessen.

Klinsmanns Misstrauen galt eines Tages auch mir. Miroslav Klose verletzte sich in Bochum am Sprunggelenk. Ich war nicht bei diesem Spiel dabei, und mein Vertreter meinte zu Miro: Alles halb so wild, am nächsten Samstag könne er wieder spielen. Klose, der alte Fuchs, wurde misstrauisch, rief mich an und bat mich, ihn zu untersuchen. Um elf Uhr nachts lag er auf der Liege in meiner Praxis – nicht etwa mit einer Lappalie, sondern mit einem gerissenen Band, das zwingend operiert werden musste. Eine solche Verletzung ist nicht leicht festzustellen. Denn es handelt sich um ein sehr kleines Band, das sich über eine Sehne spannt, damit dieses nicht aus dem sogenannten Sehnenlager herausschnurrt. Sehnen machen manchmal im Körper Umwege, werden deswegen in solchen Lagern wie in einem Kanal fixiert – und eine solche Fixierung war gerissen.

Ich informierte sofort Uli Hoeneß und Jürgen Klinsmann darüber, dass ich Miro Klose schon am nächsten Tag zu unserem besten Fußspezialisten in die Schweiz schicken wollte. Doch der Trainer argwöhnte später, dass ich ihm schaden wolle und Klose gar nicht operiert werden müsse. Es gebe Leute im Internet, die sagten, dass eine solche Verletzung keine Operation erfordere, meinte Klinsmann. Am nächsten Morgen ließ ich sicherheitshalber eine Kernspinuntersuchung durchführen und fuhr mit den Bildern zur Säbener Straße. Ich zeigte sie Jürgen, dem danach nichts anderes übrigblieb, als mir recht zu geben. Doch sein Misstrauen hat diese Episode nicht etwa gelindert, sondern nur noch verstärkt.

Jürgen Klinsmanns Zeit bei uns war nach nicht einmal einem Jahr zu Ende. Irgendwann ging es einfach nicht mehr. Das wurde allen Verantwortlichen klar, nicht nur wegen der schlechten Ergebnisse – 0:4 gegen den FC Barcelona, 1:5 gegen VfL Wolfsburg –, sondern auch wegen all der Verwerfungen in Verein und Mannschaft. Schon im Spätherbst rief ich Franz Beckenbauer, der damals noch Präsident war, an:»Franz, ich kann so nicht weiterarbeiten, nicht in diesem Klima, ich werfe hin, wenn es so weitergeht.« Franz verstand mich, Uli auch, der mir allerdings dringend nahelegte, unter keinen Umständen aufzuhören. Ich solle bis zum Saisonende durchhalten, danach sähen wir weiter. Doch dann ging alles ganz schnell: Am 27. April 2009 rief mich Uli Hoeneß um acht Uhr morgens an, um mir mitzuteilen, dass er heute Jürgen Klinsmann entlassen werde und Jupp Heynckes als Retter in höchster Not engagiert habe. Der Wunsch der beiden war, dass ich wieder auf die Bayern-Bank zurückkehren solle. Jupp brachte uns dann mit seiner ganzen Souveränität und Könnerschaft noch auf einen Champions League-Platz.

In der nächsten Saison kam Louis van Gaal, 2011 durfte Jupp Heynckes noch einmal das Ruder übernehmen, bis schließlich am 16. Januar 2013 die Nachricht verkündet wurde, die meinem Leben bei Bayern München eine so dramatische Wendung geben sollte: die Nachricht, dass Pep Guardiola neuer Trainer werden würde.

Ottmar Hitzfeld
»Er kann unglaubliches Vertrauen schenken, nur durch seine Stimme«

Ich kann es nicht anders sagen: Mull und ich haben uns immer blind verstanden. Wir konnten uns während unserer gemeinsamen Zeit bei Bayern München vollkommen aufeinander verlassen. Und immer hat jeder die Kompetenz des anderen respektiert. Ich wollte nie mit ihm über Verletzungen diskutieren, weil ich ja Trainer bin und kein Arzt. Ich kann mir nicht anmaßen, über Verletzungen zu urteilen. Es gibt viele Trainer, die denken, sie seien Mediziner, und sie wollen dann Verletzungen erforschen, um eine eigene Diagnose zu stellen. Doch das ist Unfug.

Am meisten schätze ich an Mull die unglaubliche Souveränität, die er ausstrahlt. Man kann gar nicht anders, als ihn zu mögen und ihm zu vertrauen, und man erfährt von ihm unglaublichen Respekt. Das gelingt nur einem überragenden Charakter, wie Mull einer ist.

Ich selbst war wegen meiner Rückenprobleme jahrelang Patient bei ihm. Wir konnten uns immer mit wenigen Worten verständigen, ich musste ihm nichts erklären. Er konnte fühlen, wie es mir ging, sich in meine Situation hineinfühlen. Denn er spürt den Menschen. Das hat mir an ihm immer unglaublich gut gefallen, dieses Mitfühlen, diese Identifikation mit den Patienten.

Das Geniale an Mull ist, wie er mit den Fingern über die Muskulatur gleitet. Man weiß genau, jetzt spürt er es, jetzt hat er das Problem gefunden, ohne dass man selbst ein Wort sagen muss. Man liegt einfach nur da und vertraut ihm blind, weil man weiß, dass er nur dank seiner Finger die richtige Diagnose stellt. Das ist seine große Kunst: Wie ein GPS führen ihn seine Finger ans Ziel.

Außerdem ist er ein großer Motivator. Mit wenigen Worten kann er einen aufrichten: Wenn ich als Trainer mal wieder enorm unter Druck stand und er sagte dann: »Mach dir keine Sorgen, das wird dir auch diesmal wieder gelingen« – das hat mir sehr gutgetan, hat mir sehr geholfen. So eine Wertschätzung! Mit wenigen Worten kann er einem ein unglaubliches Vertrauen schenken, nur durch seine Stimme, nur durch sein Auftreten.

Eine Geschichte ist mir noch wichtig, wo Mull als Mediziner Überragendes geleistet hat: Auf dem Weg zum Champions League-Sieg in Mailand 2001 musste Giovane Élber etwa zehn Tage vor dem Halbfinalhinspiel in Madrid am linken Knie operiert werden – auf dringendes Anraten von Mull, weil sonst ein Risiko bestanden hätte, dass er länger ausfällt. Wie durch ein Wunder spielte Giovane dann in Madrid und schoss das alles entscheidende Tor mit links! Mull hat einen so hohen Anteil am Gewinn der Champions League. Dass Giovane überhaupt auf dem Platz stand, war ja für die gesamte Mannschaft so enorm wichtig, und ohne Mull wäre das nicht möglich gewesen!

Umso mehr hat mich die Nachricht von Mulls Rücktritt bei den Bayern schockiert. Ich konnte es erst gar nicht glauben, als ich es las, aber mir war klar, dass etwas Gravierendes passiert sein musste. Als ich dann gehört habe, dass er vor der Mannschaft beschimpft und beleidigt worden war – das ist eine Situation, die man nicht einmal seinem schlimmsten Feind wünscht. Und dass das über Jahre gewachsene Vertrauensverhältnis und die Verlässlichkeit von Mull in Zweifel gezogen wurden, das hat auch mich tief verletzt. Mull musste einfach zurücktreten, es ging um sein Ehrgefühl und um die eigene Würde.

Wenn Uli Hoeneß zu der Zeit im Verein gewesen wäre, wäre das sicherlich nicht passiert, Uli hat ein feines Gespür und hätte versucht, Pep Guardiola aufzuklären, welche Bedeutung Mull für den Verein hat.

Ottmar Hitzfeld

Zwei Ikonen –
ein Segen für den Fußball
Uli Hoeneß und Franz Beckenbauer

Uli Hoeneß hat alles von mir gefordert – und ich habe
alles gegeben. Dabei sind wir nicht immer einer Meinung
gewesen, haben aber stets zu einem guten Ergebnis
gefunden. Franz Beckenbauer habe ich schon immer
bewundert – als Spieler, als Trainer und als Mensch.
Mit beiden verbindet mich eine wunderbare Freundschaft.

Die Freundschaften, die ich über die Jahre geschlossen habe, zählen für mich mehr als all die Titel und Triumphe. Uli Hoeneß ist mir bei den Bayern näher als jeder andere. Als ich in München anfing, war Uli noch Stammspieler, hatte aber schon ernste Probleme mit seinem rechten Kniegelenk. In der Saison 1978/79 verlor er seinen Stammplatz, ließ sich zum 1. FC Nürnberg ausleihen und hatte dann ein Angebot vom Hamburger SV. Zuerst wollten die Hamburger aber eine arthroskopische Untersuchung durchführen, um das Innere des Gelenkes genauestens zu untersuchen. Das ließ Uli nicht zu. Er weigerte sich vehement und beendete lieber mit 27 Jahren seine aktive Karriere, die so kurz wie glanzvoll gewesen war: deutscher Meister, Europameister, Weltmeister, Weltpokalsieger, dreifacher Gewinner des Landesmeisterpokals – mehr geht nicht im Fußball.

Die Ära des damaligen Managers Robert Schwan neigte sich ebenfalls dem Ende zu. Präsident Neudecker musste einen adäquaten Ersatz finden – und nicht lange suchen. Denn er hatte die Cleverness von Uli Hoeneß längst erkannt, der neben der Schule in der Ulmer Metzgerei seiner Familie mitgearbeitet hatte und sich deswegen mit Finanzen auskannte, und kürte ihn mit Weitsicht zum jüngsten Bundesliga-Manager aller Zeiten. Uli sollte es dem Verein spektakulär danken. Er wurde ins kalte Wasser geworfen, übernahm einen Klub mit zwölf Millionen Mark Jahresumsatz und sieben Millionen Mark Schulden und schaffte es in den folgenden vier Jahrzehnten, aus dem FC Bayern München ein hochprofitables und kerngesundes Unternehmen mit einer Bilanzsumme von mehr als einer halben Milliarde Euro zu machen.

In den Anfangsjahren war es noch möglich, dass sich der Manager gleichermaßen ums Geld und um die Mannschaft kümmerte. Uli führte die Bücher, fand aber auch immer Zeit, mit jedem verletzten Spieler in meine Praxis zu kommen. So war er vom ersten Tag an viel mehr als ein nüchterner Zahlenmensch, als der Herr über Konten und Transfers. Uli war der Verein, er war seine Seele – kümmerte sich um jeden Mitarbeiter, jeden Spieler, die Familien – einfach um alle. Und spätestens nachdem er im Februar 1982 als einziger Passagier einen Flugzeugabsturz überlebt hatte, konnte er sich ohnehin aller Sympathien sicher sein: Er befand sich in einer kleinen Propellermaschine mit drei Freunden auf dem Weg zu einem Länderspiel nach Hannover, als das Flugzeug kurz vor der Landung abstürzte. Uli wurde herausgeschleudert, erlitt Knochenbrüche und eine Gehirnerschütterung, doch er war am Leben – im Gegensatz zu seinen Freunden, die keine Chance hatten.

Zu Beginn seiner Managertätigkeit stand es um die Finanzen der Bayern so schlecht, dass Uli nur eine Rettung sah: Sein Ziel war es, die Zahl der Mitglieder drastisch zu erhöhen, um mit den Beiträgen den Verein zu sanieren. »10 000 Mitglieder«, erklärte er mir, »müssten zu schaffen sein.« Das war das ehrgeizige Ziel, fünfmal mehr als bis dahin. Und es gelang ihm tatsächlich. Im 1. Halbjahr 2017 waren es 284 000 Mitglieder.

Heute kann man sich kaum noch vorstellen, dass Bayern München damals trotz der Erfolge, trotz der Titel und der berühmten Spieler tiefrote Zahlen schrieb. Uli Hoeneß hat das von Grund auf geändert. Er hat den Verein in höchstem Maße professionalisiert und schon so früh und so konsequent wie kein anderer Manager in der Bundesliga das Merchandising vorangetrieben. In unseren Tagen ist das alles selbstverständlich. Doch wer – so wie ich – Uli Hoeneß all die Jahre bei den Bayern begleitet und beobachtet hat, der weiß, wie lange und beschwerlich der Weg dorthin war. Und der weiß, wie unermesslich viel der Verein ihm verdankt. Seine Kritiker, die ihm einen Ausverkauf des Fußballs an den Mammon vorgeworfen haben, sind für mich nichts als Heuchler. Uli hat ganz einfach als Erster erkannt, dass der Fußball nur eine Zukunft haben kann: die Professionalisierung.

Uli ist ein Freund geworden in all den Jahren. Es ist eine Freundschaft, die auf einem festen Fundament steht: auf dem Vertrauen

1 – 4 Uli Hoeneß war in den 1970er Jahren der schnellste Fußballer Europas und hatte eine außergewöhnliche Schusstechnik. 1979 wurde er mit 27 Jahren der jüngste Manager in der Bundesliga.

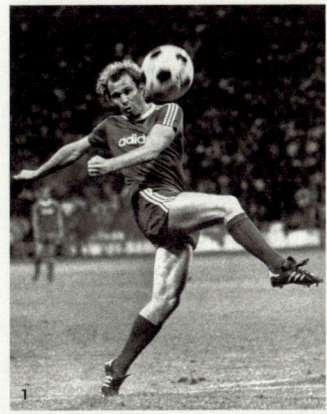
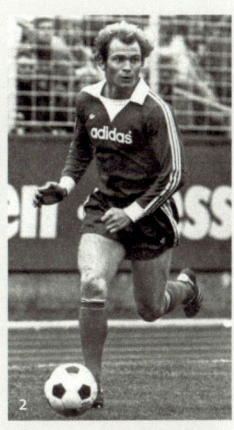

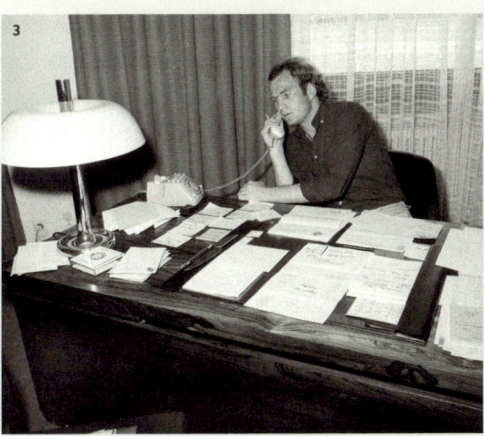
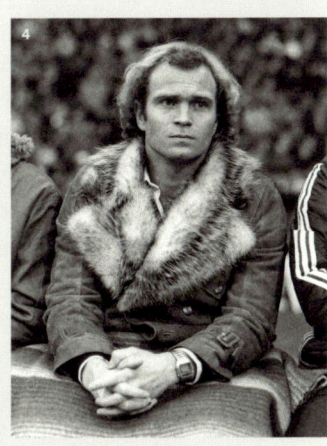

5 Bei der Praxiseröffnung am Alten Hof, Mai 2008. Uli war einer der Ersten, die mir gratuliert haben.

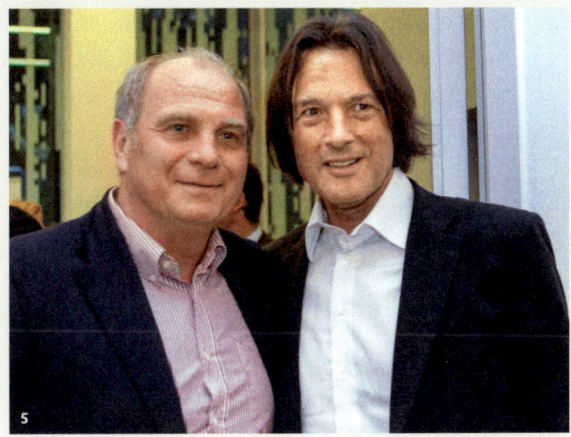

und der Loyalität, die wir uns gegenseitig immer entgegengebracht haben. Uli hat mich nie enttäuscht. Ich bin ein Mensch, der immer um Qualität bemüht ist und stets den allerhöchsten Anspruch an sich selbst stellt. Ich lasse mich nicht beeinflussen und schon gar nicht manipulieren. Ich mache keine Kompromisse, gebe 100 Prozent und sage niemals nein, wenn ich gebraucht werde. Uli ist genauso. Wir sonnen uns nicht im Glanz des FC Bayern München. Wir dienen dem Verein und versuchen dafür zu sorgen, dass er glänzt.

Aus der Unschärfe der Distanz mag es manchmal so aussehen, als herrsche Hoeneß als autoritärer Präsident über den Verein. Dieser Eindruck ist völlig falsch. Uli ist viel eher wie ein fürsorglicher Vater. Er hat sich stets mit größter Hingabe selbst um das kleinste Detail gekümmert. Er achtet darauf, dass die Spieler gut betreut werden, die medizinische Abteilung exzellent ausgestattet ist und so trainiert wird, wie es für die Mannschaft am besten ist. Wenn er das Gefühl hat, dass etwa schiefläuft, zögert er keine Sekunde, den Trainern das klarzumachen. Selbst ein erfahrener Profi wie Carlo Ancelotti hat das am eigenen Leib erfahren. Uli sagte ihm, dass er das Training forcieren und die Spieler stärker fordern müsse. Doch er sagte es nicht mit der Dünkelhaftigkeit eines allmächtigen Präsidenten, sondern aus echter, tiefer Sorge um den Verein. Und genau so hat es Ancelotti auch verstanden. Danach sind die beiden zusammen essen gegangen und haben sich wunderbar verstanden. Dennoch wurde Ancelotti im Oktober 2017 nach der 3:0-Niederlage im Champions League-Spiel gegen Paris Saint-Germain entlassen.

Uli Hoeneß hat mich 38 Jahre lang gefordert und gefördert

Uli Hoeneß und ich sind keineswegs immer einer Meinung gewesen. Aber wir haben uns jedes Mal zusammengerauft, die Sache ausdiskutiert und schließlich ein gutes Ergebnis gefunden. Zu einem handfesten Streit ist es deswegen kein einziges Mal in all den Jahren gekommen. Uli ist eine starke Persönlichkeit, und oft konnte er mich mit seinen Argumenten überzeugen. Wenn jemand die besseren Gründe hat, dann bin ich der Letzte, der auf seiner Position beharrt, dann gebe ich dem anderen leichten Herzens recht. Zumal es auch bei unseren Meinungsverschiedenheiten nie um Eitelkeiten ging, sondern immer um das Wohl des Vereins. Bei den entscheidenden Fragen waren wir allerdings meist einer Meinung: bei den Trainingsmethoden, bei der Einschätzung von Verletzungen oder beim Umgang mit Spielern. Uli hat niemals Druck auf mich ausgeübt wegen des Einsatzes eines noch nicht auskurierten Spielers.

Das Einzige, was ich bedauere, ist unser notorischer Zeitmangel. Wir waren und sind beide derart eingespannt, dass wir uns privat nicht so oft treffen konnten, wie ich mir das gewünscht hätte. Natürlich haben wir uns regelmäßig gesehen, gemeinsam gegessen oder gefeiert – aber eben nicht oft genug, weil man mit guten Freunden gar nicht genug Zeit verbringen kann.

Uli hat in diesen 38 Jahren von mir alles gefordert. Und ich habe alles gegeben. Mehr als einmal habe ich mich – vor allem in den ersten Jahren der Zusammenarbeit – auf den Urlaub in Südfrankreich gefreut, 14 Tage mit Frau und Kindern nach Monaten der Höchstbelastung mit kaum einer freien Minute. Und nach ein paar Tagen hat zuverlässig Uli angerufen und gesagt, ich müsse sofort kommen, es gebe einen Verletzten, der Verein brauche mich dringend. Da gab es keine Widerrede. Ich hatte nämlich in den ersten Jahren noch keine versierten Praxiskollegen zur Seite, sondern lediglich eine Praxisvertretung. Das Argument, dass ich ein paar Tage in Ruhe mit der

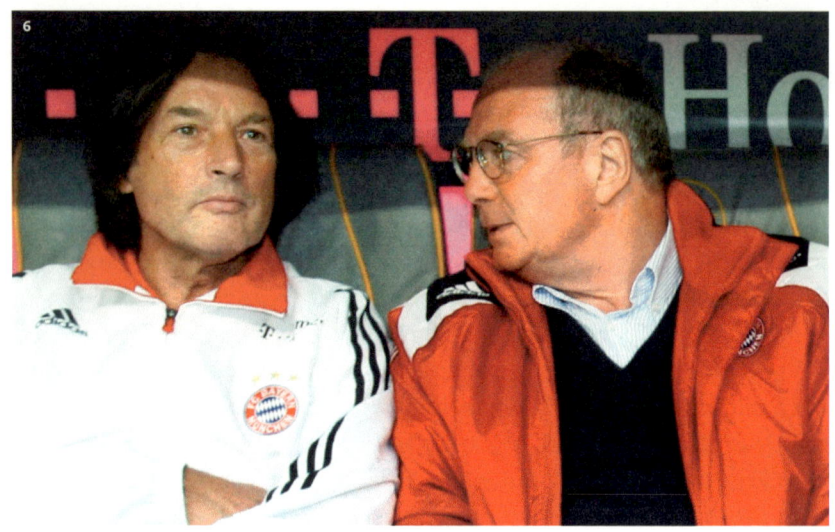

6 Es wurde keine Gelegenheit ausgelassen, sich mit Uli intensiv auszutauschen. Auch auf der Bank während des Spiels, 2007.

Familie verbringen wollte, zählte für ihn nicht. Also habe ich die nächste Maschine genommen und bin für ein paar Stunden nach München geflogen, um einen Spieler zu behandeln. Kaum war ich zurück in Frankreich, begann das Spiel von neuem: Drei Tage später der nächste Verletzte, der nächste Anruf, der nächste Flug. Dass meine Familie in solchen Situationen meine Abwesenheit akzeptierte, erscheint mir bis heute wie ein Wunder.

Einmal wollte ich Uli ein Schnippchen schlagen, flog mit Frau und Kindern nach Antigua in der Karibik und »versteckte« mich in einem abgelegenen Hotel an einem einsamen Strand. Niemand sollte etwas von dieser Reise wissen, geschweige denn von der Adresse des Hotels, das war fast schon eine Geheimdienstoperation à la John le Carré. Wir kamen glücklich auf Antigua an, wähnten uns in Sicherheit – bis zum Anruf von Boris Becker. Er stand kurz vor den US-Open in Flushing Meadows. »Mull, du musst kommen, sonst kann ich nicht spielen.« Also sagte ich zu meiner Frau:»Ich mache das, ich fliege – und morgen bin ich wieder zurück. Dann genießen wir die Ruhe und das Meer.« Gesagt, getan, ich flog kurzerhand nach New York, behandelte Boris und kehrte frohen Mutes zurück. Genau drei Tage blieb es ruhig – dann raschelte es eines Nachts verdächtig unter der Tür. Ich dachte zuerst an ein tropisches Tier, sah dann aber ein Fax, das unter der Tür durchgeschoben worden war. Uli Hoeneß hatte herausbekommen, wo wir waren, weiß der Teufel, wie ihm das gelungen war. Ein wichtiger Leistungsträger hatte sich verletzt, ausgerechnet vor einem Schlüsselspiel gegen den 1. FC Köln – Christoph Daum war damals der Kölner Trainer, da schlugen die Wogen immer haushoch –, und ohne ihn nach Köln fahren zu müssen war undenkbar. So endet unser gemeinsamer Karibik-Urlaub nach vier Tagen.

Ich habe niemals nein gesagt, weil ich immer die Prioritäten kannte – selbst als ich einmal mit meinem Sohn Kilian zum Snowboardfahren in Amerika war, ganz kurz nur, von Donnerstag bis Sonntag. Wir flogen nach Denver in Colorado und fuhren dann hinauf in die Rocky Mountains nach Vail. Dort hat Richard Steadman seine Klinik. Ich kannte ihn gut und mittlerweile war eine echte Freundschaft zwischen uns entstanden. Ich hatte immer wieder Patienten zu ihm geschickt, und wir wollten auch diesmal wieder bei einer seiner Operationen zuschauen. Das sehe ich als eine für mich wichtige Weiterbildung an. Für den Samstag hatte Steadmans Frau ein großes Abendessen mit allen Ärzten der Klinik zu meinen Ehren vorbereitet. Ich war unglaublich gerührt und freute mich sehr auf diesen Abend – der große Richard Steadman ehrt mich vor all seinen Chefärzten und Oberärzten in dieser Form, unfassbar!

Am Samstagvormittag hatten Kilian und ich gerade die Snowboardkleidung angezogen, da klingelte das Telefon und ich hob nichtsahnend ab. Uli Hoeneß war dran:»Mull, wir brauchen dich, du musst sofort kommen.« Ich antwortete:»Uli, wir wollten morgen sowieso zurückfliegen, und heute Abend sind wir zum Dinner bei den Steadmans, auf diese paar Stunden kommt es doch nun wirklich nicht an.« Doch Hoeneß blieb hart:»Nein, wir brauchen dich so schnell wie möglich, am besten heute noch.«

Ich machte mich also auf den Weg. Doch plötzlich fing es an, zu stürmen und zu schneien. Die Autobahn nach Denver war dicht, nichts ging mehr, also hielt ich dem Taxifahrer kurzerhand hundert Dollar hin und sagte: »Fahr wie der Teufel, ich muss den Flieger schaffen, unter allen Umständen.« Das Taxi hoppelte über das Gras des Grünstreifens neben der Autobahn, dass es nur so wackelte – Szenen wie in einem Actionfilm. Der Fahrer legte einen Höllenritt hin, wir kamen am Flughafen an, der Schalter war schon geschlossen, da war nur eine letzte Person, um die Abschlussarbeiten zu erledigen. Ich flehte sie an, mich doch noch mitzunehmen, und sie erbarmte sich tatsächlich. Am nächsten Morgen war ich in München. Und was sagte Uli, als ich plötzlich vor ihm stand? Gar nichts. Denn so etwas ist für ihn selbstverständlich.

Diese Notfalleinsätze sind ja immer gerechtfertigt gewesen. Ich stand nie in München und dachte: Für diese Lappalie musste ich jetzt einen Tag früher kommen? Uli hat nie Spielchen mit mir getrieben, er will immer die bestmögliche medizinische Behandlung, und er vertraut mir in sporttraumatologischen Dingen – so habe ich den Eindruck – blind.

Die Kehrseite von Ulis bedingungsloser Hingabe an den FC Bayern München sind sein aufbrausendes Temperament und die Kompromisslosigkeit seines Denkens.

Für mich aber zählt der einzigartige Mensch Uli Hoeneß.

Meine Familie hat meine Hingabe für den FC Bayern München vier Jahrzehnte lang mitgetragen, ohne Murren, ohne Vorwürfe. Dafür schulde ich ihr allergrößten Dank. Meine Frau Karin hat viele Male zu mir gesagt: »Wenn ich dir das nehme, brichst du ein, dann verkümmerst du, und was habe ich dann noch von dir?« Sie weiß, wie ich bin und dass ich nicht anders kann.

Neben der Praxis und dem Fußball blieb uns nur wenig Zeit für private Unternehmungen, für Theaterbesuche, Ausstellungen, Konzerte, Opernbesuche. Wobei ich gestehen muss, dass ich auch schon öfter in meinem Sessel eingeschlafen bin. Wenn der Tag besonders hart war, dauerte es, auch wenn ich dagegen ankämpfte, nicht lange, bis es so weit war – ganz gleich, wie virtuos da vorne gespielt, gesungen, getanzt wurde. Dann bekam ich einen zärtlichen Rempler von meiner Frau, was allerdings nicht immer half. Ich konnte dann am Ende gar nicht fassen, wie schnell das Konzert vorübergegangen war. Meine Frau ärgert sich nicht, schämt sich nicht, verurteilt auch nicht den Fußball, sondern nimmt es mit einem Seufzen hin. Ich aber habe ein schlechtes Gewissen gegenüber den Künstlern, denen ich nicht die gebührende Aufmerksamkeit geschenkt habe.

Apropos Künstler: Ich schätze mich sehr glücklich, dass ich den größten Künstler, den der deutsche Fußball jemals hervorgebracht hat, zu meinen Freunden zählen darf. Mit Franz Beckenbauer verbindet mich eine wunderbare Freundschaft und die Herzlichkeit ist genauso groß wie mit Uli Hoeneß. Franz ist für mich ein Genie mit überdurchschnittlicher Begabung, wie sie das Schicksal extrem selten schenkt. Zur damaligen Zeit gehörte er neben Pelé und Johan Cruyff zum unerreichten Dreigestirn am Fußballhimmel. Ich habe ihn schon bewundert, bevor ich zu Bayern München kam. Wie er als Neunzehnjähriger bei der Weltmeisterschaft 1966 in England spielte, damals noch im Mittelfeld, das war von einer solch unfassbaren Eleganz und Leichtigkeit, wie ich es noch nie zuvor gesehen hatte. Ich erinnere mich, als sei es gestern gewesen, an einen weiten Abschlag des deutschen Torwarts, 50 Meter flog der Ball durch die Luft. Franz stoppte ihn so traumwandlerisch sicher, dass er nicht einen Millimeter versprang, ganz so, als gäbe es einen magischen Magnetismus in seinem Fuß – und 80 000 Menschen im Wembley-Stadion hielten den Atem an, weil sie nicht glauben konnten, was sie gerade gesehen hatten.

Franz Beckenbauer hat meinem Leben gleich zweimal eine entscheidende Wendung gegeben. Denn er war es, der mir volle Rückendeckung verschaffte, als ich 1977 zu Bayern München kam.

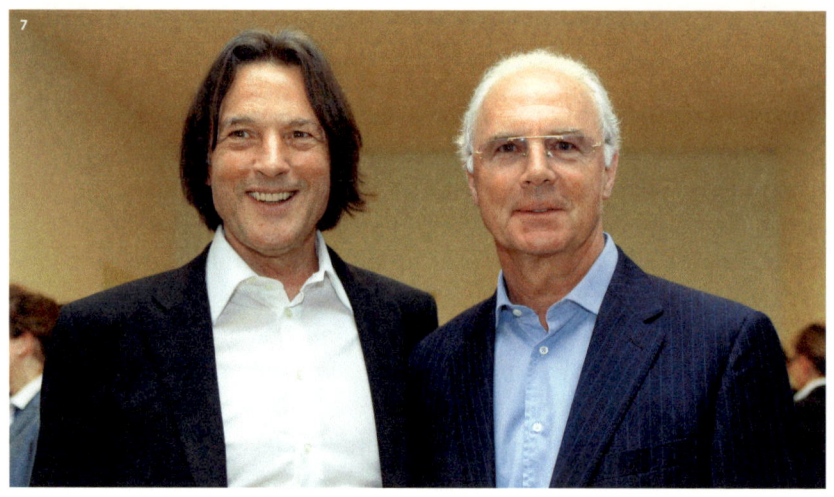

7 Besondere Freude für mich im August 2012: Franz hat es doch geschafft, zur Feier zu meinem 70. Geburtstag zu kommen.

Und als er mich dann Ende der achtziger Jahre zur deutschen Nationalmannschaft rief, wiederholte sich das Spiel: wieder volles Vertrauen, wieder hundert Prozent Sicherheit, wieder totale Harmonie. Zum offiziellen Mannschaftsarzt wurde ich zwar erst später unter Berti Vogts ernannt, doch Franz wollte unter keinen Umständen auf meine Dienste verzichten und ließ mich immer wieder zu den Trainingslagern und großen Turnieren einfliegen. Wir waren damals die besten Kumpels, die man sich vorstellen kann. Und wenn man einmal eine solch verschworene Gemeinschaft gebildet hat, legt man damit das Fundament für eine Freundschaft, die ein Leben lang hält.

Es ist kein Zufall, dass Franz den Beinamen »der Kaiser« bekommen hat. Ein Kaiser ist eine gravitätische, unangreifbare Erscheinung, die personifizierte Noblesse und Erhabenheit.

Doch Franz, dieser vielleicht größte Fußballästhet aller Zeiten, dieser Gentleman auf dem Rasen und außerhalb des Spielfelds, konnte auch ganz anders sein. Mehr als einmal habe ich erlebt, wie er als Trainer getobt hat, voller Wut, weil die Dinge nicht so liefen, wie er es sich vorstellte. Niemals aber ging es dabei um

Persönliches, sondern immer um die Mannschaft und das Ziel. Franz ist ein wahnsinnig ehrgeiziger Mensch. Und niemand soll glauben, der Weltmeisterschaftstitel von 1990 sei ihm in den Schoß gefallen. Da ging es richtig zur Sache hinter verschlossenen Türen. Jeder kennt das Bild nach dem Schlusspfiff des Finales in Rom. Franz geht mit langsamen Schritten in den Mittelkreis, mit gesenktem Kopf, ganz allein, ganz still den Triumph genießend, ganz so, als gäbe es für ihn jetzt nichts anderes als diesen Moment. Vielleicht sagt dieses Bild mehr über ihn aus als tausend Worte: Er ist keiner, der sich in das Getümmel der Siegesfeier stürzt. Er ist anders als alle anderen. Er ist eben Franz Beckenbauer.

Er ist eine Ikone, ein Weltstar – und nichts davon ist zu spüren, wenn wir uns treffen. Wir begegnen uns als alte vertraute Freunde. Wenn er bei mir in der Praxis ist, geht er nonchalant in die Küche, um sich einen Kaffee zu holen, und er behandelt alle mit großer Freundlichkeit. Für ein Späßchen ist er immer zu haben, er macht seine Scherze mit den Mitarbeiterinnen der Praxis, bedankt sich überschwänglich und geht nie, ohne ihnen ein großzügiges Geschenk in das Sparschwein hinter der Rezeption zu stecken.

Ich weiß gar nicht, wie oft mir Franz seine Hilfe angeboten hat, in allen Lebenslagen, obwohl er ein Mensch ist, der dauernd von allen Seiten um Hilfe gebeten wird. Ich glaube, dass Franz und ich ein großes Glück teilen: Wir haben beide wunderbare Familien, die uns viel Kraft geben und uns immer geerdet haben. Ohne seine Familie wäre Franz bestimmt nicht ein so normaler Mensch geblieben – und selbst nicht ein so glühender Familienmensch geworden. Franz hat seine Mutter über alles geliebt, so wie ich meine Mutter lebenslang verehrt habe. Sie war eine herzensgute Frau und hatte eine kleine Wohnung in der Nähe des Olympiastadions. Nach den Spielen ist er oft zu ihr gefahren, selbst zu Zeiten, als er schon ein Weltstar war. Nach dem Abpfiff gab es für Franz nur einen Weg: nicht in die Nobeldiskothek, nicht zur VIP-Party, sondern zu seiner Mutter.

Franz redet nicht gern darüber, was er für andere tut, deswegen weiß es auch kaum jemand. Er hat eine Stiftung, die Menschen in Not hilft, ganz unkompliziert. Ich habe einmal erlebt, wie er einem mir gut bekannten Menschen in Not unbürokratisch half: Es handelte sich um einen ehemaligen Seefahrer und Sänger mit einer großartigen Stimme, der mit seiner Gitarre das Münchner Publikum in den einschlägigen Kneipen begeistert hatte. Im Alter aber war er mittellos und hauste in einem Wohnwagen. In dieser Situation passierte ihm ein Unfall. Der Wohnwagen war nur noch Schrott – und als ich Franz davon erzählte, war er sofort zur Stelle. Ohne mit der Wimper zu zucken, ohne Fragen zu stellen, ja sogar ohne ein Dankeschön zu erwarten, bezahlte er einen neuen Wohnwagen. So ist Franz.

Franz Beckenbauer hat bestimmt mehr für den deutschen Fußball getan als jeder andere in diesem Land – das sollte man nicht vergessen. Ich habe ihn als Spieler, als Trainer und als Präsidenten des FC Bayern erlebt, ebenso als Trainer der deutschen Nationalmannschaft, und ich habe in ihm immer einen außergewöhnlichen Menschen gesehen, der mit Ernsthaftigkeit und einer beispiellosen Hingabe agiert.

Jupp Heynckes
»Wir beide stehen uns nah, weil wir gemeinsame Werte teilen«

Wenn ich danach gefragt werde, wo der Schlüssel zu meinen Erfolgen liegt, dann sage ich jedes Mal aufs Neue, dass Erfolg von vielen Faktoren abhängt. In meinen Jahren als Aktiver und später als Trainer waren wir immer dann erfolgreich, wenn das Vertrauen und der Zusammenhalt groß waren. Auch wenn dies nicht der alleinige und ultimative Schlüssel ist, so stehen für mich alle anderen Faktoren doch auf diesem Fundament.

Nachdem wir das DFB-Pokalfinale 2013 gegen Borussia Dortmund gewonnen hatten, wollten wir nach unserer Rückkehr von Berlin ein Foto mit der Mannschaft und allen Beteiligten an der Säbener Straße machen und natürlich unsere vier Trophäen – den DFL-Supercup-Pokal, die Meisterschale, den Champions League-Pokal und den DFB-Pokal – stolz zeigen. Wir riefen bei Mull in der Praxis an, denn wir wollten, dass die medizinische Abteilung mit aufs Bild kam, aber Mull sagte, er könne nicht, die Praxis sei voll. Ich habe dann nach unserem offiziellen Fototermin bei Bayern den Sicherheitsdienst gebeten, die Trophäen einzupacken und zu Mull in die Praxis zu bringen, und bin mit meinem Auto hinterhergefahren.

Da tauchten wir also völlig unerwartet in der Praxis auf und alle waren aus dem Häuschen. Wir machten dann die Fotos mit Mull und den Ärzten, den Mitarbeiterinnen der Praxis und den Trophäen. Alle waren so happy, und ich war es auch. Das bedeutete für mich eine wichtige Wertschätzung gegenüber dem gesamten Praxisteam, das sich immer um uns gekümmert hat und dem keiner unserer Anrufe zu viel gewesen ist – wenn wir noch dringend einen Termin für Arjen Robben, Bastian Schweinsteiger und Franck Ribéry brauchten, machten sie alles möglich.

Der Kopf der medizinischen Abteilung ist natürlich Dr. Müller-Wohlfahrt. Er ist ein Arzt, dessen beeindruckende Fähigkeiten und Eigenschaften für mich, die Spieler und den Verein in vielerlei Hinsicht von unschätzbarem Wert waren und jetzt wieder sind. Man muss sich nur einmal vorstellen, was uns da gemeinsam in den Jahren 2011 bis 2013 alles gelungen ist. Es gab zum Beispiel in dieser Zeit ganze drei Muskelverletzungen, und der FC Bayern war insgesamt der Verein mit der kürzesten Verletztenliste. Das gelang, weil wir uns intensiv austauschten, der Expertise des anderen vertrauten und dieselben großen Ziele vor Augen hatten.

Wir haben insgesamt sechs Jahre intensiv zusammengearbeitet. Wir beide stehen uns nah, weil wir gemeinsam viel erlebt und erreicht haben und weil wir gemeinsame Werte teilen. Für mich ist Dr. Müller-Wohlfahrt ein Genie – und auf seinem Gebiet ist er zweifelsohne eine Koryphäe. Er ist ein Meister seines Fachs, der seiner Berufung mit viel Disziplin, Leidenschaft und Hingabe folgt. Aber ihn zeichnet eben mehr aus als »nur« das. Mull tritt Menschen mit einer großen Empathie gegenüber – und schon deswegen muss man ihn mögen. Man erkennt es schnell, wenn man ihn bei der Arbeit beobachtet. Oder wenn man zuhört, wenn seine Patienten über ihn sprechen. Ich habe viele Dinge erlebt beim FC Bayern, aber einen, der mit so viel Inbrunst und Leidenschaft behandelt und dann glücklich ist, wenn er helfen kann, so einen gibt es kein zweites Mal.

Ich erinnere mich daran, dass sich Franck Ribéry im Trainingslager am Tegernsee eine Muskelverletzung zuzog und nicht mehr laufen konnte. Mull war zufällig da und entschied dann, gemeinsam mit dem Physiotherapeuten Fredi Binder eine Therapie zu machen, die abwechselnd aus Physio und Mulls Behandlung bestand. So sollte Ribéry Fahrrad fahren, dann wieder in die Behandlung, dann wieder Fahrrad fahren und später aufs Laufband. Franck kam zu mir, als es ihm deutlich besser ging, und sagte: »Das ist für mich ein Wunder.« Er konnte dann zwei Tage später spielen – und zwar überragend. Das ist ein Beispiel von vielen, aber darum gehen die Spieler für den Doc durchs Feuer. Vertrauen zum Spieler und Vertrauen des Spielers zum Arzt ist fundamental.

Uli Hoeneß kennt Mull sehr gut, und wenn Hoeneß damals da gewesen wäre, wäre so eine Konfrontation wie in Porto nie passiert. Uli kann schon auch mal poltern, aber wenn er merkt, dass er übers Ziel hinausgeschossen ist, dann sagt er das auch. Uli ist eben eine große Autorität und Persönlichkeit.

Was mir an Mull immer unglaublich imponiert hat, war die Art und Weise, wie er untersuchte und dann seine Diagnosen stellte. Er hat lange getastet und dabei eine so unglaubliche Geduld bewiesen, bis er davon überzeugt war, die Diagnose zu kennen. Zeit spielte für ihn gar keine Rolle, Gewissenhaftigkeit ist für ihn alles.

Ich weiß, dass er oft noch spätabends die Sportklamotten anzog, um zu trainieren. Dazu gehören schon eine Riesenpower und ein ebenso großer Wille. Hinzu kommt seine große Disziplin. Das verbindet uns, denn auch ich bin davon überzeugt, dass zum Leben Disziplin einfach dazugehört. Es ist für alle Menschen wichtig, einen Leitfaden zu haben.

Während unserer gemeinsamen Jahre bei Bayern München, die sich ja nun für uns beide überraschenderweise fortsetzen, haben wir uns stets respektiert, geschätzt und vertraut. Zu meinen Maximen als Trainer gehört es, den Mannschaftsarzt niemals zu kritisieren, sondern seine Entscheidungen prinzipiell zu akzeptieren. Nicht einen einzigen Disput gab es in all den Jahren. Wenn wir uns sehen, müssen wir nicht lange miteinander reden. Zwischen uns herrscht blindes Verständnis. Wir haben ja beide nicht viel Zeit.

Jupp Heynckes

Das unerwartete Ende
Entscheidungsspiel in Porto
am 15. April 2015

Unter Pep Guardiola veränderte sich das Klima beim
FC Bayern München und es wurde mehr und mehr
deutlich, dass er mir und meinem Team kein Vertrauen
schenkte. Einerseits interessierte er sich absolut
nicht für medizinische Fragen, verlangte aber andererseits von uns, Wunder zu vollbringen.

Am 16. Januar 2013 gab der FC Bayern München nach monatelangen Geheimverhandlungen in New York die Verpflichtung von Pep Guardiola als neuem Trainer bekannt. Ich war, wie jeder in München, hellauf begeistert: der begehrteste Trainer der Welt, der aus dem FC Barcelona die beste Vereinsmannschaft vielleicht aller Zeiten geformt, in vier Jahren 14 von 18 möglichen Titeln gesammelt und gleich in seinem ersten Jahr das Triple gewonnen hatte, ein charmanter, kosmopolitischer, blendend aussehender Mann. Wir schwebten auf Wolke sieben. Ich schwebte mit und war wahrscheinlich der Erste im Verein, der von dieser Wolke auf den harten Boden der Wirklichkeit fiel.

Mein Enthusiasmus hielt genau drei Tage lang an. Unsere erste Begegnung fand im Trainingslager in Riva am Gardasee statt. Der erste Tag war in Ordnung, der zweite auch, doch schon am dritten kam Guardiola auf mich zu und fuhr mich aus heiterem Himmel an: »Was ist hier eigentlich los? Ich dachte, ich komme in die beste medizinische Abteilung der Welt, und wir haben zwei Dauerverletzte, die nach der ursprünglichen Prognose schon längst wieder gesund sein sollten. Was soll denn das?« Er sagte das in einem aggressiven, vorwurfsvollen Ton. Die Verletzten waren beide von namhaften Chirurgen operiert worden, allerdings verlief der Heilungsprozess nicht nach Plan. Guardiola war hocherregt und meinte, dass ich die beiden zu den falschen Operateuren geschickt hätte. In Barcelona gäbe es bessere Operateure, das seien seine Freunde. Ich schaute Guardiola bei dieser ersten Auseinandersetzung erstaunt an, fasste mich aber schnell wieder und wollte dann noch einmal in aller Ruhe mit ihm reden.

Doch das gelang nicht, weder am Gardasee noch später in München, weil er immer unter Strom stand. Er kam mir nicht wie ein selbstbewusster Mann voller Energie vor, sondern wie ein Mensch in permanentem Ausnahmezustand. Und es wurde immer wieder deutlich, dass Guardiola mir und meinem Team kein Vertrauen schenkte – von Wertschätzung ganz zu schweigen.

Nach dem Trainingslager am Gardasee nahmen die Spannungen weiter zu. Guardiola verlangte, dass ich bei jedem Training anwesend sein sollte. Er sah mich offenbar in der Rolle eines Befehlsempfängers, über den er jederzeit verfügen konnte. Ich sagte ihm, dass Bayern München für mich zwar eine Herzensangelegenheit sei, dass ich aber natürlich auch noch meine Praxis hätte. Doch das interessierte ihn nicht. Anfangs täuschte er sich wohl in mir und glaubte, es sei ein Leichtes, sich gegen mich durchzusetzen. Als er aber merkte, wie groß mein Rückhalt bei der Mannschaft und im Verein war, wurde er nur noch ungehaltener.

Guardiola drehte mit seinen Trainingsmethoden die Uhr zurück

Guardiola wurde damals in den Medien gerne als innovativer, wenn nicht revolutionärer Trainer dargestellt. Beim FC Bayern München aber drehte er die Uhr gewaltig zurück. Es ging sogar so weit, dass er unser medizinisch durchdachtes, jahrelang bewährtes Vorbereitungsprogramm vor dem eigentlichen Fußballtraining auf den Kopf stellte. Wir hatten bei den Bayern längst verinnerlicht, wie wichtig ein intensives Aufwärmtraining und das sich anschließende, ausführliche Dehnen der Muskeln sind. Frühere Trainer wussten es und beherzigten meine Ratschläge. Die Muskeln wurden nach dem Aufwärmen und vor dem Training fußballspezifisch dynamisch gedehnt. So hatte ich es unter Udo Lattek eingeführt und später, dem jeweils neuesten Erkenntnisstand entsprechend, immer weiter entwickelt. Zu Latteks Zeiten wurde diese Technik noch »statisches Dehnen« genannt und nur in amerikanischen Lehrbüchern beschrieben. Deswegen hatte ich für unsere Spieler und den Trainerstab die wichtigsten Übungen auf Deutsch aufgeschrieben und die Zettel während einer Mannschaftssitzung verteilt. Lattek hatte sich damals, wie so oft, ein bisschen über mich lustig gemacht, weil ich schon wieder etwas Neues eingeführt hatte. Doch das Stretching gehörte von diesem Tag an zum festen Programm, da gab es keine Debatten.

Ich sorgte von Anfang an dafür, dass die Spieler im Vereinsgebäude einen großen Vorbereitungsraum zum Aufwärmen mit Geräten, Matten, Bällen und Gummibändern bekamen. Und ich übertrug die Verantwortung für ihren Körper zum Teil auf sie selbst: Jedem Spieler wurden, seinen Schwachpunkten entsprechend, Übungen empfohlen. Jeder Spieler musste aber auch selbst lernen, welche Übungen am besten für ihn waren. Wir hatten das Aufwärmtraining also individualisiert. Das hat wunderbar geklappt und wurde zu einem festen Ritual. Ausnahmslos alle Trainer hielten mit der größten Gewissenhaftigkeit an diesem Ritual fest, denn sie wurden dafür reich belohnt: Die Spieler waren beweglicher und verfügten über eine bessere Körperbeherrschung. Außerdem gehörte der FC Bayern München viele Jahre lang zu Europas Spitzenvereinen mit den wenigsten Muskelverletzungen.

Ich erinnere mich an eine Saison unter Jupp Heynckes, in der es nur drei Muskelverletzungen gab. Das ist eine wirklich geringe Zahl angesichts der Anforderungen an die Spieler. Und ich stütze mich dabei nicht auf meine Erinnerung oder mein Bauchgefühl, sondern auf die offiziellen Statistiken der UEFA Elite Club Injury Study, in denen der FC Bayern immer zu den Vereinen mit den wenigsten Verletzungen zählte.

Dann kam Pep Guardiola. Und gleich in der ersten Saison hatten wir weit, weit mehr Muskelverletzungen als in der so erfolgreichen Saison 2012/13 zuvor. Und er wusste alles besser: Fünf Minuten Aufwärmen im Schnelldurchlauf, das musste reichen. Doch das konnte nicht gutgehen. Schon bei der Klubweltmeisterschaft in Marokko am Ende seiner ersten Vorrunde musste jedem aufmerksamen Zuschauer auffallen, dass die Bayern-Spieler nicht fit wirkten. Ich wusste, dass es an der Vernachlässigung des Grundlagentrainings in der Saisonvorbereitung und auch während der Vorrunde lag. Das

Muskel- und Wiederverletzungen in der UEFA Champions League · Saison 2012/13

In der Triple-Saison 2012/13 unter Jupp Heynckes war der FC Bayern auch in der »UEFA Elite Club Injury Study« in einem wichtigen Teilbereich, den Muskelverletzungen, die Mannschaft mit den wenigsten Verletzungen und führt den Vergleich mit 21 anderen europäischen Spitzenvereinen an. Der Durchschnitt aller Mannschaften hatte in dieser Saison etwa achtmal so viele Muskelverletzungen wie der FC Bayern sowie 9,6 % Wiederverletzungen, während es beim FC Bayern in dieser Zeit zu keiner einzigen Wiederverletzung kam.

Tage der Abwesenheit wegen Muskelverletzungen pro 1000 Stunden Sporttätigkeit

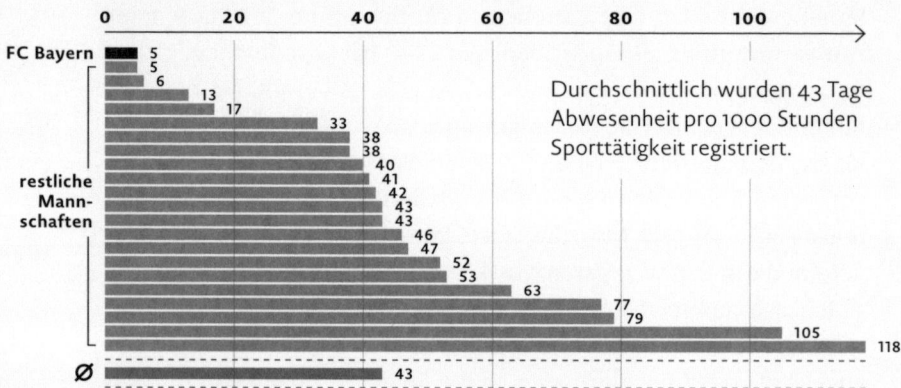

Durchschnittlich wurden 43 Tage Abwesenheit pro 1000 Stunden Sporttätigkeit registriert.

Anzahl an Wiederverletzungen in Prozent

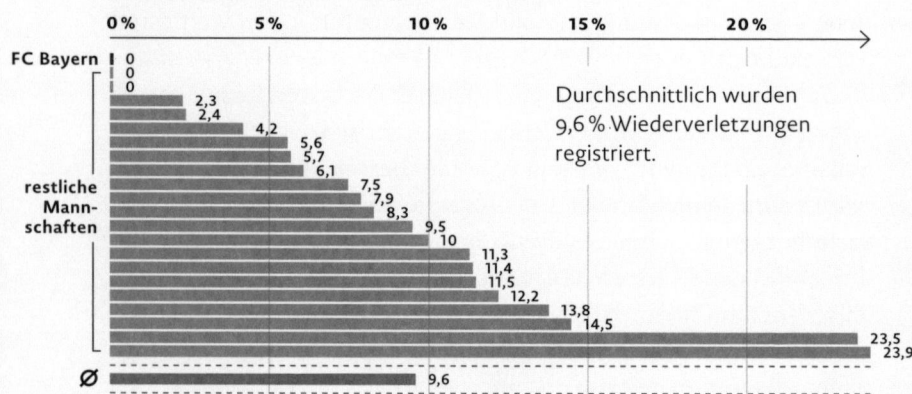

Durchschnittlich wurden 9,6 % Wiederverletzungen registriert.

Auszug aus der UCL Injury Study, Saisonbericht 2012/13. Mit freundlicher Genehmigung der UEFA Injury Study Group. Jeder der Vereine erhält nach Abschluss der Saison einen ausführlichen Bericht, der seine Ergebnisse im Vergleich mit den anonymisierten Resultaten der anderen Spitzenvereine Europas darstellt.

Laufen ist der Schlüssel zur Fitness. Das Lauftraining bildet das Fundament, das man während der Saison nicht mehr nachträglich gießen kann. Nach dem Langzeitausdauertraining wird das Training auf das Mittelzeitausdauertraining übergeleitet, also auf Intervalle zwischen zügigem Laufen und Pausen. Dann erst steigert man sich zum Sprint und trainiert die Sprintausdauer. Das ist für mich der sicherste Weg, um die konditionelle Grundlage für ein halbes Jahr zu schaffen und Verletzungen vorzubeugen. Ist eine solche Trainingsgrundlage geschaffen, erholt sich die Muskulatur nach einem Sprint deutlich schneller und ist nachweislich weniger verletzungsgefährdet. Unter Guardiola hingegen lag der Schwerpunkt des Trainings bei der Schnelligkeitsausdauer, also immer wieder und immer wieder Sprints bis an die Grenze des Möglichen – und manchmal darüber hinaus.

Schon seine erste Saisonvorbereitung verlief schwierig. Nach nur wenigen Trainingseinheiten flog die Mannschaft in die USA und spielte in drei verschiedenen Städten, die weit auseinanderlagen, ohne ausreichende Erholungspausen, immer gehetzt zwischen Fußballplatz, Flughafen und Hotel. Das bedeutete größten Stress für die Spieler, da fehlte jeder angepasste Trainingsaufbau. Das hatte Guardiola zwar nicht zu verantworten, weil die Planung der Saisonvorbereitung vor seiner Ankunft abgeschlossen worden war. Aber er griff auch nicht ein, sondern ließ die Dinge laufen, obwohl diese Vorbereitung aus medizinischer Sicht jeder Vernunft entbehrte.

Ich konnte Pep Guardiola aber mit dem, wie ich denke und arbeite, schlicht nicht erreichen. Selbst meine Berichte über verletzte Spieler interessierten ihn nicht. Immer wenn ich mit ihm sprechen wollte, wandte er sich sofort ab und ging weg. Es gab Situationen, in denen ich aus präventiven Überlegungen einen Spieler einen Tag lang nicht trainieren ließ, sondern nur behandelte, um ihn dann am Tag darauf wieder fürs Training freizugeben. Guardiola kommentierte das so: »Was soll das denn sein, eine

Ein-Tages-Verletzung? So etwas gibt es doch gar nicht.« Doch, das gibt es sehr wohl, zum Beispiel im Falle einer neurogenen Muskelverhärtung: Der Muskel wird von den ihn versorgenden Nerven falsch angesteuert, verkürzt sich, nimmt dadurch eine hohe, schmerzhafte Spannung an und wird unelastisch. Der Spieler fühlt sich unsicher und hat Angst, dass der Muskel reißen könnte. Also bremse ich ihn, untersuche den schmerzenden Muskel und die Wirbelsäule, an der sich meist die Ursache in Form einer Nervenwurzelreizung findet, und behandele sie. Damit wird erreicht, dass der Muskeltonus sich in ein, zwei Tagen normalisiert. Danach fühlt der Spieler sich entscheidend besser, er kann ohne Beschwerden und ohne Risiko wieder trainieren. Von dieser vorsorglichen, vor schwereren Muskelverletzungen schützenden Maßnahme wollte Guardiola allerdings nichts wissen. Er hat meinen präventiven Ansatz einfach nicht verstanden. Und ich kann bis heute nicht begreifen, wie ein Mann, der ein Fußballphilosoph sein will, kein Interesse für die medizinische Abteilung und für ihre Therapien aufzubringen wusste.

Mit Jupp Heynckes, Louis van Gaal, Ottmar Hitzfeld oder Udo Lattek war das ganz anders gewesen. Sie waren immer sehr gut über meine Arbeitsweise informiert und schenkten mir aus ebendiesem Grund ihr Vertrauen. Im Gegensatz zu Guardiola schauten sie bei den Behandlungen in der Kabine zu, sie sahen, mit welcher Präzision, Konzentration und Erfahrung Probleme gelöst wurden, und wussten auch, dass die Behandlungen in aller Regel ohne Schmerzmittel oder Kortison abliefen. Schmerzmittel zur Betäubung zu verabreichen, um einen Spieler fit zu machen, das war und ist auch heute nicht mein Stil. Denn Symptome wurden und werden von mir immer ernst genommen und nicht unterdrückt.

Die Spannungen zwischen Guardiola und mir nahmen im Laufe der Monate immer weiter zu. Jedes Mal, wenn ich einen Spieler wegen einer Muskelverletzung vom Platz nahm, war der Trainer sauer. Das sei doch lächerlich, der könne doch weiterspielen, meinte er aufgebracht. Einmal hatte Arjen Robben Nasenbluten, das Blut strömte nur so aus seiner Nase. Ich sollte das in einer Minute stoppen und brauchte vielleicht zwei. Guardiola stand neben mir und schrie mich an, ich solle schneller machen, das gehe ihm hier alles viel zu langsam.

So etwas hatte ich noch nie erlebt!

Der Höhepunkt dieser Auseinandersetzung war die Verletzung von Medhi Benatia beim Spiel gegen Leverkusen im Jahr 2015. Als er vom Platz gehen musste, applaudierte Guardiola höhnisch in die Richtung meines Kollegen Dr. Ueblacker, der als betreuender Arzt auf der Bank saß – und schlug mit der flachen Hand auf das Dach der Trainerbank.

Nach meiner Absage, bei jedem Training anwesend zu sein, gab es eine Aussprache zwischen Guardiola und mir. Ich war immer noch guten Willens und sagte zu ihm, dass es so nicht weitergehen könne, dass wir an einem Strang ziehen und uns besser verständigen müssten. Zu diesem Zeitpunkt war ich fest davon überzeugt, dass sich unser Verhältnis reparieren ließe und wir doch noch zueinanderfinden würden. Das war ein halbes Jahr nach seinem Amtsantritt.

Und dann passierte jene Geschichte, die zum endgültigen Bruch führen sollte.

Die Leidensgeschichte des Thiago Alcántara

Thiago verletzte sich während eines Spiels am Innenband des rechten Kniegelenkes. Ich habe eine solche Verletzung hundertfach gesehen und kuriert, das ist im Grunde eine reine Routinesache. Ich wollte mit Thiago in bewährter Manier verfahren, ohne Operation und natürlich auch ohne Kortison, schließlich habe ich immer gute Erfahrungen mit meiner Therapie dieser

Bandverletzungen gemacht. Üblicherweise dauert eine solide Heilung, je nach Schwere der Verletzung, also je nach Gradeinteilung, etwa sechs Wochen, wobei ich dem Trainer lieber eine Frist von sieben Wochen nenne, um den Spieler zu schützen und Druck von ihm zu nehmen. Ich nannte Guardiola also diese großzügig bemessene Frist. Er tobte, stellte meine Expertise in Frage und sagte, in Spanien sei eine solche Verletzung in vier Wochen auskuriert. Also beschloss er, Thiago nach Barcelona zu den Ärzten seines Vertrauens zu schicken. Das sollte der Beginn eines dramatischen Leidensweges werden, der am Ende nur Verlierer kannte.

Der Trainer hatte in diesem Fall das letzte Wort. Die Kompetenz hätte aber einzig und allein bei der medizinischen Abteilung beziehungsweise bei mir als verantwortlichem Arzt liegen müssen, denn ein Trainer hat in aller Regel kein Medizinwissen und sollte sich deswegen auf den Rat des Arztes verlassen. So war es in meinen fast vierzig Jahren bei den Bayern auch immer gewesen. Ich konnte daher nicht glauben, dass jetzt das Gesetz der Vernunft und meine langjährige Erfahrung nichts mehr zählen sollten. Also fuhr ich am nächsten Morgen in dem Glauben in die Säbener Straße, dass mein Therapievorschlag ihn überzeugen würde.

Guardiola und ich setzten uns an den großen Tisch, an dem die Spieler morgens frühstücken, das Geschirr stand noch darauf. Es sollte eine Aussprache werden – und es wurde ein Eklat. Ich habe völlig die Beherrschung verloren, Guardiola angeschrien und dann derart mit der Faust auf den Tisch gehauen, dass die Teller und Tassen nur so gescheppert haben. Zum ersten Mal in all den Jahren bin ich laut geworden. Ich konnte nicht begreifen, dass ein Trainer, der so viele Lebensjahre zählte wie ich Berufsjahre bei den Bayern, mir und meiner Erfahrung keinerlei Gehör schenkte. Und ich konnte auch gar nicht anders, als so zu reagieren: Ich wusste aus meiner Erfahrung, dass eine seriöse Heilung wie im Falle von Thiago sechs bis sieben Wochen benötigen würde – und ich dachte und denke nicht daran, die Natur auszutricksen. Wäre ich Guardiola aber widerstandslos gefolgt, hätte ich Verrat an meinem Berufsethos und an meinem wichtigsten Prinzip als Mediziner begangen: Heilen, ohne zu schaden.

Thiago flog nach Barcelona, kam nach dreieinhalb Wochen wieder und sagte zu mir, dass er keine Schmerzen mehr habe und spielen könne. Ich untersuchte ihn und spürte sofort, dass die Verletzung nicht verheilt war. »Du kannst unmöglich trainieren«, sagte ich zu Thiago. Doch er beharrte darauf, keine Schmerzen zu haben. Guardiola ließ ihn trainieren, und es passierte, was passieren musste: Nach kürzester Zeit, ich glaube, es war die zweite Trainingseinheit, riss das Band komplett. Jetzt begriffen sogar Thiago und Guardiola den Ernst der Lage. Eine Operation war unausweichlich, doch die Voraussetzungen dafür waren schlecht. So wie es aussah, war der natürliche Heilungsprozess gebremst und eine unnatürliche Schmerzfreiheit herbeigeführt worden. Ich schickte Thiago zu einem sehr erfahrenen Kniespezialisten, der auch nur mit dem Kopf schüttelte: Natürlich könne er Thiago operieren, eine Prognose könne er aber unter solchen Umständen unmöglich abgeben.

Pep Guardiola ließ zwar auch in diesem Moment keine Selbstkritik zu, doch ich musste ihm immerhin zugutehalten, dass er mich jetzt gewähren ließ. Ich sagte einen verzögerten postoperativen Heilverlauf voraus, veranschlagte als Minimum ein Vierteljahr, rechnete also kaum mit Thiagos Rückkehr vor dem Spätsommer. Im Oktober hatten wir den Eindruck, dass sein Knie geheilt sei. Doch das war eine trügerische Hoffnung. Wieder riss das Band, wieder ging all das Leiden von vorne los. Guardiola schickte Thiago nach Barcelona, und er konnte alles in allem erst ein Jahr später wieder spielen. Wenn ich von Anfang an nach meinem ärztlichen Wissen und meiner Erfahrung nach hätte handeln können, hätte er nach sechs, sieben Wochen wieder auf dem Platz gestanden.

Thiago und weitere Leidensgeschichten von Spielern haben das Fass schließlich zum Überlaufen gebracht. Denn es ging um Spieler, um Menschen, um Schicksale. Alles andere, all die Ärgernisse und Demütigungen, hätte ich noch hingenommen. Dass aber Spieler Schaden nehmen, war letztlich für mich vollkommen inakzeptabel.

In den Jahrzehnten vor Guardiola war bei jeder Rede, bei jedem großen Anlass, bei jeder Meisterschafts- und Weihnachtsfeier die medizinische Abteilung immer in höchsten Tönen gelobt worden. Unter Guardiola wurde sie plötzlich mit keinem Wort mehr erwähnt.

In der Öffentlichkeit, auf Pressekonferenzen oder bei Interviews, wirkte Guardiola anfangs wie ein strahlender, souveräner Held. Im persönlichen Umgang erlebte ich hingegen einen schwierigen, unzugänglichen Menschen, der jedem Gespräch mit einer merkwürdigen Unsicherheit aus dem Weg ging. Eine weitere Beobachtung hat mich noch nachdenklicher gemacht: Im Gegensatz zu allen anderen Trainern war Guardiola vor dem Spiel – bis auf einen sehr kurzen Auftritt – niemals in der Nähe der Mannschaft. Stattdessen ließ er sich einen vollkommen separaten Raum einrichten, den er erst verließ, als die Mannschaft schon auf dem Platz stand. Außerdem hatte er immer seinen Adlatus um sich, der mit niemandem sprach, sondern nur alles aufnahm, was er in der Nähe der Mannschaft hörte und sah.

Ich halte Pep Guardiola für einen Menschen mit einem schwachen Selbstbewusstsein, der alles dafür tut, um andere darüber hinwegzutäuschen. Er scheint deshalb in ständiger Angst zu leben, nicht so sehr vor Niederlagen, sondern viel mehr vor dem Verlust von Macht und Autorität. Nur so lässt sich die Heftigkeit erklären, mit der er sich gegen mich positionierte, als ich seine Entscheidungen in Frage zu stellen begann. Er spürte wohl die Gefahr, die ich für seine Autorität darstellte. Er ertrug es nicht, dass in manchen Dingen nicht er, sondern ich als verantwortlicher Arzt das letzte Wort haben musste. Und er besaß nicht die Größe, zu akzeptieren, dass in manchen, nämlich in medizinischen Dingen, seine Allmacht an Grenzen stieß.

Das Klima beim FC Bayern verändert sich

Pep Guardiola hat sich in Barcelona als glänzender Trainer bewährt und hätte dank seiner Erfolge eigentlich zu einer ganz anderen Persönlichkeit reifen können – jedenfalls nicht zu der Person, die wir in München erlebten. Jeder hätte ihm eine Aura der Unantastbarkeit, ja sogar eine Souveränität an der Grenze zum Hochmut nachgesehen. Stattdessen trat er, zumindest in meiner Wahrnehmung, als getriebener Mensch ohne inneren Ruhepol auf, der unfähig zur Selbstkritik schien. So etwas hatte ich noch nie zuvor bei einem Trainer des FC Bayern München erlebt. Insofern war Pep Guardiola tatsächlich einzigartig. Unter ihm veränderte sich das Klima beim FC Bayern München. Die Atmosphäre war von einer eigenartigen Verunsicherung geprägt.

Einerseits interessierte sich Guardiola absolut nicht für medizinische Fragen, andererseits verlangte er von der medizinischen Abteilung, Wunder zu vollbringen. Es schien, als sei er es in seinen vergangenen Jahren beim FC Barcelona gewohnt gewesen, bei jeder Entscheidung das letzte Wort zu haben und vermutlich auch in medizinischen Dingen die Richtung vorzugeben. So gelang es uns leider nicht, ihn davon zu überzeugen, dass bei Bayern München die Zusammenarbeit zwischen medizinischer Abteilung und Trainer über Jahre gewachsen, von gegenseitigem Vertrauen geprägt war und niemand die Kompetenz des anderen in Frage stellte.

So konnte es beim besten Willen nicht weitergehen. Also startete ich schließlich einen allerletzten Versuch, mit Guardiola eine neue Basis zu finden. Ich beantragte eine Sitzung, an der Karl-Heinz

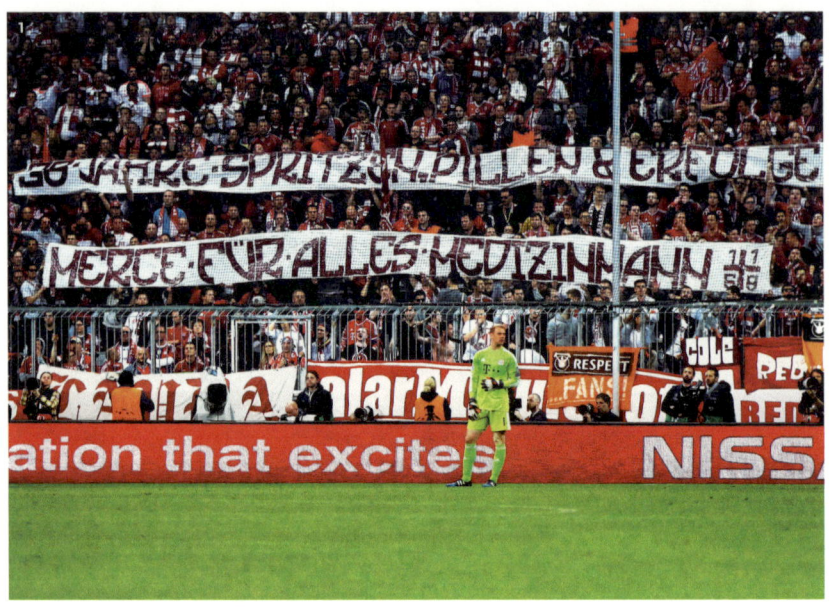

1 Die überraschende Reaktion der Südkurve nach meinem Rücktritt im April 2015 hat mich sehr berührt: »38 Jahre Spritzen, Pillen & Erfolge. Merci für alles, Medizinmann!«

Rummenigge, Sportvorstand Matthias Sammer, Pep Guardiola und ich teilnahmen. Jeder legte seinen Standpunkt dar, und der Trainer zog selbstverständlich sofort seinen einzigen Trumpf: »Der Doktor gehört an den Trainingsplatz, ich muss jederzeit über ihn verfügen können.« Meine Entkräftung dieses Arguments, die ich mit ruhiger Stimme vortrug, interessierte nicht. Ich musste am Ende begreifen: Es wird bei Bayern München jetzt allein das gemacht, was der Trainer sagt.

Heute weiß ich, dass das der Moment war, in dem ich hätte handeln und die Zusammenarbeit mit ihm hätte beenden müssen.

Danach wurde die Beziehung zwischen mir und dem Trainer immer eisiger. In der Hoffnung, dass vielleicht doch ein Umdenken geschehen könnte, zeigte ich noch einmal guten Willen, versprach, den Trainer jeden Tag anzurufen, um meine Eindrücke über die verletzten Spieler an die Säbener Straße weiterzugeben. Aber das

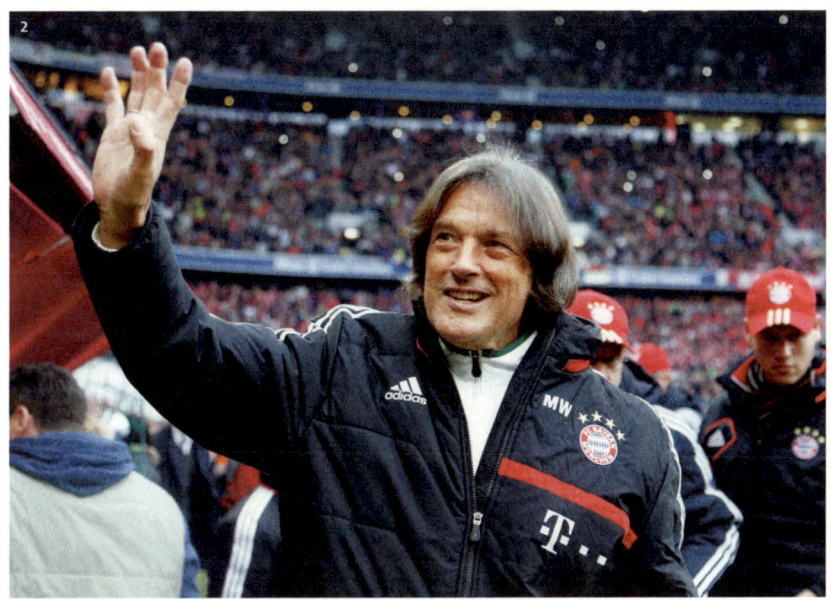

2 Mein Dank gilt den großartigen Fans!

war schon keine gute Basis mehr. Obwohl ich bei den Spielen noch immer auf der Bank saß, schauten Guardiola und ich uns nicht mehr in die Augen – er konnte nicht, ich wollte nicht.

Einen trügerischen Moment der Hoffnung, den ich fast als Erlösung empfand, sollte es noch einmal geben: Mein Sohn Kilian kam im Januar 2015 aus Berlin zurück und absolvierte im Rahmen seiner Facharztausbildung zum Orthopäden ein Jahr bei mir in der Praxis. Ich schlug ihm vor, jeden Tag beim Training der Bayern anwesend zu sein, als mein Stellvertreter, der die Erstversorgung übernehmen, mich bei den kleinsten Beschwerden sofort informieren und bei ernsteren Verletzungen die Spieler zu mir in die Praxis schicken sollte. Ich sprach mit Sammer und Rummenigge, denen die Idee gefiel und die bereit waren, Kilian Zeit zu geben. Er sollte nicht unter Druck gesetzt werden und langsam lernen, die alleinige Verantwortung für die Behandlung der Profis zu übernehmen. Guardiola schien auch nicht abgeneigt zu sein. In einem Interview nannte er Kilian einen patenten, jungen Mann, aus dem ein Großer werden

könnte. Es schien sich also eine vernünftige Zwischenlösung anzu-
bahnen, und in den ersten zwei, drei Monaten lief es auch gut – bis
das verhängnisvolle Champions League-Spiel gegen den FC Porto
alles ändern sollte.

Schicksalhafte Stunden in Porto

Der Schicksalstag in meinem Leben mit dem FC Bayern München
war der 15. April 2015, der Tag des Viertelfinalhinspiels in der Champions League gegen den FC Porto. Wir spielten schlecht und verloren 3:1.

Die Minuten nach einem solchen Spiel liefen üblicherweise wie
nach Drehbuch ab: Gemeinsam mit den Physiotherapeuten war ich
der Erste in der Kabine, dann folgten der Trainerstab und die Spieler, zuletzt erschienen die Offiziellen des Vereins, um der Mannschaft zu gratulieren oder auch um betreten zu schweigen, je nach
Ergebnis.

An diesem Abend kam es jedoch zu einer für mich unerklär-
lichen Situation. Während die Spieler schon auf den Liegen behandelt wurden, wurde ich vor versammelter Mannschaft lautstark
angegriffen und für die vielen Verletzten verantwortlich gemacht.
Ich sei schuld am körperlichen Zustand der Spieler und letztlich
an der Niederlage. Es könne nicht sein, dass Verletzungen bei uns
sechs Wochen dauerten und in Spanien nur 14 Tage.

Dadurch wurde für mich alles in Frage gestellt, was bei den Bayern seit fast 40 Jahren gegolten hatte. Wie konnte zum Beispiel
kritisiert werden, dass ich mit größter Sorgfalt in all den Jahren ein
Netzwerk aus den fähigsten Chirurgen aufgebaut hatte, damit die
Spieler nur von den Topleuten, den größten Spezialisten auf ihren
jeweiligen Feldern, operiert werden konnten? Mit meinen eigenen Therapiemethoden habe ich erreicht, dass Fußballspieler aus
ganz Europa und Spitzensportler aus der gesamten Welt zu mir

kommen, eben weil die Diagnostik bei mir wohl gründlicher und präziser ist, die Heilung oft schneller vorangeht als anderswo und die verwendeten Medikamente nebenwirkungsfrei sind.

Ich fühlte mich in meinem Ehrgefühl tief verletzt.

Zurück in München, fuhr ich sofort in die Praxis und berichtete meinen Kollegen, was in Porto vorgefallen war. Am frühen Abend sprach ich mit meiner Frau und meinem Sohn, und spätestens in diesem Moment entschied ich, dass ich den Schritt jetzt gehen musste: Ich würde als Mannschaftsarzt des FC Bayern München nach 38 Jahren zurücktreten.

Franz Beckenbauer
»Es ist eine Gabe, die man hat und die man nicht lernen kann«

Ich glaube, dass Dettmar Cramer den Doktor damals dem FC Bayern empfohlen hat. Robert Schwan hat ihn dann 1977 an die Säbener Straße eingeladen. Als ich ihn das erste Mal sah, so jung, sympathisch und dynamisch anpackend, waren wir alle sehr beeindruckt. Seine Untersuchungen und Behandlungsmethoden waren völlig neu, und er baute die medizinische und physiologische Abteilung komplett um. Er saß bei den Spielen auf der Bank und war sofort zur Stelle. Ich habe ihm schon bald gesagt, um deine Zukunft brauchst du dir keine Sorgen zu machen. Du hast drei Jahre Zeit, um alles neu aufzubauen. Das war für ihn, glaube ich, sehr wichtig. Wir waren damals die beste Mannschaft und hatten drei Mal hintereinander den Europapokal gewonnen. Außerdem gab es für uns nach der Olympiade in München 1972 andere Möglichkeiten, weil die ganze Stadt modernisiert worden war und wir unter anderem im Olympiastadion spielen konnten. Er hat mich beim FC Bayern, bei Cosmos New York und beim HSV behandelt.

Man merkt, dass er ein besonderer Arzt ist, wenn er einen zum ersten Mal anfasst. Er fühlt und tastet. Es ist eine Gabe, die man hat und die man nicht lernen kann. Die hast du oder hast du nicht. Jeder kann Fußball spielen, aber nicht jeder kann deswegen gut spielen. Das Gefühl, die Intuition kannst du nicht lernen, und die haben nur die besonderen Spieler. Ich habe mich immer gefragt, ob der Mull Kameras in den Fingerspitzen hat. Ich habe ihm oft zugesehen, weil ich verstehen wollte, was er da genau macht.

Da ich 1977 zu Cosmos New York gewechselt bin, habe ich Mull nur wenige Monate beim FC Bayern als Spieler erlebt. Aber auch in New York brauchte ich ihn noch einige Male als Arzt.

Ich wollte gerne, dass er zur Nationalmannschaft kommt, als ich 1984 Teamchef wurde. Ich habe um ihn gekämpft, zunächst aber vergeblich. Er hat mir gesagt, dass er dem FC Bayern gegenüber mit ganzem Herzen verpflichtet sei und deswegen den Verein nicht verlassen wolle. Damals musste man sich entscheiden. Entweder man wurde Arzt der Nationalmannschaft oder eines Vereins, aber beides zusammen ging nicht. Das war auch die Meinung von Hermann Neuberger, dem damaligen Präsidenten des DFB.

Die Spieler sind trotzdem zu Mull gegangen, und ich habe das gewusst. Mull war so etwas wie ein inoffizieller Mannschaftsarzt. Bei der WM 1990 in Italien kam es regelmäßig zu »Geheimtreffen« am Comer See im Haus von Lothar Matthäus, wo Mull die Spieler behandelte, sodass alle beim Finale fit waren, trotz mehrerer Muskelverletzungen. Gemeinsam mit Hans Montag waren er und Mull das beste medizinische Team der Welt. Auch Hans war ein Genie.

Zuverlässigkeit ist ein wichtiger Wert. Mull ist absolut zuverlässig. Ich konnte mich immer auf seine Entscheidungen verlassen. Nur der Arzt kann entscheiden, wer spielen kann und wer nicht. Trainer haben sich da nicht einzumischen. Der Trainer muss sich um seine Mannschaft kümmern.

Sein Privatleben hat sicherlich gelitten, denn er war ja 24 Stunden für den Sport da. Er hat sich, wenn es sein musste, ins nächste Flugzeug gesetzt, um zu helfen.

Auch nach der WM haben wir uns nicht aus den Augen verloren. Es ist eine schöne Freundschaft zwischen uns entstanden. Ich gehe noch immer zu ihm in die Praxis und lasse mich behandeln. Nach seinen Behandlungen bin ich schmerzfrei. Das macht ihn eben zu einem Zauberer. Und darum kommen heute die Menschen aus der ganzen Welt zu ihm.

Franz Beckenbauer

Eine Ehre für mich
Franz Beckenbauer holt mich zur Nationalmannschaft

Als ich erstmals 1986 Mannschaftsarzt der deutschen Fußballnationalmannschaft werden, mich aber zwischen dem FC Bayern und der DFB-Elf entscheiden sollte, hakte ich die Sache ab. Franz Beckenbauer wollte aber unter keinen Umständen auf meine Dienste verzichten – 1990 ging es los, offiziell allerdings erst 1996.

Die 1980er Jahre entwickelten sich für mich außerordentlich gut. Meine Praxis in München erlebte einen immer größeren Zulauf. Ich durfte die besten Sportler und neben meinem treuen Patientenstamm auch namhafte Schauspieler, Tänzer, Musiker, Architekten und Maler behandeln. Außerdem war ich Mannschaftsarzt des erfolgreichsten deutschen Fußballklubs. Ich konnte mir nicht vorstellen, wie das noch gesteigert werden könnte. Und dann, eines schicksalhaften Tages, rief Franz Beckenbauer an.

Franz war damals schon die Lichtgestalt des deutschen Fußballs und zusammen mit Pelé und Johan Cruyff einer der drei Großen im Fußball-Olymp. Er war eine lebende Legende, der beste Bayern-Spieler aller Zeiten, Weltmeister, Europameister, Gewinner sämtlicher Titel, die man im Fußball gewinnen kann. Und er war seit 1984 der Teamchef der deutschen Nationalmannschaft, der unbedingt wollte, dass ich sein Mannschaftsarzt werde. Er kannte mich gut aus seiner Zeit als Spieler des FC Bayern München, von Cosmos New York und des HSV – wir hatten uns immer blendend verstanden und ein Vertrauensverhältnis aufgebaut. Franz wusste, wie ich arbeite, und er glaubte, ich könnte der deutschen Nationalmannschaft nur guttun. Doch bei der Führungsspitze des Deutschen Fußballbundes biss er auf Granit. DFB-Präsident Hermann Neuberger erklärte gegenüber Franz kategorisch: »Der Mannschaftsarzt der deutschen Nationalmannschaft betreut die deutsche Nationalmannschaft und macht sonst gar nichts.«

Das war für mich vollkommen inakzeptabel. Mein Leben, meine zweite Familie, mein ein und alles war der FC Bayern München. Ihn im Stich zu lassen wäre einem Hochverrat gleichgekommen. Ich sagte Franz, dass ich niemals bei den Bayern aufhören würde. Damit war das Kapitel Nationalmannschaft für mich geschlossen. Ich hätte den Job sehr gerne gemacht, aber an meinen Prioritäten war nicht zu rütteln. Ich verwendete keinen weiteren Gedanken auf dieses verlockende Angebot und freute mich auf eine entspannte Weltmeisterschaft in Italien 1990, die ich mit meiner Familie und Freunden in einem Ferienhaus in Frankreich auf der Terrasse und vor dem Fernseher verbringen wollte. Doch es sollte anders kommen, so radikal anders, wie ich es niemals für möglich gehalten hätte. Eigentlich hätte ich vorgewarnt sein müssen. Denn in meinem Leben ist immer alles anders gekommen, als ich es mir gedacht habe, weil das Schicksal grundsätzlich andere Pläne mit mir hatte als ich selbst. So geschah das Unvermeidliche: Franz Beckenbauer rief wieder an.

1990 rief mich Franz Beckenbauer wiederholt zur Nationalmannschaft an den Comer See

Beckenbauer wollte unter keinen Umständen auf meine Dienste verzichten, ernannte mich auf eigene Faust zu seinem inoffiziellen Mannschaftsarzt und beorderte mich alle paar Tage ins Mannschaftsquartier an den Comer See. Sein Argument war schlagend: »Unser offizieller Mannschaftsarzt, Prof. Heini Hess«, sagte er zur DFB-Spitze, »steht den ganzen Tag im Operationssaal und kennt die Spieler nur von den Länderspielen oder den großen Turnieren. Der Mull hat sie ständig unter seinen Händen, nicht nur die Bayern, sondern auch die meisten anderen Spieler, einen Bremer wie Rudi Völler zum Beispiel oder einen Stuttgarter wie Guido Buchwald. Also brauche ich ihn.« Diesem Argument hatte der DFB wenig entgegenzusetzen.

Ich hatte großen Respekt vor Heini Hess, der ein exzellenter Chirurg und ein Mensch mit einem großen Herzen war. Zwischen uns gab es kein Konkurrenzdenken, sondern kollegiales Einverständnis. Damit er nicht enttäuscht und seine Position in der Öffentlichkeit nicht in Frage gestellt wurde, wurden meine Reisen nach Italien geheim gehalten, wobei Prof. Hess natürlich immer darüber informiert war. Ich kam an den Comer See, behandelte die

Spieler in Privatwohnungen und verschwand danach wieder bei Nacht und Nebel. Andi Brehme und Lothar Matthäus spielten damals in Mailand und lebten am Comer See. Das sollte sich jetzt als ungemein praktisch erweisen.

Es gab eine Menge aufregender Momente bei der Weltmeisterschaft 1990. Franz rief meistens nachmittags nach dem Training an und schilderte mir die Probleme der verletzten Spieler. Manchmal war es so dringend, dass keine Stunde verloren gehen durfte. Ich ließ dann alles stehen und liegen und machte mich sofort auf den Weg. Wenn es ganz besonders dringend war, half nur noch ein Privatflugzeug. Ein Freund von mir, Rudi Neumeyr, besaß eine kleine Propellermaschine, die uns gute Dienste leistete. Eines Tages meldete sich Franz sehr besorgt und wollte mich so schnell wie möglich sehen. Mein Freund Rudi und ich trafen uns am Flughafen, bereiteten in Windeseile die Maschine vor und flogen bei schönstem Sommersonnenschein nach Lugano, um anschließend mit dem Mietwagen hinüber nach Como zu fahren.

Doch beim Landeanflug auf Lugano wurde der Himmel plötzlich pechschwarz. In nur wenigen Augenblicken hatte er sich verfinstert und die Windgeschwindigkeit nahm ebenso rasant zu. Wir wurden von diesem Orkan völlig überrascht, mussten dennoch unbedingt einen kühlen Kopf bewahren – aber das war gar nicht so einfach. Der einsetzende Hagel wurde von Blitz und Donner begleitet – Sichtweite null – und das in einem kleinen Propellerflugzeug, das nicht für den Instrumentenflug ausgestattet war und auf einem Flughafen landen will, der von hohen Bergen umgeben ist. Mein Freund hatte eine Entscheidung zu treffen, die unser beider Leben retten oder beenden konnte: Setzte er zur Landung an, musste sie auf Gedeih und Verderb gelingen, weil der Motor der Maschine nicht genug Kraft hatte, um bei einem abgebrochenen Landemanöver wieder genug Höhe gewinnen und über die Berge rings um Lugano fliegen zu können.

Dann hieß es mit einem Mal, der Flughafen sei geschlossen. Jetzt steckten wir richtig in der Falle. Wir konnten nicht landen und auch nicht zurückfliegen. Plötzlich ein Hoffnungsschimmer, im wahrsten Sinne des Wortes: Wir erkannten eine winzige Lücke in der Gewitterfront, einen hellen Spalt in der schwarzen Wand, hinter dem die Berge glücklicherweise nicht so hoch waren. Da mussten wir durch, koste es, was es wolle. Und tatsächlich ging es gut, auch wenn unser Flugzeug in der Luft auf und ab hüpfte wie eine Nussschale in schwerer See. Wir landeten sicher in Mailand, fuhren zum Comer See hinauf, und ich fragte mich im Auto: Warum war ich während des gesamten Fluges vollkommen ruhig geblieben, fast zu ruhig? Warum hatte ich in keiner Sekunde Todesangst gehabt? Warum zitterten mir jetzt nicht die Knie? Wahrscheinlich hatte ich das meinem unerschütterlichen Gottvertrauen zu verdanken.

Ein paar Tage zuvor war ich von Franz Beckenbauer aus dem Urlaub in Südfrankreich geholt worden. Diese Reise verlief zwar nicht so dramatisch wie mein Flug nach Lugano, dafür aber nicht weniger aufregend. Ich musste mir ein Auto leihen, da ich mein eigenes nicht dabeihatte. Ein Freund von mir besaß einen offenen Sportwagen, ein seltsames Ding mit winziger Windschutzscheibe, in dem man einen Helm oder eine Lederkappe aufsetzen musste, als fahre man bei der Mille Miglia mit. In Deutschland habe ich eine solche Kiste nie gesehen, vielleicht war das ein Prototyp, ich glaube, sie hieß Isidora. Das ist ja auch egal, dachte ich mir, Hauptsache, das Auto fährt, Hauptsache, es hat einen ordentlichen Mercedes-Motor unter der Haube. Ich warf meine Sachen ins Cabrio und machte mich – auch dieses Mal – bei strahlendem Sonnenschein auf den Weg.

Mit einem solchen Flitzer erregt man Aufsehen. Das ist mitunter gar nicht gut, vor allem dann nicht, wenn man zu einem verletzten Spieler der deutschen Nationalmannschaft während der Weltmeisterschaft unterwegs ist. Die französische Autobahnpolizei stoppte mich in der Nähe der Ausfahrt nach Fréjus, um mich und mein ungewöhnliches Auto ein wenig gründlicher unter die Lupe zu nehmen. Dann sahen sie meinen Koffer mit der Medizin und wollten es nun ganz genau wissen. Ich musste mit zur Polizeistation im 20 Minuten entfernten Fréjus, wo sie alles auseinandernahmen, auch meinen Medizinkoffer. Sie meldeten die darin enthaltenen Medikamente nach Paris und bekamen schließlich die Nachricht, dass alles in Ordnung sei.

Ich jagte weiter, war nun bester Laune – und musste 100 Kilometer weiter die Erfahrung machen, dass die Italiener große Autonarren sind, italienische Polizisten eingeschlossen. Sie sahen den Wagen, pfiffen durch die Zähne, hielten mich an und wollten mich ebenso gründlich kontrollieren wie ihre französischen Kollegen. Ich war verzweifelt und sagte ihnen, dass ich das alles schon hinter mir hätte, vor ein paar Minuten erst. Ich flehte sie an, mit Frankreich zu telefonieren. Das taten die Italiener tatsächlich und ließen mich postwendend ohne Kontrolle durch.

Jetzt konnte nichts mehr schiefgehen, gleich wäre ich da, dachte ich mir – und wurde in dieser Sekunde vom ersten Regentropfen getroffen. Doch es fing nicht an zu regnen. Es schüttete aus einem rabenschwarzen Himmel. Und mein Auto hatte weder ein Dach noch ein Verdeck. Ich fühlte mich, als stünde ich unter der Dusche und säße gleichzeitig in der Badewanne. Was sollte ich jetzt machen? Mich unter einer Brücke unterstellen? Das ging nicht, ich wurde dringend gebraucht. Also fuhr ich weiter, kam patschnass beim Haus von Lothar Matthäus am Comer See an, behandelte meine Spieler, legte mich für ein paar Stunden schlafen und stand um vier Uhr morgens wieder auf, weil ich meiner Frau versprochen hatte, zum Frühstück mit frischen Baguettes zurück zu sein. Also fuhr ich im Morgengrauen zurück zu unserem Ferienhaus, hielt unterwegs bei einem Bäcker, freute mich schon auf das Wiedersehen und hatte nicht mit der Boshaftigkeit des Wettergottes gerechnet. Denn auf den letzten beiden Kilometern fing es wieder an zu regnen. Die

Bäckertüte wurde ein bisschen nass, doch ich war pünktlich zum Frühstück zurück, und als ich meiner Frau von meinen Abenteuern erzählte, konnte ich herzlich mit ihr darüber lachen.

In der Öffentlichkeit wurde die Weltmeister-Mannschaft von 1990 als glorreiche Truppe wahrgenommen, die ohne nennenswerte Probleme zum Titel durchmarschierte. Doch hinter den Kulissen hatte ich eine Menge zu tun. Jürgen Kohler zog sich einen Muskelfaserriss zu, den wir innerhalb von zehn, zwölf Tagen kurieren konnten. Stefan Reuter litt unter einer hartnäckigen Schleimbeutelentzündung an der Ferse, Guido Buchwald unter einer Achillessehnenentzündung, schwere Fälle, die man normalerweise nach Hause hätte schicken müssen. Tatsächlich ist es uns, den erstklassigen Physiotherapeuten, Hans-Jürgen Montag und Klaus Eder, und mir, gelungen, alle Spieler bis zum Finale wieder fit zu bekommen. Franz Beckenbauer war zufrieden, ich war es auch, und die Früchte unserer Arbeit sollten wir am 8. Juli 1990 in Rom ernten.

Boris verliert in Wimbledon und ich verpasse das Finale in Rom

Ich wurde zum Endspiel und zur anschließenden Feier eingeladen, freute mich wahnsinnig über diese Ehre – und hatte gleichzeitig ein Problem. Denn am selben Tag stand mein Schützling Boris Becker im Wimbledon-Finale gegen Stefan Edberg. Boris brauchte mich während des Turniers oft in London. Auch zum Finale wollte er mich unbedingt in England haben. Also machte ich ihm einen Vorschlag: Was hältst du davon, wenn wir nach deinem Endspiel mit einem Privatflugzeug nach Rom fliegen, um das Finale der Fußballweltmeisterschaft anzuschauen? Boris stimmte als großer Fußballfan zu, und ich freute mich auf einen unvergesslichen Tag in meinem Leben: zwei große Endspiele innerhalb weniger Stunden.

1 Deutschland wurde 1990 im Finale gegen Argentinien Weltmeister. Leider habe ich trotz Einladung der Mannschaft das Finale in Rom verpasst, da ich zur gleichen Zeit mit Boris Becker in Wimbledon war.

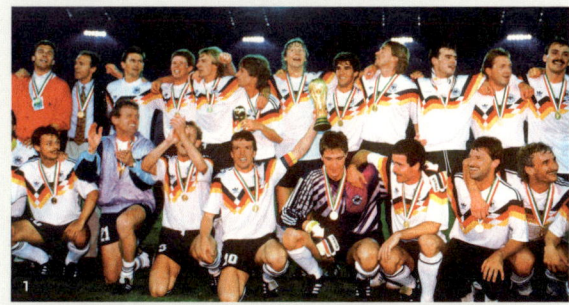

2 Legendär: Nach der Siegerehrung geht Franz Beckenbauer mit langsamen Schritten am Mittelkreis, ganz allein – den Moment genießend.

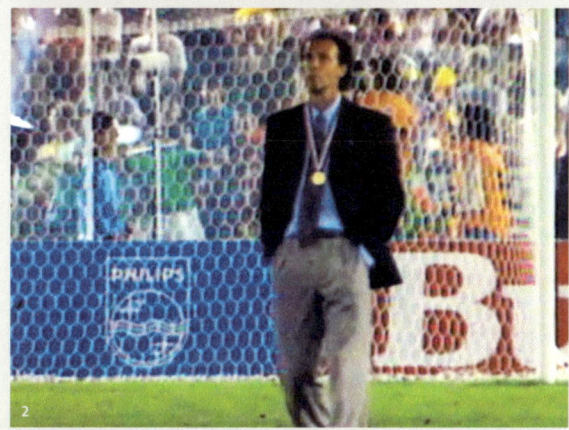

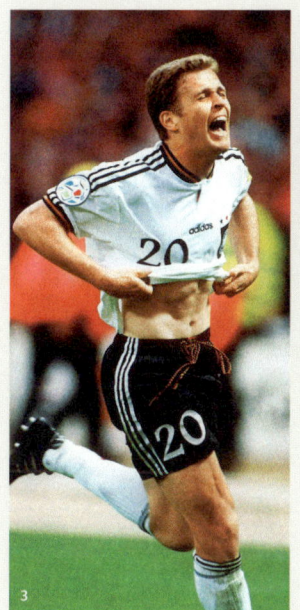

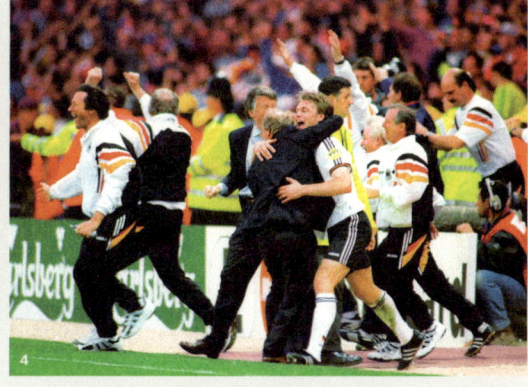

3 & 4 Mein erster offizieller Einsatz als Mannschaftsarzt der deutschen Nationalmannschaft war bei der EM 1996 in England. Oliver Bierhoff erzielte das erste Golden Goal der Turniergeschichte im Finale gegen Tschechien und wir waren Europameister.

Boris Becker verlor das Finale nach einem Drama in fünf Sätzen, nach einer epischen Tennisschlacht, wie sie Wimbledon bis dahin kaum einmal gesehen hatte. Er war der Titelverteidiger und vollkommen siegessicher gewesen. Jetzt war er zutiefst niedergeschlagen, verschwand von der Bildfläche und ward nicht mehr gesehen. Ich suchte ihn überall, doch es war hoffnungslos. Nun saß ich in London fest, konnte ohne Boris nicht fliegen, und er blieb unauffindbar. Mit einem Linienflug hätte ich es niemals rechtzeitig nach Rom geschafft. Mir blieb also nichts anderes übrig, als den Triumph der deutschen Nationalmannschaft mit Berliner Freunden in deren Hotelzimmer in London mitzuerleben.

Eigentlich hätte ich mich tagelang, wenn nicht lebenslang schwarz ärgern müssen über Boris. Ich war auch wütend, doch der Ärger verfliegt bei mir grundsätzlich schnell. Denn ich konnte ja gut verstehen, dass Boris in dieser Situation keinen Menschen sehen wollte. Es sollte allerdings 24 Jahre lang dauern, bis die Scharte von Rom ausgewetzt war und ich in Rio de Janeiro den Weltmeisterschaftstriumph einer deutschen Nationalmannschaft hautnah miterleben durfte.

Bis ich zum offiziellen Mannschaftsarzt der deutschen Nationalmannschaft ernannt wurde, vergingen nach dem Endspiel in Rom fünf lange Jahre. Bei der Weltmeisterschaft 1994 in den USA war ich wieder im inoffiziellen Einsatz gewesen, über den Atlantik geflogen, nach wenigen Stunden zurückgekehrt und hatte gespürt, dass es so nicht weitergehen konnte.

Berti Vogts, der 1990 neuer Bundestrainer geworden war, wollte mich genauso dringend für die Nationalmannschaft gewinnen wie Franz Beckenbauer. Und so wurden wir uns 1995 endlich einig. DFB-Präsident Egidius Braun, der Nachfolger von Hermann Neuberger, gab sein Einverständnis: Ich durfte nun zwei wunderbare Fußballmannschaften gleichzeitig betreuen, die mir beide auf ganz unterschiedliche Weise unglaublich viel Freude und Glück geschenkt haben und noch schenken.

Als ich zum DFB kam, war das Niveau der medizinischen Abteilung schon hervorragend. Mit Hans-Jürgen Montag, Klaus Eder und Adi Katzenmeier hatte die Nationalmannschaft die besten Physiotherapeuten Deutschlands in ihren Reihen, und mein Vorgänger, Prof. Heini Hess, war ein ebenso beliebter wie hoch angesehener Chirurg. Das Einzige, was der Mannschaft fehlte, waren meine konsequent konservativen Behandlungsmethoden, die ich bei den Bayern seit vielen Jahren erfolgreich anwendete. Und auf Widerstand stieß ich mit meiner Philosophie bei den Kollegen nie. Wir hatten ja schon jahrelang in München und Regensburg zusammengearbeitet. Darüber hinaus verstärkten wir unser Team mit dem überaus loyalen Orthopäden Dr. Sepp Schmitt, und für die internistische Betreuung hatte Berti Vogts Prof. Wilfried Kindermann gewinnen können. In den nächsten Jahren wuchs so ein wunderbares Kollegium zusammen, das sich blind verstand und bis heute kaum einmal durch personelle Wechsel aus dem Lot gebracht wurde.

Dank dieser Kontinuität haben wir in mehr als zwei Jahrzehnten ein perfektes Teamwork mit einem hochsensiblen Meldesystem aufbauen können, mit dem wir das Risiko schwerer Verletzungen bestmöglich minimieren.

Wenn den Physiotherapeuten irgendeine Unregelmäßigkeit, irgendetwas Alarmierendes auffiel, erfuhr ich das sofort, oft schon, bevor der Spieler selbst etwas merkte. Und wenn sie mir sagten, dieses oder jenes Gelenk sei nicht frei beweglich, ich möge es mitbehandeln – dann wusste ich, dass sie recht hatten.

Es sind zwei vollkommen unterschiedliche Welten, in denen ich mich bewegt habe. Wenn man mich fragt, was denn all die Jahre mehr Spaß gemacht habe, Länderspiele und die großen Turniere mit der Nationalmannschaft oder die langen Saisons mit Bayern München und all ihren Höhepunkten, dann kann ich mit gutem Gewissen sagen: Es hat sich wundervoll die Waage gehalten, weil beides seinen ganz eignen Charme besitzt. Es fängt schon damit an, dass die Stimmung in der Nationalmannschaft ganz anders ist als bei jedem Bundesligaklub. Vor jedem Länderspiel und jedem Trainingslager gibt es bei Spielern, Trainern und Betreuern eine ehrliche, aufrichtige Wiedersehensfreude. Die Nationalspieler treffen sich untereinander selten, umso mehr schätzen sie die Atmosphäre bei der Nationalmannschaft und lassen sie sich nicht durch unsinniges Konkurrenzdenken verderben.

Die Rivalitäten zwischen den Fußballern angeblich »verfeindeter« Vereine werden eher in der Presse hochgekocht als in der Mannschaft ausgetragen. Ich jedenfalls habe es nie erlebt, dass zwischen den Spielern von Borussia Dortmund und Bayern München oder früher zwischen den Bayern und den Bremern, den Kölnern oder den Gladbachern schlechte Stimmung geherrscht hätte. Stattdessen geben bei der Nationalmannschaft Spaßmacher wie Thomas Müller den Ton an. Thomas ist ein völlig verrückter Golfnarr, ohne seine Schläger kommt er überhaupt nicht zur Nationalelf, und dann spielt er bis zum Umfallen Golf in den Gängen der Hotels. Er hat dafür eine interessante Vorrichtung, ein sogenanntes Putting Hole. Dessen Rand senkt sich ab und lässt den Golfball passieren – natürlich nur, sofern man gut gezielt hat –, der Rand richtet sich sofort danach dann wieder auf und die Kugel ist versenkt. Das spielen Thomas und seine Kumpels bei jeder Gelegenheit, um die langen Wartezeiten in den Trainingslagern zu verkürzen, und feixen dabei wie grüne Jungs.

Bei all dem Spaß sind die Spieler doch mit großem Ernst bei der Nationalmannschaft. Die wilden Zeiten – ich denke an ein berüchtigtes Trainingslager am Schluchsee im Schwarzwald, das in »Schlucksee« umgetauft wurde – sind lange vorbei, das habe ich gar nicht mehr erlebt. Heute sind das alles hochdisziplinierte, junge Kerle, absolute Profis. Sie kennen ihre Trainings- und Diätpläne genau und kämen nie auf den Gedanken, einen Behandlungstermin zu schwänzen.

Beim DFB-Team bin ich in einem herrlichen Dilemma: Einerseits will ich als Arzt immer helfen. Andererseits freue ich mich jedes Mal darauf, dass meine Hilfe bei der Nationalmannschaft nicht so akut gebraucht wird wie im Verein. Denn es werden in aller Regel nur gesunde oder leicht verletzte Spieler mit vergleichsweise schnell zu kurierenden Blessuren zu den Länderspielen geschickt. Deswegen ist meine Arbeit beim DFB eine andere als bei Bayern München. Sie folgt immer einem festen Ritual. Zunächst werden die Spieler durchgecheckt, die mit leichten Beschwerden gekommen sind, sodass sich unser medizinisches Betreuerteam einen gründlichen Überblick über die körperliche Verfassung der Mannschaft verschaffen kann. Ich frage die Spieler nach eventuellen Problemen in den vergangenen Wochen und Tagen. Dann besprechen wir, wie mit jedem einzelnen zu verfahren und wie zu trainieren ist: Wo liegt die Belastungsgrenze? Braucht der eine oder andere noch eine Regenerationseinheit oder sollte er vielleicht besser pausieren, Fahrrad-Ergometer-Training oder Wassertraining absolvieren? Das wird immer im Team besprochen. Und dann hoffen wir alle gemeinsam, dass wir beim bevorstehenden Spiel oder Turnier von schweren Verletzungen verschont bleiben – also möglichst wenig helfen müssen.

Ich fühle mich im Kreis der Nationalspieler sehr wohl. Das ist wie eine zweite oder dritte Familie für mich, eine einträchtige Gemeinschaft, die an einem Strang zieht und gar nicht weiß, was Intrigen sind. Dafür sorgt schon der strategisch denkende Oliver Bierhoff, der sehr gut weiß, wie Mannschaften funktionieren, und der deswegen zum Beispiel verfügt hat, dass es keine feste Sitzordnung beim Essen gibt.

Ich glaube, dass die Sympathie und die Wertschätzung, die ich für die Nationalmannschaft habe, auf Gegenseitigkeit beruhen. Ich spüre eine ehrliche Freude, wenn die Spieler mich wiedersehen und mit großem Hallo begrüßen. Für Sepp Schmitt, die anderen Ärzte, die Physios und mich ist es ganz selbstverständlich, dass wir uns nicht zu wichtig nehmen: Wir sind die Betreuer, die Titel gewinnen die Spieler – und auch deswegen sieht man uns selten auf Siegerfotos.

Auch mein Verhältnis zu den Nationaltrainern war immer ausnahmslos gut. Es hat niemals Konflikte oder Streit gegeben. Berti Vogts sagte einmal zu mir: »Ihr seid die Ärzte, wir sind die Trainer, macht ihr eure Sache, so gut ihr könnt. Wir funken euch da nicht hinein, weil wir sowieso keine Ahnung von Medizin haben.« Ich bin nie unter Druck gesetzt worden, musste nie mit Widerspruch rechnen und konnte mich – natürlich zum Wohle der Mannschaft und der Spieler – immer durchsetzen, selbst in den schwierigsten Momenten.

Als Michael Ballack, der Kapitän der Nationalmannschaft 2006 und ihr vermeintlich stärkster Spieler, kurz vor dem Eröffnungsspiel der Weltmeisterschaft ernsthafte Probleme hatte, sagte ich zu Jürgen Klinsmann, dass Ballack nicht einsatzbereit sei. Michael saß daneben. Jürgen drehte sich zu ihm hin und meinte nur: »Michael, du wirst verstehen, dass ich dich nicht spielen lassen kann. Wenn der Doktor sagt, dass du nicht aufs Feld darfst, dann ist das so.« Klinsmann hätte ja auch sagen können, die Meinung des Arztes interessiere ihn nicht, er brauche Ballack dringend und werde es mit ihm versuchen. Dann hätte er allerdings eine eigene Erfahrung in Frage gestellt. Denn mit ihm und seiner Krankengeschichte hatte meine offizielle Karriere als Mannschaftsarzt der deutschen Nationalmannschaft angefangen.

Die Europameisterschaft in England 1996 war mein erstes großes Turnier als Arzt der Nationalmannschaft. Wir hatten eine super Truppe, eine tolle Zeit, und Berti Vogts machte einen richtig guten Job. Er hielt die Zügel fest in der Hand, stellte die Spieler gut ein, ließ exzellent trainieren und hatte genauso viel Vertrauen in mich wie Franz Beckenbauer. Und Europameister wurden wir angesichts dieser Voraussetzungen fast zwangsläufig. Es war also ein Auftakt nach Maß, wie ich ihn mir schöner nicht hätte wünschen können. Dabei sah es zunächst gar nicht danach aus. Jürgen Klinsmann, einer der großen Stars der Mannschaft, verwandelte im Viertelfinale gegen Kroatien zunächst einen Handelfmeter, verletzte sich dann aber und musste vom Platz. Er hatte einen Muskelfaserriss in der Wade, eine unschöne Sache, die üblicherweise mindestens zehn, eher zwölf oder vierzehn Tage dauert. Bis zum Finale hatten wir aber nur neun Tage. Das Halbfinale, das wir nach Elfmeterschießen dramatisch gegen Gastgeber England gewannen, war für Jürgen illusorisch. Aber ihn zum Finale wieder fit zu bekommen, war mein erklärtes Ziel, auch wenn das eigentlich unmöglich war und allen meinen eigenen Erfahrungen widersprach.

Gemeinsam mit Hans Montag entschied ich mich für eine Art Dauertherapie: Wir behandelten Jürgen Klinsmann alle acht Stunden, auch nachts. Wir weckten ihn, er döste weiter, während Hans mit Friktionen das fingerdicke Muskelbündel, in dem sich der Faserriss befand, lockerte. Friktionen sind kleine Quer- und Längsdehnungen des Muskels, der gelockert werden muss, damit er seine Spannung verliert und nicht mehr aktiv an der Kraftentwicklung der Wadenmuskulatur teilnimmt. Es ist ungefähr so, als würde man eine Gitarrensaite so stark lockern, bis sie nicht mehr klingt. Das wollten wir unbedingt schaffen. Gleichzeitig setzte ich meine Injektionen in das Bündel, um den Lockerungsprozess zu unterstützen und den Heilungsprozess zu beschleunigen. Es war eine doppelte Behandlung, die nur durch die hohe Kunst von Hans Montag zum Erfolg werden konnte. Jeweils eine Stunde lang bearbeitete er das Muskelbündel – natürlich unter Aussparung der engeren Verletzungsregion –, dehnte es mit den Daumen quer, dehnte es längs, einmal längs, einmal quer, immer und immer wieder, Millimeter für Millimeter, eine Geduldsprobe und Präzisionsarbeit.

Nach ein paar Tagen bin ich in der Dämmerung mit Jürgen in den Regent Park in London gefahren, um mit dem Lauftraining zu beginnen. Das sollte keiner wissen, wir wollten nicht, dass unser Finalgegner Tschechien Wind von Klinsmanns Fortschritten bekam. Die ganze Welt wollten wir im Ungewissen lassen, jeder sollte glauben, Jürgen sei aus dem Rennen und unterstütze die Mannschaft nur noch moralisch. Ich bestimmte das Tempo, Jürgen lief neben mir her, keiner sah uns, niemand entdeckte uns, selbst die Journalisten von der englischen Boulevardpresse nicht, weil es hochgradig unwahrscheinlich war, dass Klinsmann nach dieser Verletzung mit mir durch den Regent Park joggte. Jeden Tag fuhren wir zum Laufen und konnten langsam das Tempo steigern, denn Jürgen machte gute Fortschritte. Immer schneller wurde er, ohne Beschwerden zu bekommen. So gut ging das, dass ich Berti Vogts sagen konnte:»Es besteht Hoffnung, aber ich entscheide mich erst kurz vor dem Spiel im Stadion.« Berti ließ sich drauf ein, obwohl kein Trainer das gerne macht. Trainer wollen Gewissheit und spätestens zwei Tage vor dem Match die Mannschaftsaufstellung im Kopf haben. Bei Jürgen aber ging es nicht um Tage, es ging um Stunden.

Dann kam der 30. Juni 1996, der Tag des Endspiels im Wembley-Stadion in London. Ich ließ Jürgen Klinsmann warmlaufen, beobachtete ihn haargenau: das erste Mal am Ball – noch einmal eine höhere Belastungsstufe –, Pässe, Sprints, es wurde klar: Er ist schmerzfrei. Die Mannschaften kamen aus den Katakomben, und Jürgen Klinsmann, der Kapitän unserer Nationalmannschaft, war als Erster im Bild. Die Tschechen konnten es nicht fassen. Und ich stand am Spielfeldrand und hoffte, dass Jürgen durchhalten würde. Ich muss gestehen, dass ich kurz gebangt habe, ob der Faserriss auch gut verheilt wäre beziehungsweise ob der Muskel schmerzfrei bleiben würde – aber meine Nervosität verflog schnell, weil ich sicher war, richtig entschieden zu haben. Und Jürgen Klinsmann spielte tatsächlich bis zum Schlusspfiff. Oliver Bierhoff erzielte in der 95. Minute das Golden Goal und wir waren Europameister!

Diese EM bedeutete Schwerstarbeit für die medizinische Abteilung. Es gab ständig schlimme Verletzungen, bei Steffen Freund riss das Kreuzband, bei Jürgen Kohler das Innenband. Thomas Helmer bekam derart viele Schläge ab, dass er einmal sogar vom Platz getragen werden musste. Hans Montag vollbrachte an ihm eine Meisterleistung und schaffte es, ihn für das nächste Spiel gerade so wieder fit zu bekommen. Was diese Spieler in England durchmachen mussten, verdient meinen höchsten Respekt. Sie wollten unbedingt spielen, ganz gleich, wie lädiert sie waren – und liefen in einer Verfassung auf dem Platz, in der die meisten anderen Menschen gestreikt hätten.

Das Turnier in England gehört gewiss zu den schönsten, die ich mit dem DFB-Team erleben durfte. Die Mannschaft hatte einen unbändigen Willen, leistete Unglaubliches, war gespickt mit starken Charakteren wie dem coolen Stefan Reuter, dem klugen Oliver Bierhoff oder dem mitreißenden Thomas »Icke« Häßler. Das waren gute Jungs, die einen fantastischen Teamgeist entwickelten, einen zupackenden Gemeinschaftsgeist, der bei den nächsten Turnieren fehlen sollte. Die Nationalmannschaft geriet in eine Krise, ging 1998 bei der Weltmeisterschaft in Frankreich im Viertelfinale gegen Kroatien unter, konnte 2002 in Japan und Korea trotz der Endspielteilnahme niemanden so recht begeistern, spielte bei der Europameisterschaft 2000 in Belgien und den Niederlanden schlecht und bei der EM 2004 in Portugal noch viel schlechter. Danach war es höchste Zeit für ein Märchen mit Happy End. Und 2006 sollte es wahr werden.

Mit dem Sommermärchen begann eine neue Erfolgsära

Sommermärchen: Dieser Begriff ist keine Übertreibung für die Wahnsinn-Weltmeisterschaft, die ich 2006 in Deutschland erleben durfte. Das fing schon mit dem Eröffnungsspiel in unserer Münchner Allianz-Arena an. Als wir ins Stadion fuhren, war es so nasskalt, wie es die ganze Zeit zuvor gewesen war, ein scheußliches, scheinbar unendliches Aprilwetter. Als die Partie abgepfiffen wurde, war es plötzlich gefühlte 20 Grad wärmer. Die Sonne strahlte über Deutschland, und genauso sollte es die nächsten vier Wochen bleiben – das erste märchenhafte Wunder gleich zu Beginn, von allerhöchster Stelle veranlasst.

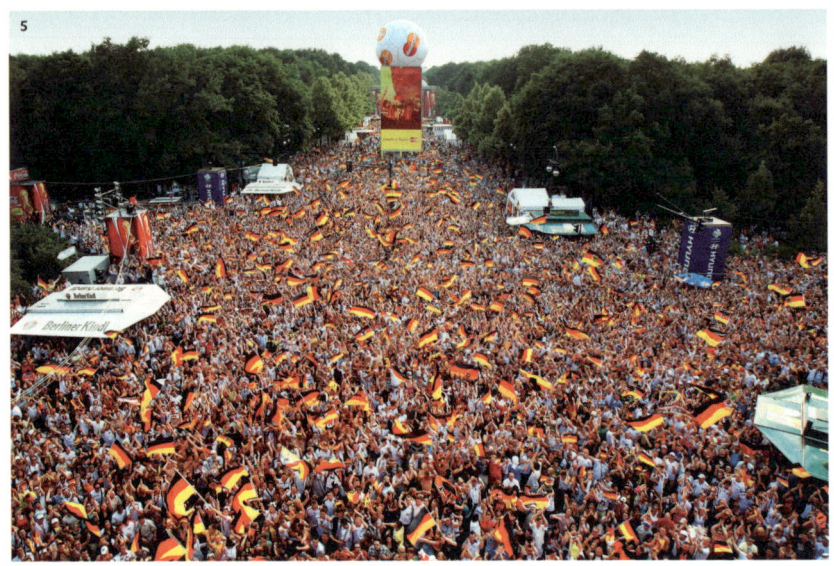

5 2006: Nach dem Spiel um den dritten Platz entschieden der Trainer, der Manager und die Mannschaft, sich in Berlin von den Fans zu verabschieden. Wir wurden von über einer Million begeisterten Fans gefeiert.

Das Turnier 2006 war viel mehr als nur Fußball. Es war ein gesellschaftliches Ereignis. Ich empfand es als eine Zeitenwende. Unser Land zeigte sich von seiner besten, fröhlichsten, sympathischsten Seite, und die Welt staunte: So konnte Deutschland also auch sein, so ausgelassen, so herzlich, so feierfröhlich. In jeder Stadt, in der Spiele stattfanden, gab man sich die größte Mühe, die Gäste mit offenen Armen zu empfangen. Bei jedem Public Viewing herrschte eine unglaubliche Freudenstimmung, im ganzen Land schien eine einzige Verbrüderungswelle mit allen Nationen dieser Erde stattzufinden. Es begeistert mich bis heute, wenn ich an diese phänomenale Atmosphäre denke. Die Nationalmannschaft logierte zwar abgeschottet in einem luxuriösen Hotel in Berlin. Doch auch wir bekamen natürlich die Stimmung in unserem Refugium hautnah mit und ließen uns von ihr beflügeln, ja berauschen.

Mit Jürgen Klinsmann, dem Bundestrainer, verstand ich mich hervorragend. Wieder war ein absolutes Vertrauen das Fundament unserer Zusammenarbeit, und die neuen Trainingsmethoden, die er eingeführt hatte, fand ich fabelhaft. Die Gummibänder zum Beispiel, mit denen die Spieler ihre Beine umklammerten, um dann gegen den Widerstand zu arbeiten, wurden damals von vielen als Hokuspokus belächelt. Heute sind sie überall Standard. Wir bekamen von einem Berliner Tennisclub eine große Halle bereitgestellt, in der wir das Krafttraining und die Dehnübungen absolvierten. Jürgen ließ kalifornische Surfmusik spielen, sodass die Grundstimmung automatisch gut war. Schlechte Laune konnte hier wirklich niemand haben.

Für Michael Ballack, den Kapitän der Mannschaft, begann die WM dennoch tragisch. Ich diagnostizierte bei ihm kurz vor dem Eröffnungsspiel gegen Costa Rica ein funktionelles Kompartmentsyndrom, eine seltene Muskelverletzung, die nicht einfach zu diagnostizieren ist – Franz Beckenbauer hätte wohl gesagt: »Aha, da hat der Mull schon wieder etwas Neues entdeckt oder vielleicht auch erfunden, von dem die Welt bisher nichts gewusst hat.« Bei einem funktionellen Kompartmentsyndrom zieht sich der Muskel anhaltend zusammen und wird dadurch dicker und härter, das aber nur bis zu einem bestimmten Grad. Die Faszien nämlich, die den Muskel umhüllen, sind unnachgiebig und lassen eine weitergehende Wölbung nicht zu. Die Folge ist, dass der Druck im Muskel steigt und so groß werden kann, dass die Durchblutung behindert wird und der Muskel unter einer Sauerstoffnot leidet. Das ist sehr schmerzhaft und wird bei Belastung noch deutlich schmerzhafter.

Michael Ballack war unfassbar niedergeschlagen – und wurde noch viel wütender, als ich ihm diese Diagnose mitteilte und Jürgen Klinsmann ihm unmittelbar vor dem Eröffnungsspiel sagte, dass er ihn nicht aufstellen könne. Er ist ausgerastet, hat die Tür zugeschmissen, dass es nur so gekracht hat – die Risse in der Wand müssten immer noch zu finden sein –, doch im Nachhinein hat er mir recht gegeben. Michael ist bis heute mein Patient, und ein Wort des Vorwurfs habe ich mir von ihm niemals anhören müssen.

Jeder weiß, dass wir an unserem ganz großen Ziel, den Weltmeistertitel im eigenen Land zu gewinnen, haarscharf vorbeigeschrammt sind. Die Italiener und der Fußballgott hatten im Halbfinale etwas dagegen. Doch wie es in einem Märchen nun einmal so ist, gab es für uns doch ein glückliches Ende: Wir gewannen unser Spiel und Platz drei in Stuttgart souverän mit 3:1 gegen Portugal, dachten uns, dass es jetzt mit der WM vorbei sei und wir alle in den Urlaub fahren würden – und hatten unsere Rechnung ohne die Stuttgarter gemacht. Sie feierten uns wie die Weltmeister. Die ganze Stadt stand Kopf, die Straßen waren voller dankbarer, ausgelassener Menschen. Es war unfassbar, was hier für uns veranstaltet wurde.

Dann flogen wir nach Berlin, um uns vor dem Brandenburger Tor von unseren Fans zu verabschieden. Und diese fantastische Stimmung setzte sich fort, mit einer Million Menschen, die uns begeistert zujubelten. Ich glaube, noch nie in der Geschichte der Fußballweltmeisterschaften ist ein Drittplatzierter so enthusiastisch gefeiert worden wie wir damals in Berlin. Ich stand an diesem 10. Juli 2006 gerührt und voller Glücksgefühle auf der Tribüne vor dem Brandenburger Tor und glaubte, gerade den Höhepunkt meiner wunderbaren Liaison mit der deutschen Nationalmannschaft zu erleben. Doch da irrte ich mich gewaltig.

Joachim Löw
»Medizin, Therapie und Heilen, das ist sein Leben«

Als ich 2004 als Assistent von Jürgen Klinsmann bei der National-mannschaft angefangen habe, war Hans-Wilhelm Müller-Wohlfahrt schon da. Und jetzt – 13 Jahre später – ist er immer noch da. Das sagt eigentlich alles aus über unsere Zusammenarbeit, die von größtem gegenseitigen Respekt und Vertrauen geprägt ist. Mull, wie wir ihn in unserem Kreis nennen, ist eine Institution.

Für mich ist er als Mediziner und Orthopäde aufgrund seiner Fachkompetenz und Erfahrung über jeden Zweifel erhaben. Be-sonders imponierend finde ich, dass er die richtige Diagnose bereits nach der allerersten Untersuchung stellt, ohne dass er sich durch moderne MRT-, CT- oder Röntgenverfahren vergewissern müsste. Er macht das mit seinen Händen, die irgendetwas Magisches haben müssen, mit seiner Erfahrung und mit seiner Intuition. Ich glaube, dass viele Sportler ihre erfolgreichen Karrieren ohne ihn nicht so hätten durchlaufen können.

Mull ist ein wichtiger Ratgeber für uns Trainer, die wir in aller-erster Linie die sportlichen Ziele verfolgen müssen, und ein ent-scheidendes Gegengewicht. Er ist derjenige, der nicht nur auf den sportlichen Erfolg schaut, sondern auf die Gesundheit der Spieler. Und die hat auch für mich höchste Priorität. Ein Spieler ist nur dauerhaft und über einen längeren Zeitraum bei dieser hohen Be-lastung leistungsfähig, wenn jemand auch manchmal seine schüt-zende Hand über ihn hält und sagt, dass es besser ist, wenn der Spieler vielleicht noch eine Woche oder zwei pausiert. Wenn er mir also den Rat gibt, ein Spieler soll nicht spielen, dann werde ich diesem Rat folgen. Wenn er mir sagt, der Spieler ist einsatzfähig, da kann nichts passieren, dann weiß ich, dass es so ist.

Besonders eindrucksvoll war das vor und während der WM 2014. Manuel Neuer hatte sich im DFB-Pokalfinale an der Schulter verletzt. Müller-Wohlfahrt riet dazu, ihn nicht von Beginn an ins Trainingslager mitzunehmen, der Spieler sollte erst mal ein wenig abschalten und runterkommen. Der Plan war, dass sich Manuel Neuer in Ruhe in München behandeln lassen und dort ein spezielles Training absolvieren sollte. Es ist nicht immer leicht, solche Empfehlungen anzunehmen, weil man als Trainer im Trainingslager am liebsten von Anfang an alle Spieler zusammenhaben möchte. Dennoch bin ich diesem Rat gefolgt, weil ich wusste, dass Mull mit dem, was er sagt, recht haben würde. Es war zu befürchten, dass wir beim ersten WM-Spiel gegen Portugal nicht mit Manu würden rechnen können, wenn er jetzt nicht diese Tage in München bekäme, um sich behandeln zu lassen. In den Medien hieß es bereits, es grenze an ein Wunder, wenn Neuer mit nach Brasilien reisen würde. Wir wissen ja alle, wie es dann gekommen ist.

Bastian Schweinsteiger hatte sich ebenfalls einige Wochen vorher verletzt und konnte im Trainingslager nur Lauftraining absolvieren – stets unter der direkten Anleitung des Doc. Häufig hat der ihn sogar beim Laufen begleitet, um die Belastung richtig zu steuern. Unsere Einschätzung war, dass es Bastian zwar schaffen würde, im Laufe des Turniers wieder voll einsatzfähig zu werden. Genauso gut aber wussten wir auch, dass es konditionell und kräftemäßig wahrscheinlich nicht für sieben knapp aufeinanderfolgende Spiele auf allerhöchstem Niveau reichen würde.

Bastis Pendant im Mittelfeld, Sami Khedira, hatte ebenfalls seine Vorgeschichte mit einem Kreuzbandriss, den er sich im November 2013 bei einem Freundschaftsspiel in Italien zugezogen hatte. Ich habe die Situation mit Mull besprochen, danach war mir klar, dass wir zumindest in der Anfangsphase des Turniers Bastis und Samis Part untereinander aufteilen mussten. Die beiden würden es nicht schaffen, sieben Spiele bei höchster Belastung in Topform zu bestreiten. Also kamen sie im Wechsel zum Einsatz. In der Endphase des Turniers ging es dann um die entscheidende Frage, ob es für das Halbfinale und das Finale reichen würde. Auch hier hat Mull recht behalten, als er sagte, Schweinsteiger wird das machen, wir werden ihn brauchen, er wird wichtig sein und er wird auch drei oder vier Spiele spielen können. Wir waren beide davon überzeugt, dass Bastian das schafft, und dann wurde ausgerechnet das Finale das Spiel seines Lebens.

Sami hatte mit Blick auf das Finale weniger Glück. Er klagte im Abschlusstraining plötzlich über muskuläre Probleme. Gemeinsam mit Mull fiel die Entscheidung, jetzt nicht alles riskieren zu wollen. Es machte mehr Sinn, wenn er sich jetzt behandeln lassen würde. Wir hatten nur noch etwa 24 Stunden bis zum Finale. Mull meinte, er würde ihn beim Aufwärmtraining beobachten und dann entscheiden. Ich habe die ersten zehn Minuten des Aufwärmens beobachtet, und Sami hat mir das Signal gegeben, dass alles ok sei. Sami Khedira war ja ein ganz wichtiger Teil unserer Mannschaft, auch für dieses Finale, und er wollte natürlich unbedingt spielen. Dann bin ich in die Kabine und plötzlich kommen Sami und Müller-Wohlfahrt, die anderen Spieler waren noch draußen. Sami sagte, dass er nicht hundertprozentig sicher sei, und Mull meinte, wir könnten es nicht riskieren, beim WM-Finale, das über 120 Minuten gehen kann, vielleicht schon nach zehn Minuten wechseln zu müssen. Er rate daher davon ab, Sami spielen zu lassen.

Schweren Herzens haben wir uns dann gemeinsam entschieden, ich glaube innerhalb von einer Minute, dass Khedira nicht spielt und stattdessen Kramer kommt – wirklich schweren Herzens, denn ich wollte es in dem Moment auch nicht so richtig verstehen. Da steht man im WM-Finale. Da schießt einem schon mal der Gedanke durch den Kopf, dass man doch ein höheres Risiko eingehen kann, wenn es um so viel geht. Aber vom Ende aus betrachtet, war alles genau richtig, denn es hätte uns wahrscheinlich sehr viel mehr Probleme während des Spieles bereitet, wenn wir früher hätten auswechseln müssen. Vielleicht hätten wir hinten raus keine Option mehr gehabt. Das Wechsel-Kontingent wäre ausgeschöpft gewesen, wir hätten, wie geschehen, nicht mehr kurz vor Abpfiff der Verlängerung noch einmal wechseln können.

Medizin, Therapie und Heilen, das ist sein Leben, das ist Müller-Wohlfahrt. Man sucht bei ihm ja manchmal eine andere Beschäftigung, ein Hobby, das er vielleicht hat. Und wenn man mit ihm mal über Urlaub reden will oder über Freizeit, dann merkt man, wie wenig er sich diese freie Zeit in den letzten Jahren geleistet hat. Ich treffe ihn ja immer nur, wenn wir bei der Arbeit sind. Rund um die Länderspiele und die Turniere habe ich mit ihm nur beruflich zu tun. Und ihn als Mensch oder als Freund einzuschätzen ist für mich gar nicht so einfach, aber ich glaube, die Tugenden, die er als Mediziner tagtäglich vorlebt, sind auch die des Menschen Müller-Wohlfahrt. Er ist zuverlässig und seriös, aber er hat auch eine gewisse Art von Humor und eine Leichtigkeit in dem, was er tut. Er wirkt nie angestrengt. Er ist immer mit Freude dabei. Man hat bei ihm auch nie das Gefühl, die Arbeit würde ihm über den Kopf wachsen. Er hat einfach so eine positive Einstellung, er wirkt jugendlich und sehr energievoll, und das strahlt er auch in unserem Kreis aus. Man vertraut ihm, man würde ihm auch andere Dinge anvertrauen.

Man spürt in allen Gesprächen mit ihm, dass er seine Leidenschaft, ja sein Leben der Medizin, der Gesundheit, dem Sport, den Sportlern und seinen Patienten widmet. Er hat eine große Passion für das, was er tut, und er ist jemand, der rund um die Uhr für die Menschen, die er behandelt, da ist. Er genießt deswegen auch in unserem Kreis bei Spielern, Trainern und beim Team hinter dem Team einen enormen Respekt, er hat eine sehr hohe Akzeptanz. Er ist eine Autorität. Mull ist einmalig.

Joachim Löw

Oliver Bierhoff
»Er hat etwas Künstlerisches und ist menschlich unglaublich fein«

Ich habe ihn als junger Spieler kennengelernt, und mir ist gleich aufgefallen, wie sehr er mit Leidenschaft Arzt ist. Das hat mich begeistert. Wie viel er zu tun hatte, erkannte man daran, dass man damals in seiner alten Praxis oft wirklich sehr lange warten musste. Das hat sich mittlerweile aufgrund der vielen Assistenten gebessert. Trotz des Stresses: Wenn er dann zu einem kommt, ist er voll bei dir, man spürt die Kompetenz und diese unbedingte Bereitschaft, helfen zu wollen. Wann auch immer ich ernsthafte Probleme oder Schmerzen hatte, war ich bei Mull, und er hat den für mich besten Weg gesucht und war sich nicht zu schade, weitere Experten zu befragen und deren Meinung zu hören. Ich bin nie aus seiner Praxis gegangen und hab mir gedacht: Oh, ich weiß nicht, ob das was wird. Im Gegenteil, er stärkt den Glauben in die Heilung und zeigt den Weg dahin auf und begleitet dich. Das ist neben der ärztlichen Betreuung so wichtig, weil auch der Geist und die Stimmung wichtige Aspekte des Heilungsprozesses sind. Auch das ist eine seiner ganz großen Stärken.

Immer wieder hört man, fast vorwurfsvoll, er sei ein »Promiarzt«. Auch wenn viele Promis zu seinen Patienten zählen, erkennt man das nicht an seinem Verhalten. Er ist weder ein Smalltalker, noch einer, der die Schickimicki-Szene sucht und sich da wohlig gerne bewegt. Im Gegenteil. Er lebt allein für seine Medizin, 24 Stunden. Selten habe ich gesehen, dass er sich mit anderen Dingen beschäftigt hätte. Dabei hat er etwas Künstlerisches – ich will nicht sagen Weltfremdes, aber er ist in seiner eigenen Welt und hat vielleicht für andere Gedanken oder Diskussionen keinen Raum. Dabei ist er menschlich unglaublich fein.

Er braucht die Anerkennung, das Vertrauen und die Wertschätzung, weil er einfach alles als Arzt gibt, und für ihn ist dabei weder Geld noch irgendein Geschäft wichtig, er möchte einfach nur helfen und den Athleten gewinnen sehen. Als Usain Bolt die Goldmedaille zeigte und ihm widmete, war das eine große Wertschätzung für ihn. Wenn er sieht, dass einer der Spieler, die er behandelt hat, wieder spielen kann und dann zu ihm kommt und sagt:»Mull, wie haben wir das denn hinbekommen?«, dann freut er sich unglaublich über die Anerkennung.

Ein gutes Beispiel ist die Verletzung von Sami Khedira in Turin, bei dem ein Kreuzbandriss diagnostiziert wurde. Mull hat dann sofort einen unglaublichen Druck gemacht und wollte, dass nachts noch eine Untersuchung erfolgte, damit Khedira am nächsten Morgen direkt mit einem Privatflieger nach München geflogen und am Nachmittag operiert werden konnte. Ohne diesen intensiven Druck hätte Sami wahrscheinlich keine WM gespielt. Ein anderer Arzt würde vielleicht gesagt haben, jetzt schauen wir mal, morgen fahren wir nach Hause. Dann wären wieder vier, fünf Tage verloren gewesen, die am Ende aber auch entscheidend sein können. Da ist er unglaublich, will immer das Maximum herausholen. Dabei möchte er nicht immer bequem sein. Seine klare Meinung äußert er auch gegenüber dem Trainer, was nicht immer einfach für einen Trainer ist. Dabei gibt er klare Ziele vor, indem er sagt: Pass auf, wir machen das so und so, in drei Tagen kann der wieder spielen, oder er braucht sieben Tage, oder das ist nicht mehr möglich.

Für mich kam das mit Guardiola nicht überraschend, wobei ich solch eine Eskalation nicht erwartet hatte. Bei Mull merkt man immer schnell, wie er mit den Trainern tickt und wie er die Wertschätzung und das vollkommene Vertrauen des Trainers braucht. Er hat bei den Bayern die medizinische Abteilung als seine Verantwortung empfunden und dem als Perfektionist entsprechend große Bedeutung beigemessen. Die Situation mit Guardiola hat sich immer mehr zugespitzt, und ich hätte ihm in dieser Situation vielleicht ein bisschen mehr Lockerheit gewünscht. Am Ende kommen ja ohnehin alle weiter zu ihm. Aber es traf ihn persönlich in seiner beruflichen Ehre, und er konnte und wollte es nicht nüchtern und rein beruflich betrachten. Die fehlende Rückendeckung der Bayernführung in diesem Moment hat ihn schwer getroffen, aber auch das ist ja mittlerweile bereinigt.

Oliver Bierhoff

Der Triumph in Brasilien
Deutschland wird Weltmeister

Die WM in Brasilien ist zum unvergesslichen Turnier geworden! Auch wenn es anfangs wirklich gar nicht danach aussah, passte alles: die Atmosphäre, der Team-spirit, das paradiesische Campo Bahia. Joachim Löw und Oliver Bierhoff haben der Nationalmannschaft diesen besonderen Geist eingehaucht.

Die Nachricht war ein nationaler Schock. Am späten Abend des 11. Juli 2006, zwei Tage nach dem Ende des Sommermärchens, erschütterte eine Eilmeldung das deutsche Fußballvolk: Jürgen Klinsmann tritt mit sofortiger Wirkung als Bundestrainer der deutschen Nationalmannschaft zurück.

Er sei ausgebrannt und brauche dringend eine Pause. So lautete die Begründung, die Fassungslosigkeit und Entsetzen unter den Fans auslöste. Allerdings sollte mit Klinsmanns Ausscheiden keineswegs eine glorreiche Zeit zu Ende gehen, sondern vielmehr eine neue beginnen: Denn bereits seit 2004 hatte Klinsmann als Co-Trainer Joachim »Jogi« Löw an seiner Seite. Löw war zu dieser Zeit schon in der Mitverantwortung und hatte neben dem Manager Oliver Bierhoff wichtige Aufbauarbeit geleistet. Damit war der Grundstein für eine neue Erfolgsära gelegt.

Auch mit Jogi Löw habe ich immer außerordentlich harmonisch zusammengearbeitet. Dabei könnte es zwischen einem Nationaltrainer und seinem Mannschaftsarzt so viele mögliche Reibungspunkte geben, so viele Anlässe, gegensätzlicher Meinung zu sein, doch zwischen Jogi, dem Team und mir gab es immer eine hervorragende Übereinstimmung. Und das ist vor allem Löws Verdienst, denn er vertraut mir und wird nicht müde, das vor der versammelten Mannschaft immer wieder zu betonen.

Er lässt auch andere Meinungen gelten, und wenn wir bei unseren Besprechungen zusammen sitzen und über die Verletzten sprechen, lässt er mich immer ausreden, hört geduldig zu und beendet die Sitzung dann mit seinem Standard-Schlusswort:»Okay.« Einfach nur»okay«. Das ist seine Art, Respekt und Anerkennung gegenüber der medizinischen Abteilung auszudrücken.

Für einen Trainer ist Jogi Löw außergewöhnlich zurückhaltend, immer ruhig, niemals provozierend. Er hetzt niemals gegen andere Mannschaften, schafft keine kriegerische Atmosphäre, erfüllt seine Vorbildfunktion, spricht immer vermittelnd und zeigt größten Respekt gegenüber Spielern, Ärzten und Physiotherapeuten. Er bewahrt auch in kritischen Momenten die Ruhe, wirkt nie aggressiv und verliert nie die Selbstbeherrschung, trifft stattdessen seine Entscheidungen überlegt und stellt die Gesundheit der Spieler immer über seine Wünsche als Trainer – einen angeschlagenen Spieler würde er niemals aufstellen. Jogi ist sehr anspruchsvoll, sein Umfeld muss seinen hohen Ansprüchen gewachsen sein. Er selbst ist äußerst akribisch in seiner Arbeit. Ich finde, dass Jogi mit seiner ausgeglichenen und ausgleichenden Art als Nationaltrainer eine Idealbesetzung ist.

Im Trainingslager waren die Vorzeichen alles andere als positiv

Vor der Weltmeisterschaft in Brasilien 2014 diskutierte ganz Deutschland über den Gesundheitszustand von Philipp Lahm, Manuel Neuer und Bastian Schweinsteiger. Es herrschte nicht nur in den Medien der Konsens, dass diese drei verletzten Schlüsselspieler unmöglich nach Brasilien mitfliegen könnten. Viele Menschen sahen das als ein zu großes Handicap, um bei diesem Turnier an ein gutes Abschneiden der deutschen Mannschaft glauben zu können – entsprechend ernüchtert war die Stimmung im Vorfeld der Nominierung. Aber ich war in der Lage, die Situation besser einschätzen zu können. An dem Tag, als Jogi Löw die endgültige Liste der nominierten Spieler bekanntgeben musste, rief er mich an und fragte:»Doc, ich muss mich heute entscheiden. Stehst du zu deinem Wort, dass du die drei rechtzeitig hinbekommst? Ich antwortete: »Jogi, du kannst dich auf mein Team und mich verlassen.« So läuft das zwischen uns.

In den heißen Phasen vor den großen Turnieren stimme ich mich mit Jogi Löw genauestens ab. Wir telefonieren oft miteinander, sprechen über die Fitness der Spieler, machen uns Gedanken über die Heilungschancen der Verletzten und reden dabei absolut auf Augenhöhe. Wenn es in dem Team um die Nationalmannschaft mit mir, Prof. Tim Meyer, Dr. Sepp Schmitt, Dr. Hans-Dieter Hermann, unseren Physios, jeder ein Könner seines Fachs, und den Fitnesstrainern Meinungsverschiedenheiten gibt – was selten genug geschieht –, dann nie zwischen Jogi und mir, sondern höchstens zwischen mir und den amerikanischen Fitnesstrainern, die Jürgen Klinsmann zur Nationalmannschaft geholt hatte. In ihrer Fitness-Besessenheit setzten sie sich während der Vorbereitung auf Brasilien einmal über meine Anweisungen hinweg. Die verletzten Spieler sollten härter trainieren, sonst würden sie nicht rechtzeitig fit sein, das fanden die Amerikaner. Sie wollten natürlich in bester Absicht die bestmögliche körperliche Verfassung herausholen, hatten jedoch keine medizinische Ausbildung und konnten folglich Verletzungen und deren Heilungsfortschritte nicht wirklich beurteilen. Sie bekamen ein fürchterliches Donnerwetter von mir zu hören! Denn wenn es um die Gesundheit unserer Spieler geht, hört bei uns jeder Spaß und jede Nachsicht auf. Ich sagte ihnen:»Mit den gesunden Spielern könnt ihr trainieren, wie ihr wollt, aber die Trainingssteuerung während der Reha der Verletzten unterliegt nur den Medizinern. Wir allein tragen die Verantwortung. Die Verletzten unterstehen allein unserer Obhut, das müsst ihr begreifen und akzeptieren.« Jogi Löw hörte sich meine heftige Kritik an, ohne mit der Wimper zu zucken, und sagte dann einen einzigen Satz:»Ich vertraue dem Doc zu 100 Prozent.« Danach war Ruhe.

Wir ließen zum Beispiel Bastian Schweinsteiger mit seinen massiven Patellasehnenproblemen laufen, ohne Ball, ohne Sprints, einfach nur laufen, um erst später die Trainingsintensität langsam zu steigern. Denn wenn man in einer solchen delikaten Situation auch nur einen Fehler macht, wird der Spieler zurückgeworfen, der kontinuierliche Aufbau ist dahin.

Man kann nicht von Jogi Löw sprechen, ohne im selben Atemzug Oliver Bierhoff zu erwähnen. Mit seiner besonnenen, klugen und umsichtigen Art, seiner natürlichen Autorität und Überzeugungskraft und seinen enormen organisatorischen und kommunikativen Fähigkeiten hat er alle davon überzeugt, dass er die ideale Besetzung für den Managerposten bei der Fußballnationalmannschaft ist. Auch unter den Spielern genießt er höchsten Respekt. Sein Wort gilt ohne Widerrede, weil alle wissen, dass er seine Entscheidungen allein nach professionellen Gesichtspunkten trifft. Er behandelt alle Spieler gleich und strahlt dabei eine Souveränität aus, die dem gesamten Team Selbstsicherheit gibt.

Der Tag, an dem ich besondere Hochachtung für Oliver Bierhoff empfand, war jener der schrecklichen Attentate in Paris am 13. November 2015, bei denen 130 Menschen getötet wurden und die Terroristen auch versuchten, das Stade de France anzugreifen, in dem an diesem Abend die deutsche Nationalmannschaft gegen Frankreich spielte. Nachdem zwei Detonationen in der Nähe des Stadions zu hören gewesen waren, was aber kaum jemand einzuordnen wusste, wurde das Spiel fortgesetzt, damit im Stadion keine Panik ausbrach. Als wir vom Platz gegangen waren, brachen die Nachrichten über uns herein. Keiner konnte es im ersten Moment so recht glauben, was geschehen war. Aus Sicherheitsgründen mussten wir bis in die frühen Morgenstunden in der Kabine bleiben, und wir alle waren verunsichert – bis auf einen: Oliver Bierhoff wirkte in diesen Stunden sehr ruhig und souverän. Er telefonierte mit der Kanzlerin und dem Innenminister, informierte uns in regelmäßigen Abständen über den Stand der Dinge, gab uns ein Gefühl von Sicherheit und hielt alle zusammen. Es gelang ihm, einen Flughafentransfer zu organisieren, der uns direkt auf das Rollfeld zum Flugzeug brachte und uns somit einen sicheren Heimweg ermöglichte.

Auch Oliver Bierhoff möchte der Sache dienen. Mit dieser Haltung hat er es geschafft, die Nationalmannschaft zu einer höchst respektierten Marke und zum Aushängeschild des deutschen Fußballs zu formen: »Die Mannschaft« ist inzwischen in vielen Sprachen ein fester, höchstrespektabler Begriff. Oliver Bierhoff war es auch, der die Pläne für die DFB-Akademie auf dem Gelände der Pferderennbahn in Frankfurt ausgearbeitet und diese Idee einer zentralen Kaderschmiede für den Nachwuchs gegen die Bedenken der Landesverbände durchgesetzt hat. Er entwirft hier mit großer Durchsetzungskraft Visionen für die Zukunft.

Ich habe schon so viele große Turniere mit der Nationalmannschaft miterlebt, und man muss es leider so sagen: Die Stimmung vor der WM in Brasilien war alles andere als enthusiastisch. Beim ersten Trainingslager im Passeiertal in Südtirol hat keiner so recht daran geglaubt, dass man mit dieser Mannschaft Weltmeister werden könnte. Dazu war es in der Zeit davor nicht rund genug gelaufen und die Liste der Verletzten und der Wackelkandidaten war zu lang. Bevor ich losfuhr, sagte ich noch halb im Scherz, halb aus Fatalismus zu Imke, meiner rechten Hand in der Praxis:»Es kann sein, dass ich bald wieder da bin, Sie können also ruhig Termine mit Patienten vereinbaren. Und lassen Sie bloß keine Lücke von fünf oder sechs Wochen.«

Die WM-Vorbereitung war gewissenhaft wie immer. Jogi Löw und seine Assistenten kamen mit einem Berg von Videomaterial über mögliche Gegner nach Südtirol, analysierten minutiös Spielsysteme und Spielzüge, besprachen sich pausenlos mit dem ganzen Stab. Es ist schon beeindruckend, auf welchen Kreis von herausragenden Fachleuten ein Bundestrainer heute zurückgreifen kann. Jede Stärke und jede Schwäche einer gegnerischen Mannschaft arbeiten sie bis zum einzelnen Spieler präzise heraus. Ein starker rechter Fuß, ein schwaches Kopfballspiel, eine Vorliebe für Übersteiger oder Hackentricks – unsere Spieler wissen haargenau, mit wem sie es zu tun bekommen. Wenn ich da an meine Anfangszeit bei der Nationalmannschaft oder Bayern München denke, werde ich fast ein wenig sentimental. Denn damals stammte alles Wissen noch aus Sportsendungen, Zeitungen, Fußballübertragungen oder irgendwelchen Karteikästchen.

Ich stand in Südtirol vor gewaltigen Problemen, die drei wohl-
bekannte Namen trugen: Lahm, Neuer, Schweinsteiger, unsere
verletzten Sorgenkinder. Viele Kollegen hielten es für verrückt,
überhaupt daran zu denken, sie mit nach Brasilien zu nehmen:»Das
ist unverantwortlich, Müller-Wohlfahrt ist größenwahnsinnig und
glaubt wohl, er besitze Wunderkräfte. Es geht um die deutsche
Nationalmannschaft, das ganze Land fiebert der WM entgegen, und
Müller-Wohlfahrt setzt unsere Chancen fahrlässig aufs Spiel, indem
er eine halbe Krankenstation über den Atlantik fliegen lässt…« All
das musste ich mir anhören. Doch ich blieb unbeirrt, auch wenn
mein persönliches Risiko immens war. Ging es schief, war der Sündenbock schnell gefunden.

Jogi Löw konnte niemanden mehr nachnominieren, die Frist war
abgelaufen. Ich musste die drei Verletzten also um jeden Preis fit
bekommen und sagte zum Bundestrainer:»Jogi, lass mich machen,
du kriegst die Spieler gerade noch so rechtzeitig, dass sie einen Trainingsaufbau absolvieren und ihre Leistung bringen können. Aber
es wird sehr, sehr eng.« Für Außenstehende mag es gewirkt haben,
als hätte ich mit dem Feuer gespielt. Aber ich war mir absolut sicher,
dass es in enger Zusammenarbeit mit unserem medizinischen
Team – hier sei Klaus Eder besonders hervorgehoben – klappen
würde, während die Verletzten selbst Zweifel hegten. Der gute
Philipp Lahm, der immer das Wohl der Mannschaft und nicht sein
eigenes Ego im Blick hat, sagte zu mir:»Doktor, wenn du meinst,
das wird nichts, dann sag mir das, dann bleib ich eben zu Hause.« –
»Das kommt überhaupt nicht in Frage, du wirst rechtzeitig auf dem
Platz stehen und spielen«, antwortete ich ihm – und erntete nur un-
gläubiges Staunen.

Unser Problem vor großen Turnieren besteht darin, dass die
Spieler nach einer langen Saison müde, vielleicht auch ein bisschen
überspielt und sehr verletzungsanfällig sind. Sie müssen binnen
kürzester Zeit darauf vorbereitet werden, noch einmal drei bis vier
Wochen lang unter höchster Belastung durchzuhalten. Deswegen

haben angeschlagene Spieler in einem Trainingslager vor einer Weltmeisterschaft eigentlich nichts verloren. Vor Brasilien war das aber etwas ganz anderes. Denn ohne die Leistungsträger, Philipp Lahm, Manuel Neuer und Bastian Schweinsteiger fehlten der Nationalmannschaft Herz und Seele.

Manuel Neuer hatte eine hartnäckige Schulterverletzung und durfte überhaupt erst vier Tage vor dem ersten Spiel wieder mit dem Torwarttraining beginnen. Und ich wusste: Bricht die Verletzung wieder auf, dann ist sofort Schluss, Heimreise, Ersatztorwart, großes Geschrei, dann heißt es, das sei ja klar gewesen, was habe sich der Doktor nur dabei gedacht. Bei Philipp Lahm lag der Fall ähnlich. Er war so schwer am Sprunggelenk verletzt, dass er an der ersten Trainingseinheit in Brasilien nicht teilnehmen konnte. Bastian Schweinsteiger hatte Probleme mit der Patellasehne. Unsere einzige Chance bestand darin, die drei Spieler mit aller Besonnenheit und Behutsamkeit ganz langsam Schritt für Schritt wieder aufzubauen. Das kann man sich wie die Sprossen einer steilen, hohen Leiter vorstellen: Man steht unten, schaut nach oben und denkt sich, dass man niemals dort hinaufkommen wird. Doch dann beginnt man, ohne Eile, ohne Hetze und nimmt Sprosse für Sprosse bis zum Ziel.

Auch Bastian Schweinsteiger sollte mir während des Turniers mit seinen Leistungen recht geben. Er verpasste die ersten beiden Partien gegen Portugal und Ghana, stand beim 1:0-Sieg gegen die USA auf dem Platz, wurde danach zum wichtigsten Spieler der Mannschaft und war der Garant dafür, dass wir das Finale gegen Argentinien gewannen.

Das Geheimnis des Erfolges war auch das geniale Campo Bahia – ein Paradies für uns alle

Dass die WM in Brasilien ein so unvergessliches Turnier geworden ist, lag gewiss auch an unserem fantastischen Mannschaftsquartier Campo Bahia. Viele Menschen ahnen nicht, wie viel Planungsarbeit Oliver Bierhoff geleistet hat. Doch spätestens mit dem Coup dieses Camps in der Nähe des Badeortes Porto Seguro im Bundesstaat Bahia, das eigens für uns aus dem Nichts errichtet wurde, hat er selbst seine unbelehrbarsten Kritiker verstummen lassen. Die Idee war ein Geniestreich: ein paradiesisches Refugium, in dem wir uns in aller Ruhe konzentrieren, trainieren, regenerieren, motivieren konnten, ohne auch nur einen Hauch von den Turbulenzen des brasilianischen Alltags mitzubekommen; eine idyllische Welt scheinbar jenseits der wirklichen Welt, die aber eine Hintertür hatte, durch die wir ohne Mühen und Verzögerungen zu unseren Spielorten gelangen konnten; ein Ort, der in der Nähe aller Vorrundenspielstätten lag und deswegen auch in derselben Klimazone, sodass wir keine Schwierigkeiten mit der Akklimatisierung hatten; und ein Mannschaftsquartier, das sich in einiger Entfernung den Luxus eines zweiten Camps für »Family and Friends« leistete, sodass die Spieler gleichermaßen abgeschottet und in Kontakt mit ihren Familien waren.

Oliver Bierhoff ging mit deutscher Gründlichkeit an die Organisation des Campo Bahia, doch da wir in Brasilien spielten, wurde es buchstäblich erst in der letzten Sekunde bezugsbereit. Am Morgen vor unserer Ankunft wurden die Matratzen geliefert, am Nachmittag zogen wir ins Camp ein. Das Wichtigste aber wurde ohne Hetze fertig: der Rasen des Trainingsplatzes, der vor unserer Ankunft Zeit zum Wachsen und für die Festigung brauchte, um strapazierfähig zu sein. Unser Hausflughafen war Porto Seguro, 30 Kilometer südlich des Camps, und für die letzten Meter der Heimfahrt mussten wir eine Fähre nehmen. Wir stiegen vom Mannschaftsbus in

Kleinbusse um, weil die Fähre nur für kleinere Fahrzeuge ausgelegt war, tuckerten in 10 Minuten auf unsere Halbinsel und hatten spätestens nach dieser kurzen Zeitspanne das Gefühl, endgültig vom Turnierstress abschalten zu können. Wir wurden stark abgeschottet, weil weder der DFB noch das brasilianische Organisationskomitee das geringste Risiko eingehen wollten. Brasilien ist für unsere Verhältnisse ein gefährliches Land, in dem die Schere zwischen Reich und Arm himmelweit auseinanderklafft. Zehn Dollar können hier Grund genug für einen Raubüberfall sein. Wir hingegen fühlten uns jedoch vollkommen sicher. Das Camp war komplett abgeriegelt, weil das brasilianische Militär und die lokale Polizei martialische Sicherheitskordons um uns herum gezogen hatten, mit Straßensperren, Spanischen Reitern und allen Schikanen, und zusätzlich Sicherheitsleute im Lager patrouillierten.

Ein Gefühl der Beklemmung verspürten wir deswegen aber nicht, im Gegenteil. Wir genossen die Sicherheit, gingen sorglos an den Strand, konnten uns an den Pool legen und Blödsinn machen, ohne ein Teleobjektiv fürchten zu müssen. Wir waren froh, unter uns zu sein. Ins Camp ließen wir nur jede Woche einen Friseur. Dennoch war die Stimmung so gut, so freundschaftlich und einzigartig. Wir wuchsen im Laufe des Turniers zu einer verschworenen Gemeinschaft zusammen. Und irgendwann gab es im Camp einen magischen Moment – jenen Moment, in dem allen klar wurde, dass uns in Brasilien etwas ganz Großes gelingen könnte! Niemand sprach es aus, aber plötzlich schwebte dieser Glaube über allem. Und niemand wird bezweifeln wollen, dass dieses Camp einen sehr wichtigen Anteil am Titelgewinn hatte.

Campo Bahia war nicht nur ein Mannschaftsquartier, sondern auch ein Freizeitpark. Es gab einen Boule-Platz und eine Yoga-Hütte, wir konnten Darts oder Tischtennis spielen, Bogenschießen üben oder schwimmen, und Thomas Müller hatte allen Platz der Welt für seine Golfübungen. Um uns zusätzlich zu motivieren, was eigentlich gar nicht notwendig gewesen wäre, wurde eigens ein Abenteurer aus Südafrika eingeflogen, der die Welt entlang des Äquators umrundet hatte – mit der Botschaft, dass alles möglich sei, wenn man es nur wolle.

Das Beste aber waren die kurzen Wege. Keine Stunde dauerte die Fahrt nach Porto Seguro, einem kleinen Flughafen, der so verschlafen wirkte, als würden dort höchstens drei Maschinen pro Tag landen. Wir hatten keinen Ärger mit langwierigen Sicherheitskontrollen und keine Wartezeiten, weil unser Flugzeug immer für uns bereitstand. Nach der Security liefen wir 50 Meter zur Maschine, und schon ging es los. Noch stressfreier bin ich nie mit der Nationalmannschaft unterwegs gewesen.

Während der Turniere zieht sich Jogi sehr zurück, erscheint kaum auf der Bildfläche und arbeitet enorm viel für sich allein. Er trifft sich ständig mit seinem Co-Trainer oder mit Oliver Bierhoff, aber das bekommen wir gar nicht mit. Wir von der medizinischen Abteilung gönnen uns nach getaner Arbeit, wenn die Spieler schon im Bett sind, meistens noch ein schnelles Bier an der Bar. Jogi schaut, wenn überhaupt, erst ganz zum Schluss noch einmal kurz vorbei, um gute Nacht zu sagen, aber mehr auch nicht.

Und was ich persönlich als ganz besonderes Glück für den deutschen Fußball betrachte, ist die Tatsache, dass Jogi Löw immer voller Respekt von unseren Gegnern spricht, er provoziert nicht, heizt die Stimmung niemals auf. Das überträgt sich auf die Mannschaft und das gesamte Umfeld der Nationalelf. Die Spieler stehen ohne Feindseligkeit auf dem Rasen, die Presse wirft nicht mit martialischen Schlagzeilen um sich, die Fans der Nationalmannschaft kämen niemals auf die Idee, sich wie Hooligans aufzuführen. Und der Nationalelf wird es gedankt: Bei allen großen Turnieren unter Jogi Löws Ägide sind uns die Gegner mit unglaublichem Respekt und höchster Wertschätzung begegnet – eben weil sie sehen, dass wir eine disziplinierte Mannschaft sind, die jeden Gegner mit höchster Fairness behandelt. Und eine Sache steht für mich fest: Jogi Löw und Oli Bierhoff sind kongeniale Partner. Sie beide haben der Nationalmannschaft diesen besonderen Geist eingehaucht, ohne den sich die deutschen Nationalspieler nach dem 7:1 im Halbfinale gegen Brasilien nicht verhalten hätten, wie sie es so unvergesslich getan haben.

In Brasilien waren die Physiotherapeuten voll ausgelastet, aber auch wir Ärzte mussten regelmäßig helfend eingreifen. Die Spieler haben bei dem häufigen Hin-und-Her-Reisen während großer Turniere manchmal das Gefühl, verspannte Muskeln oder so schwere Beine zu haben, als wären sie aus Blei. Doch die Ursache kann gar keine Müdigkeit sein, weil das Training nicht überdosiert ist und sich auch die Belastung durch die Partien im üblichen Rahmen hält. Wir finden sie meist in Funktionsstörungen im Bereich der Lendenwirbelsäule und/oder der Iliosakralgelenke. Die Gründe dafür sind vielfältig: das ständige Reisen in Bus und Flugzeug, immer wieder andere Hotelbetten und so weiter. Der Sportler fühlt sich dann so, als habe er gerade eine schwere Trainingseinheit absolviert. Würde er in diesem Zustand ins Spiel gehen, würde vor allem in der zweiten Halbzeit der Muskeltonus weiter steigen und das Verletzungsrisiko größer werden. Wenn alle Funktionen wiederhergestellt sind – und dafür hat die medizinische Abteilung tagtäglich zu sorgen –, geht die Muskelspannung wieder auf den normalen Tonus zurück und die Beine fühlen sich wieder leichter, schneller und kräftiger an.

Wir kamen ohne größere Verletzungen durch die Vorrunde, in der wir insgesamt gut, aber nicht überragend spielten. Auf das berauschende 4:0 gegen Portugal folgte ein ernüchterndes 2:2 gegen Ghana, bevor wir die USA 1:0 besiegten und dann doch souverän ins Achtelfinale gegen Algerien einzogen. Dort sollte sich die Lage dramatisch verschärfen. Shkodran Mustafi spielte für Philipp Lahm in der Verteidigung, war jedoch noch nicht im Vollbesitz seiner

Kräfte. Dafür blieb Philipp Lahm auf seiner neuen Position im Mittelfeld, die sich Pep Guardiola bei den Bayern für ihn ausgedacht hatte, nicht so wirkungsvoll. Dann verletzte sich Mustafi während der Partie. Ich rannte zu ihm und diagnostizierte einen Muskelfaserriss. Er wurde vom Platz getragen. Dass diese Verletzung zum Wendepunkt des gesamten Turniers werden sollte, wusste ich in diesem Moment noch nicht.

Für uns Mediziner stellte sich nun die Frage, wie lange wir brauchen würden, um ihn wieder hinzubekommen. Jedenfalls wurde Philipp Lahm wieder nach hinten in die Verteidigung beordert, in der er die Rolle des wohl besten Außenverteidigers der Welt übernahm. Von diesem Augenblick an lief es für uns wie geschmiert.

Der Sieg im Viertelfinale gegen Frankreich war viel klarer, als es das 1:0 vermuten ließe. Wir kehrten glücklich nach Campo Bahia zurück und wussten, dass jetzt die größte Prüfung auf uns wartete: das Halbfinale gegen den Gastgeber und Turnierfavoriten Brasilien. Wir bereiteten uns gewissenhaft und hochkonzentriert vor, verbrachten die Abende am Atlantikstrand und konnten beim besten Willen nicht ahnen, dass uns ein Jahrhundertspiel bevorstand, ein Match für die Geschichtsbücher, wie es ein Fußballspieler ein einziges Mal in seinem Leben erleben darf – und das auch nur dann, wenn es die Schicksalsgötter sehr, sehr gut mit ihm meinen.

Die Mannschaft zeigte im Sieg gegen Brasilien ihren Charakter und ihr großes Herz

Als Thomas Müller nach elf Minuten das 1:0 schoss, lagen wir uns an der Seitenlinie überglücklich in den Armen. Als unsere Mannschaft zwischen der 23. und der 29. Minute vier weitere Tore schoss, standen wir fassungslos an der Seitenlinie, rieben uns die Augen und konnten nicht glauben, was wir gerade sahen: eine Mannschaft, die wie entfesselt aufspielte gegen einen Gegner, der in

sich zusammenfiel wie ein Soufflé. Als das Spiel nach 90 Minuten
abgepfiffen wurde, starrten wir kopfschüttelnd auf die Anzeige-
tafel: 7:1 stand dort – und auf dem Feld stand eine deutsche Nationalmannschaft, die sich in diesem Moment meinen allerhöchsten
Respekt verdiente. Die Brasilianer weinten ungehemmt. Es war
ein wirklich erschütternder Anblick. Das 7:1 war das höchste Halb-
finalergebnis in der Ära der Weltmeisterschaften, die höchste Niederlage eines WM-Gastgebers aller Zeiten. Und was machten die
deutschen Nationalspieler, die gerade Fußballgeschichte geschrieben hatten: Sie triumphierten nicht, sie feierten nicht ausgelassen,
hüpften nicht herum, sangen keine Schlachtgesänge, lagen sich
nicht jubelnd in den Armen. Stattdessen trösteten sie ihre Gegner,
versuchten sie aufzurichten und zeigten Mitgefühl. Ganz bescheiden gingen sie vom Platz, ohne Siegesgeheul, ohne diesen histori-
schen Augenblick lauthals auszukosten, ohne den gedemütigten
Brasilianer zu zeigen, was die deutsche Nationalmannschaft gerade
vollbracht hatte.

Am 13. Juli 2014, dem Tag des Finales gegen Argentinien im Mara-
canã-Stadion von Rio de Janeiro, saß ganz Deutschland vor dem
Fernseher. Und ganz Deutschland dachte vermutlich, dass einer unserer drei Wackelkandidaten irgendwann zu Boden fallen und nicht
mehr aufstehen würde. Ich saß an diesem Tag zwar nicht seelenruhig, aber doch ohne Herzrasen auf der Bank, weil ich wusste, dass
Bastian Schweinsteiger, Manuel Neuer und Philipp Lahm durchhalten würden, nicht nur 90, sondern auch 120 Minuten lang, wenn
es denn sein müsste. Angst hatte ich keine, weil ich sie mir gar nicht
leisten kann. Mit Angst kann man einen solchen Job nicht machen.
Wir untersuchten die Spieler unter Umständen mehrmals am Tag
und waren genauestens über ihren körperlichen Zustand im Bilde.
Da gibt es keine Überraschungen, weder böse noch gute, also gibt
es auch keine Angst, dass etwas schiefgehen könnte. Wir wussten,
dass wir es auch geschafft hatten, die Reizung der Patellasehne von

Schweinsteiger zu bessern. Wir waren jedenfalls heilfroh, als wir Bastian auf dem Platz spielen sahen.

Bei Schweinsteiger konnte ich mich ganz auf meine Intuition und meine Erfahrung verlassen. Ich tastete die Sehne ab und fühlte in ihr verhärtete Fasern, an denen ich nur entlanggleiten musste, um ans Ziel zu kommen. Denn sie führten mich wie ein roter Faden zum Zentrum der Beschwerden, die ich dann millimetergenau an der Kniescheibenspitze lokalisieren konnte. Das Therapeutikum war lediglich ein Anästhetikum, also ein Betäubungsmittel, das die verhärteten Fasern lockerte und die Sehne wieder geschmeidiger werden ließ. Klaus Eder und seine Kollegen haben ihrerseits alles getan, um die Sehnenreizung zum Abklingen zu bringen. Die hohe Zugspannung an der Patellaspitze und damit die Stresssituation an der Patella ließ nach, die Schmerzen gingen zurück, und Bastian konnte spielen. Darüber hinaus wurde die gesamte kinetische Kette, angefangen am Sprunggelenk bis hin zur Lendenwirbelsäule, genauestens untersucht, um kleinste Normabweichungen korrigieren zu können.

An dieser Stelle möchte ich noch einmal betonen, dass dies alles nur möglich ist, wenn Physiotherapeuten und Ärzte die Ursache der Sehnenreizung gemeinsam suchen und mit all ihren therapeutischen Möglichkeiten behandeln. Der Körper besitzt beachtliche Selbstheilungskräfte. Wir können ihm lediglich eine Hilfestellung geben. Und genau darin sehe ich auch meine Aufgabe. Jedenfalls stand Bastian Schweinsteiger im Maracanã auf dem Platz, während ich auf der Bank saß und mir überlegte, was meine kritischen Kollegen wohl jetzt über meine Entscheidung dachten, Basti mit zur WM zu nehmen.

Das Finale begann trotzdem mit einer Sekunde des Schreckens: Sami Khedira lief sich warm und fasste sich plötzlich an die Wade. Ich sah das mit Entsetzen und rief Sami zu mir, der mir sagte, er spüre da einen Schmerz, der Wadenmuskel sei nicht in Ordnung. Wir gingen sofort in die Kabine, ich untersuchte ihn, fand eine

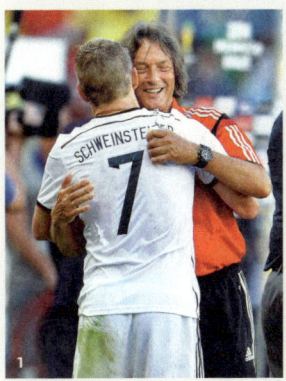

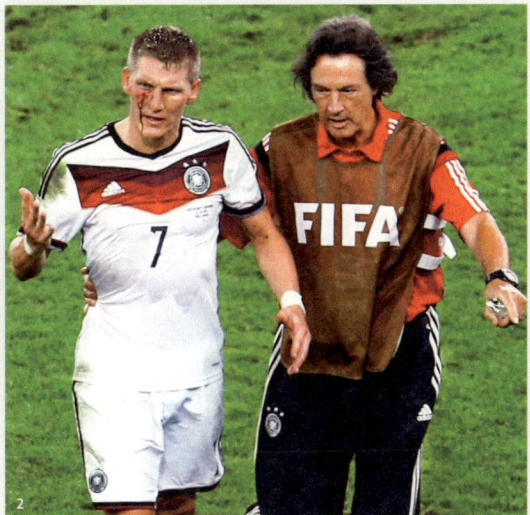

1 & 2 Ein denkwürdiger Tag in Rio. Basti spielte das erste Mal im Turnier über die volle Distanz (120 Minuten). Auch die schwere Verletzung konnte ihn nicht aufhalten – er machte das Spiel seines Lebens.

3 Grenzenloser Jubel nach dem Finalsieg

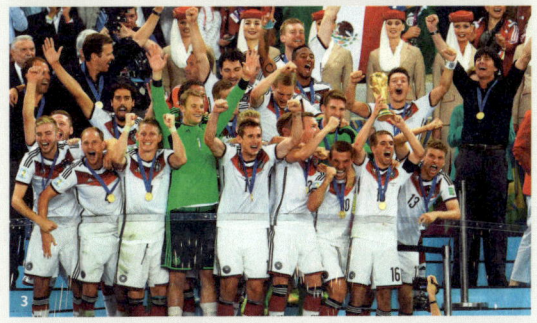

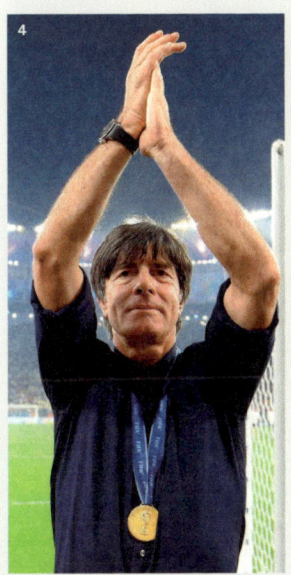

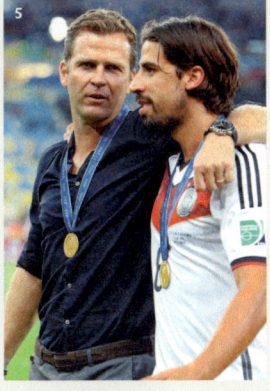

4 Joachim Löw genießt den Sieg und bedankt sich bei den großartigen Fans.

5 Oliver Bierhoff tröstet nach der Siegerehrung als Erstes Sami Khedira, der sich wenige Minuten vor Spielbeginn verletzte.

deutliche neurogene Muskelverhärtung, und im nächsten Moment stand schon Jogi Löw mit besorgter Miene neben mir, um sich nach dem Stand der Dinge zu erkundigen. Was er zu hören bekam, gefiel ihm gar nicht:»Ich würde Sami nicht spielen lassen«, sagte ich zum Trainer,»20 Minuten hält er vielleicht durch, dann nimmt der Muskel eine so hohe Spannung an, dass Muskelfasern reißen können oder er schon vorher nicht mehr laufen kann.« Da waren es noch knapp zehn Minuten bis zum Anpfiff. Khedira war als Schlüsselspieler im Mittelfeld zusammen mit Schweinsteiger gesetzt. Jogi fragte Sami nach seiner Einschätzung und er sagte:»Ich mache, was der Doktor sagt.« Kein Wort der Klage kam aus seinem Mund, stattdessen Vertrauen und Akzeptanz.

Doch das Unglück ging gleich weiter: Für Khedira kam Christoph Kramer in die Mannschaft. In der 17. Minute bekam er einen Schlag auf das linke Kiefergelenk und ging zu Boden. Immer wieder ist geschrieben worden, er sei besinnungslos gewesen. Doch das stimmt nicht. Ich rannte zu ihm, er war benommen, hatte keine Gedächtnislücke und konnte mir erklären, was passiert war. Er hätte, wie er mir sagte, eine Kieferprellung erlitten – wie es auch später veröffentlichte Fotos genau zeigen – und diese verursachte ihm nun große Schmerzen. Er habe die gleiche Verletzung in diesem Jahr schon einmal gehabt und kenne sich damit aus. Zwei Stunden später sollte Christoph am ausgelassensten und längsten von uns allen den Weltmeistertitel feiern. Und am nächsten Tag im Flugzeug nach Hause ging der Spaß weiter.

Als Mario Götze in der 113. Minute das erlösende Siegtor schoss und wir ein paar Minuten später Weltmeister waren, fühlte ich mich, als hätte ich zwei Seelen in meiner Brust. Einerseits war ich natürlich so berauscht wie alle anderen von unserem Triumph, so überwältigt – andererseits spürte ich eine große, innere Ruhe und Zufriedenheit. Und genau das ist mir mit der Nationalmannschaft ja passiert: So viele Jahre eines wunderbar harmonischen, freundschaftlichen, respektvollen Zusammenarbeitens gipfelte jetzt im

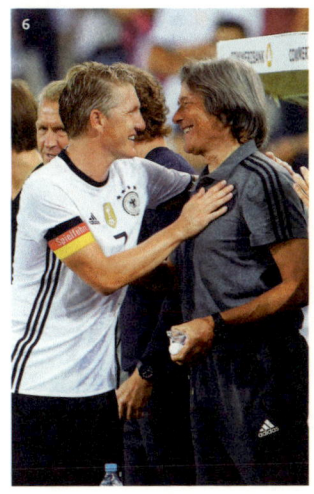
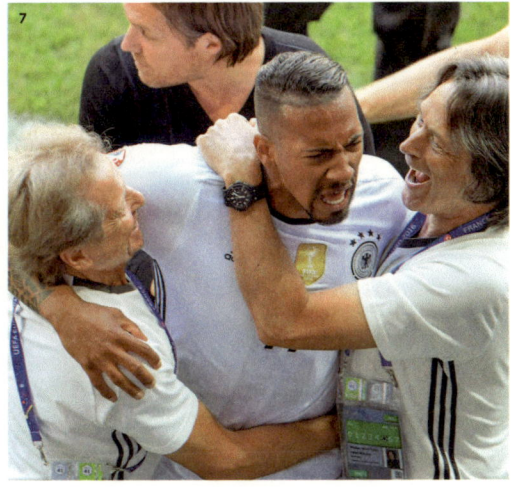

6 & 7 Bei seinem Abschiedsspiel 2015 bedankt sich Basti auf seine besondere Art bei mir. EM 2016 (rechts): Achtelfinale in Lille; Jerome Boateng konnte in letzter Minute doch spielen. Er bejubelt mit uns sein erstes Länderspieltor, das überraschende 1:0 gegen die Slowakei.

absoluten Höhepunkt des Titelgewinns. Es muss dieselbe Ruhe gewesen sein, die Franz Beckenbauer verspürte, als er nach dem Weltmeistertriumph 1990 ganz allein über den Rasen des Olympia-stadions in Rom lief.

Die eine Seele tanzte, die andere genoss still.

Eine längere Sieger-Party als nach unserem Titelgewinn hatte ich noch nie zuvor erlebt. Die ganze Nacht lang feierten wir in unserem Hotel in Rio de Janeiro mit Blick auf den Atlantik – es war herrlich und unvergesslich. Das war das Größte, was mir jemals mit der Nationalmannschaft widerfahren ist, noch größer als der Gewinn der Europameisterschaft in England. Ja, Rio schlägt definitiv alles!

Und es ging ja weiter in Berlin: Erst eine Riesensause im Flugzeug, dann die triumphale Rückkehr nach Deutschland. Im Tiefflug sind wir über die Straße des 17. Juni geschwebt, um nach der Landung in Tegel später dann vor dem Brandenburger Tor von Hunderttausenden Menschen gefeiert zu werden. Ganz Deutschland, so kam es uns vor, stand da unten, die Straßen voller Menschen. Diese Siegesfeier war ein einziger Wahnsinn des überwältigenden Glücks.

Man soll aufhören, wenn es am schönsten ist. Das sagt das Sprichwort und vielleicht auch die Vernunft. Ich aber habe nach Rio keine Sekunde lang an einen Rücktritt gedacht. Natürlich geht die Betreuung der Nationalmannschaft an die Substanz. Man muss körperlich und geistig fit sein und eine gute Konstitution haben. Sonst zerbricht man an einem solchen Job. Bei mir besteht diese Gefahr nicht, weil das Glück, das mir diese Arbeit schenkt, alle Mühen überragt. Ich bin immer dankbar gewesen, für die Nationalmannschaft zu arbeiten, die Betreuung der Nationalspieler ist für mich eine große Ehre. Wie lange noch? Ich habe das Wort von Oliver Bierhoff, der zu mir sagte:»Du entscheidest.«

Und ich bin mir sicher, dass ich zur rechten Zeit die richtige Entscheidung treffen werde.

Klaus Eder
»Er hat mich gelehrt, in den Körper hineinzuhorchen«

Ich kann mich noch genau daran erinnern, wie ich Mull kennenlernte. Anfang der 1980er Jahre wurde ich vom Bayerischen Sportärzteverband als Referent zu einem Kongress in München eingeladen. Ich hielt meinen Vortrag, Mull kam danach zur Rednerbühne und sagte: »Herr Eder, das war ja fantastisch, wir sprechen eine gemeinsame Sprache. Wir haben eine gemeinsame Nomenklatur. Wir müssen unbedingt zusammenarbeiten.« Mull hat mich danach sofort zu sich in die Praxis gerufen und mich gebeten, seine Patienten zu behandeln. Ich hatte bald sogar einen eigenen Praxisschlüssel, damit ich Sportler wie Boris Becker oder Daley Thompson, die oft überraschend vor der Tür standen, jederzeit behandeln konnte, auch samstags und sonntags. Das war der Anfang einer hervorragenden Kooperation, die von der ersten Minute an ohne die kleinste Schwierigkeit funktioniert hat. Dafür bin ich Mull bis heute sehr dankbar.

Mull hat mich gelehrt, meine Hände zu benutzen und in den Körper der Athleten hineinzuhorchen. So wie ein Sommelier seinen Gaumen trainieren muss, um zu schmecken, aus welchem Land der Wein kommt, aus welcher Traube er gekeltert ist, um welchen Jahrgang es sich handelt, so muss der Physiotherapeut seine Finger trainieren, muss lernen, den Körper zu verstehen und ihm zuzuhören. Mull hat mir buchstäblich die Hand geführt. »Klaus, hier hast du einen Muskelfaserriss, hier einen Muskelbündelriss, hier ist eine Zerrung, das fühlt sich so oder so an«, sagte er Dutzende Male an der Patientenliege zu mir. Zu Beginn seiner Karriere gab es ja kaum technische Hilfsmittel, keine Kernspintomografie, keine Computertomografie, keine Ultraschalldiagnostik. Also blieb ihm nur die Palpation, die funktionelle Untersuchung der Muskeln und Knochen mit den Fingern. Das hat sich Mull alles selbst beigebracht, und ich habe es dann von ihm übernommen. Ich habe unglaublich viel von ihm gelernt und dieses Wissen mittlerweile an sehr viele meiner Schüler weitergegeben. Auch dafür bin ich ihm dankbar – genauso wie für seine Kollegialität.

Mull und ich haben bei Bayern München und der Nationalmannschaft kongenial zusammengearbeitet: Er war für die Diagnose zuständig, ich für die Therapie. Er trat mir stets auf Augenhöhe gegenüber, wollte immer meine Meinung wissen, hat mich vom ersten Tag an mit dem größten Respekt behandelt. Und noch etwas hat er mich gelehrt: Ohne Leidenschaft geht nichts in unserem Metier.

Mull lebt das rund um die Uhr an sieben Tagen in der Woche vor. Er ist sehr leidenschaftlich. Und er hat diese unglaubliche Gabe, den Menschen den Eindruck zu geben, dass es im Moment nichts Wichtigeres auf der Welt für ihn gibt, als sie zu behandeln. Er konzentriert sich total, redet nicht viel, ist seelenruhig beim Tasten nach den Verletzungen, fragt nur das Notwendige, versetzt sich in die Patienten hinein und gibt ihnen ein wahnsinniges Vertrauen in sein Können. Dabei vergisst er nie, wen er vor sich hat, und schafft es immer, die richtige emotionale Verbindung herzustellen. Und er hat die Fähigkeit, alle Menschen von der Notwendigkeit seiner Therapie zu überzeugen. Ich glaube, das alles macht ihn so einzigartig, seine hohe Konzentration und große Sorgfalt sind einfach nicht zu übertreffen.

Viele glauben, er sei ein extrovertierter Mensch, aber das stimmt gar nicht, dieses Bild wird nur in der Presse manchmal von ihm gezeichnet. Mull ist eher introvertiert und ein Familienmensch. Ich bekomme das immer mit, wenn er während der großen Turniere mit seinen Kindern telefoniert und dann ein schlechtes Gewissen bekommt, weil er aus lauter Pflichtbewusstsein so wenig Zeit für die Familie hat. Und wenn er mit seiner Frau Karin spricht, denke ich jedes Mal, die beiden seien frisch verliebt, so pfleglich gehen sie miteinander um. Danke, Mull!

Klaus Eder

Fredi Binder
»Seine Aussagen waren Gesetz«

Zusammen mit Mull bin ich einen ziemlich langen Weg bei Bayern München gegangen. Er hat 1977 als Mannschaftsarzt angefangen und ich hatte am 1. Juli 1979 meinen ersten Arbeitstag, mit gerade einmal 20 und als Physiotherapeut ganz frisch von der Schule. Ich meine, dass er mich nach ein paar Wochen schon wieder rausschmeißen wollte, weil ich – so wie ich es eben in der Schule gelernt hatte – dem Spieler Peter Gruber die Halswirbelsäule massiert habe. Das gab einen Rüffel. Ich wusste es eben einfach nicht besser. Der Doktor war damals schon ein erfahrener Mann und seine Aussagen waren Gesetz. Er hatte außerdem – und ohne das geht es nicht – das Vertrauen und die Rückendeckung des Vereins.

Zu unserer Zusammenkunft bei den Bayern kam es, weil es Mitte / Ende der 1970er große Umbrüche gab: den Weggang von Franz Beckenbauer 1977, von Bulle Roth 1978, Gerd Müller 1979, Katsche Schwarzenbeck hörte auf und 1979 kam Uli Hoeneß als Manager. Der Verein und auch die medizinische Abteilung wurden neu aufgebaut.

Eigentlich wollte ich ja Fußballer werden und nach der Berufsausbildung in der 2. Liga für Ingolstadt spielen. Dann kam der Anruf von Walter Fembeck, nachdem er sich bei meinem damaligen Arbeitgeber Richi Müller erkundigt hatte, der mich empfahl. Das Gespräch war kurz, und nach den Worten »Bua, wir suchen einen Masseur, magst anfangen?« ging es schon los.

Wir waren zu dritt in der Abteilung, Toni Brablec, Joseph Saric und ich. Ich war der Jüngste und kümmerte mich in den ersten Jahren um die Amateure und um die Jugend. Ab der Saison 1982/83 begann meine intensive Zusammenarbeit mit Mull. Über die Jahre sind wir eng zusammengewachsen und gegen Ende unserer gemeinsamen Zeit, also 2015, haben wir täglich sicher zehn Mal miteinander telefoniert, über jede Bewegung und jede Reaktion in der Behandlung. Mull begegnet einem – und das ist selten bei Ärzten – immer auf Augenhöhe, er hört zu, nimmt andere Einschätzungen ernst, wägt ab, überprüft, und er lässt andere Meinungen zu.

Ich habe so gute Lehrmeister gehabt, das fing bei Toni Brablec an, über Thomas von Mendelssohn, außerdem arbeiteten wir mit Hans Montag zusammen, dem Pionier der Physiotherapie, der damals eine eigene Praxis am Gärtnerplatz hatte. Von ihm spricht auch Mull heute noch begeistert und selbst *er* hat von Montag viel gelernt. Hand in Hand, im Team, eng, vertrauensvoll wurde gearbeitet, richtig geforscht, sich ausgetauscht und dann entsprechend behandelt. Montag war einer der Ersten, der bei Beschwerden in den Extremitäten, für die es scheinbar keinen Grund gab, in größeren Zusammenhängen dachte. Das Schlüsselerlebnis war – in den frühen 1980ern – eine große Adduktorenschwellung bei Norbert Nachtweih, bei der wir aber keine Muskelverletzung als Ursache der Beschwerden im Oberschenkel feststellen konnten. Grund für die enorme Schwellung war ein Lymphstau, ausgelöst von einem Nerv – es handelte sich also um eine neurogene Störung des Muskels. Die Muskelfasern selbst waren gar nicht die Ursache der Verletzung, aber durch die massive Flüssigkeitsansammlung verschiebt sich in so einem Fall die Struktur der Muskelfasern. Diese Kausalität versteht bis heute nicht jeder. An der Wirbelsäule, an den Nervenwurzeln mit der Therapie anzusetzen wegen eines Adduktorenproblems, da muss man erst mal drauf kommen. Mull hat also seine Spritzentherapie angewendet, wir haben auf manuelle Weise behandelt und das Laufen gehört auch mit zur Therapie: Drei Tage später hat Nachtweih wieder gespielt.

Mull hat ganz früh erkannt, dass es letztendlich die Teamarbeit ist, die es ausmacht und von der alle profitieren: seine ärztliche Behandlung, kombiniert mit Physiotherapie, Chirotherapie,

Bewegung – und vor allem auch die Präventionsarbeit. Von der hielt Pep Guardiola übrigens gar nichts oder er hat sie nicht verstanden. Mulls Rückzug von den Bayern 2015 ist ein gutes Beispiel dafür, was passieren kann, wenn das Verhältnis Trainer, Mannschaft und medizinische Abteilung gestört ist. Das Spiel in Porto war bitter und brachte das Fass zum Überlaufen. Das Team war zerbrochen. Nach Mulls Kündigung rückten andere nach, und nur drei Monate später war das auch für mich das Aus. Sein Rücktritt war ein Statement, denn menschlich ist der Mull in aller Regel nur ganz selten aus der Fassung zu bringen, er ist immer überlegt und kontrolliert.

In der Medizin gibt es andere, die versuchen, es so zu machen wie er, und es gibt viele, die ihm schon zugeschaut haben, aber Mull und seine Therapie lassen sich vergleichen mit einem Backgammonspiel: Man kann es erlernen, es ist vermeintlich auch schnell erklärt und du kannst es auch spielen, aber es *wirklich* zu spielen, es zu begreifen, zu beherrschen – das kannst du nicht. Du musst üben, üben, üben, mit den Händen spüren, das Gefühl dafür entwickeln, dieses Gefühl für dich abspeichern und es wieder abrufen – da gilt die Erfahrung über Jahrzehnte, die das Können ausmacht. Für einen Großteil der muskulären Probleme ist der Rücken ursächlich. Oft aber werden nur die Extremitäten selbst behandelt. Und im MRT ist nichts zu sehen. Das Verständnis für die Zusammenhänge fehlt. Wenn man in der Medizin mehr und mehr radiologisch vorgeht, sich darauf verlässt, können Spieler als Patienten nur verlieren. Es ist eine Art Kampf der Systeme. Während die einen sagen: »Mit den Händen? Das kennen wir nicht«, konnte sich Mull auf seine Hände verlassen, und er hat, wenn MRT und Palpation unterschiedliche Befunde lieferten, immer der manuellen Diagnostik vertraut. Ich denke, dass Mull bis heute einzigartig ist mit seiner Art der Diagnostik und Behandlung.

Fredi Binder

Heilen, ohne zu schaden
Meine Medizin

Muskeln zu ertasten, zu beurteilen und zu identifizieren fasziniert mich seit meinem ersten Tag als junger Arzt. Darüber hinaus steht meine ganzheitliche Medizin und die meiner Praxis für die eingehende manuelle und funktionelle Untersuchung aller orthopädischen Beschwerden. Mit jedem Patienten bin ich in engem, direktem Kontakt und ich taste mich mit größter Sorgfalt zur Ursache vor, bis ich sie begriffen habe und glaube, helfen zu können.

Schon zu Beginn meines Medizinstudiums wusste ich, dass ich Facharzt für Orthopädie und Sporttraumatologie werden will. Etwas anderes kam für mich nicht in Frage.

Interessanterweise hat mein Vater, der absolut keinen Gefallen daran fand, dass ich Arzt werden wollte, einen bedeutenden Anteil daran, dass ich diesen Weg in der Medizin eingeschlagen habe. Er hat seine Begeisterung für den Sport und seinen sportlichen Ehrgeiz auf mich übertragen und damit bei mir eine Leidenschaft geweckt. Disziplin, auf die er so viel Wert legte, hat er mich auch durch den Sport gelehrt. Er wollte auch, dass ich weiß, wie es ist, Erfolg zu haben – und dass besondere Momente eine besondere Anstrengung verlangen. Ich konnte gar nicht anders, als meine Leidenschaft für den Sport mit meiner Begeisterung für die Medizin zu verbinden.

Als Sportler setzt man sich intensiv mit dem eigenen Körper und seinen Verletzungen auseinander, bei mir war und ist das bis heute nicht anders. Mit Beginn des Medizinstudiums wurde diese Auseinandersetzung fundierter und ging über den eigenen Körper und die eigene Sportart hinaus. Ich war ganz begierig danach, neue Einsichten und Erfahrungen zu sammeln – und so belegte ich gleich zu Beginn des Medizinstudiums auch Sportvorlesungen, praktische Übungen in verschiedenen Sportarten. Ich absolvierte auch Massagekurse und lernte, Muskeln zu ertasten, zu beurteilen und zu identifizieren. Schritt für Schritt habe ich die Eindrücke in meinem Gedächtnis verankert. So ergab sich für mich eine bessere dreidimensionale Vorstellung der Muskulatur und des Körpers. Dieses Wissen hat meinen weiteren Weg geprägt und die Art, wie ich noch heute diagnostiziere und behandle.

Ich begann meine berufliche Laufbahn in einer Zeit, in der es noch keine bildgebenden Verfahren gab. Ultraschallgeräte und die Kernspintomografie, auch Magnetresonanztomografie (MRT) genannt, kamen erst nach und nach zur Anwendung.

Muskelverletzungen waren und sind unverständlicherweise bis heute kein fester Bestandteil des Lehrplans im Studium der

Medizin. Es war damals gewissermaßen die Stunde null der Sport-orthopädie und die einzigen Werkzeuge, die einzigen Hilfsmittel, die mir für den Gewinn von Erkenntnissen zur Verfügung standen, waren meine Hände. Das machte natürlich auch einen direkten Kontakt mit den Patienten notwendig. Ich tastete mich im wahrsten Sinne des Wortes an meine Erkenntnisse und zukünftige Untersuchungs- und Therapiemethoden heran.

Dieser Umstand kam mir allerdings auch sehr entgegen, da ich das, was ich tue, immer von Grund auf verstehen will, und dazu reichte es mir nicht, nur in die Lehrbücher zu schauen. Ich wollte wirklich »begreifen«. Das war schließlich auch ein Grund dafür, dass ich Medizin studiert habe.

Doch was einen orthopädisch ausgebildeten Sportarzt ausmacht, dafür gab es damals noch keine festen Vorgaben. Sportärzte waren meist Internisten, die sich vorwiegend mit Messungen der Leistungsfähigkeit der Sportler, Herz-Kreislauf-Messungen sowie Laboruntersuchungen beschäftigten. Eine spezielle Sportorthopädie oder -traumatologie existierte noch nicht. Die klassische Orthopädie fokussierte sich meiner Ansicht nach viel zu sehr auf das knöcherne Skelett.

Weil ich meinen eigenen Körper seit Jahren trainierte, wusste ich, wie wichtig die Funktion der Muskeln, Sehnen, Faszien, Bänder und des Bindegewebes ist. Ich wollte die Strukturen und ihre komplexen Zusammenhänge verstehen und so suchte ich mir meinen eigenen Weg in der Medizin.

Moderne Medizin bedeutet für mich, nichts auszulassen, was dem Patienten hilft, ohne zu schaden. Der Körper muss bei seinen enormen Selbstheilungskräften unterstützt werden, und die Antwort des Körpers auf Verletzungen und Überlastungen darf nicht durch chemische Medikamente unterdrückt werden. Es muss ebenso das Ziel sein, Nebenwirkungen zu vermeiden.

Ich habe mich schon früh für naturheilkundliche und gegen bestimmte chemische Wirkstoffe entschieden. Die Richtigkeit dieser

Entscheidung wurde im Laufe der Zeit immer wieder neu bestätigt. Einerseits aufgrund eigener Erfahrungen und Therapieerfolge und anderseits aufgrund von Ereignissen, bei denen Sportler durch Behandlungen, zum Beispiel mit Kortison, gesundheitliche Schäden davontrugen.

Lange Zeit ist mir in der Fachwelt für meine alternativen Methoden Ablehnung entgegengebracht worden. In einer orthopädischen Welt, die von Operationen und von Kortison als »Allheilmittel« dominiert war, wurde ich gleichsam als Abtrünniger angesehen. Der Erfolg bei der Behandlung meiner Patienten und der überregionale Zulauf gaben mir aber das Recht weiterzumachen.

Vielleicht lagen die Anfeindungen auch darin begründet, dass ich einfach keine Zeit hatte, mich ausreichend mit Kollegen auf Fachkongressen oder bei anderen Treffen auszutauschen. Die Arbeit mit den Patienten war mir das Wichtigste.

Umso mehr freut und befriedigt es mich, dass sich in den letzten Jahren meine Ideen und Entwicklungen mehr und mehr durchsetzen konnten. Kortison wird in der Fachwelt zunehmend kritisch gesehen, während sich biologische Therapien mehr und mehr behaupten.

Und mittlerweile ist nachgewiesen, dass die körperliche Untersuchung, zum Beispiel bei Muskelverletzungen, eine höhere Wertigkeit hat als bildgebende Verfahren. Moderne Medizin bedeutet für mich auch, sich nicht allein auf moderne Technologien zu verlassen.

Im Zuge der zunehmenden Digitalisierung wird die Anamneseerhebung, also die Erfassung der Krankengeschichte, immer weiter verkürzt und der Patient wird kaum mehr gehört. Man vergibt sich hierbei nicht nur die Chance, Vertrauen zum Patienten aufzubauen und möglichst viel von seiner Geschichte zu erfahren, sondern verweigert sich schlicht den einfachen und zuverlässigen Diagnosemethoden.

Es sind die Gespräche mit den Patienten, die mir den Zugang zu ihnen eröffnen und die zeigen, dass wirkliches Interesse daran besteht, ihnen zu helfen. Ich entlasse keinen Patienten, ohne versucht zu haben, die Ursache für seine Beschwerden eindeutig zu identifizieren, und ohne ihm eine Therapiemethode anzubieten.

Es ist mir wichtig, dass die Patienten mein Engagement wahrnehmen und sich ein Vertrauensverhältnis entwickeln kann. Es wird oft unterschätzt, wie wichtig eine von Vertrauen geprägte Beziehung zwischen Arzt und Patient für den Therapieverlauf ist. Und nicht zuletzt führt ein solches Verhältnis beim Patienten im Regelfall auch zu einer mentalen Entlastung.

Die Anamnese und das Ergebnis der klinischen, also der körperlichen Untersuchung, sind mir wichtiger als jedes apparative Verfahren, sie helfen bei der Diagnosefindung und Therapie. Bildgebende Techniken sehe ich als unterstützende Maßnahmen, um im Zusammenspiel eine Diagnose zu sichern. Im Mittelpunkt soll und muss der Patient stehen.

Es ist beklagenswert, dass es sich junge Ärzte so einfach machen, indem sie zum Beispiel die Diagnostik von Verletzungen dem MRT übertragen, um so keine Verantwortung übernehmen zu müssen. Dabei sind es gerade die Übung, die Erweiterung ihrer manuellen Fähigkeiten und die damit einhergehenden Erkenntnisgewinne, die ihnen die fehlende Sicherheit bieten würden.

Vielleicht gelingt es in ferner Zukunft, über die Weiterentwicklung in der Bildgebung, insbesondere der Kernspintomografie mit immer höherer Auflösung, die Muskeldiagnostik entscheidend zu verbessern und die unterschiedlichen Ausmaße der strukturellen Verletzungen immer differenzierter darzustellen. Auch ist es denkbar, in Zukunft über Diffusionsmessungen eine Muskeldiagnostik sozusagen auf mikroskopischer Ebene durchzuführen. Bis es aber so weit ist, darf auf eine klinische Untersuchung nicht verzichtet werden. Und selbst wenn der Zeitpunkt der differenzierteren Bildgebung einmal gekommen sein sollte, lohnt es sich, die manuelle Untersuchung nicht in den Hintergrund treten zu lassen. Nur in der direkten Interaktion mit dem Patienten werden die komplexen Zusammenhänge erfahrbar und nur so lassen sich wichtige Erkenntnisse und Eindrücke für die Diagnostik und Therapie gewinnen.

Um die MRT-Diagnostik bei unserer Arbeit zu verbessern, habe ich mit meinen Kollegen bei der Neugründung und Erweiterung unserer Praxis 2008 Wert darauf gelegt, dass wir eine Radiologie mit einer bestmöglichen Geräteausstattung an unsere Praxis angliedern und die Möglichkeit nutzen, den Befund nach der MRT-Untersuchung zunächst mit den Radiologen zu diskutieren und dann das Ergebnis gemeinsam mit dem Patienten und dem Radiologen zu besprechen. Diese Regelung sehen wir als Fortschritt und sind über diese Möglichkeit sehr glücklich.

Bedauerlicherweise haben Mediziner heute aber immer weniger physischen Kontakt mit den Patienten. Die körperliche Untersuchung verliert gegenüber der Apparatemedizin immer mehr an Gewicht. So wollte und will ich selbst nicht arbeiten. Nicht einmal in der orthopädischen Diagnostik, wo es um die Mobilität, Flexibilität und Stabilität von Gelenken, Muskulatur und Bändern geht, wird immer auch klinisch untersucht. Nicht nur die Untersuchung, auch das Gespräch zwischen Arzt und Patient kommt heute oft zu kurz. Nach Prof. Dr. Johannes Huber von der Medizinischen Universität Wien wird statistisch gesehen das Gespräch zwischen Arzt und Patient von ärztlicher Seite bereits nach 18 Sekunden beendet. In der Regel verwenden Arzt und Patient die meiste Zeit auf die Anfertigung und Auswertung technischer Untersuchungen, auf Röntgen-, Kernspin- oder Ultraschalluntersuchungen, denn sie stellen heutzutage die Basis der Therapie dar. Viele Sinne sind in der modernen Medizin weitgehend durch Apparate ersetzt worden, was auch daran liegt, dass Bildbefunden mehr Glauben geschenkt wird, als zum Beispiel Befunden, die mit den Händen erstellt wurden. Bilder sind plakativer und wirken glaubhafter. Dabei sollten wir Ärzte doch all unsere Sinne gebrauchen und auch mit unseren Händen untersuchen, die Befunde »be-greifen« und »be-handeln«.

Tiefergehende manuelle Untersuchungen waren zu der Zeit, als ich 1975 bei Hertha BSC als Mannschaftsarzt anfing, völlig unbekannt. Ärzte oder Physiotherapeuten prüften lediglich die Funktionen der Gliedmaßen, bewegten die Beine, drückten auf den Muskel in der Verletzungsregion und fragten:»Wie ist das hier? Tut das weh? Meinst du, du kannst trainieren?« Und so durfte der Spieler schon wieder aufs Feld laufen und riskierte eine schlimmere Verletzung. Dabei muss man einen verletzten Muskel durch eine körperliche Untersuchung mittels einer Palpation untersuchen – mit den Fingerkuppen längs und quer zu den Muskelfasern auf dem Muskel gleitend –, um eine Blutung oder eine Muskelfaserunterbrechung auszuschließen. Aber das war nicht üblich, weil es auch nicht gelehrt wurde. Allzu oft entschied der Sportler selbst, wann er nach einer Verletzung wieder ins Mannschaftstraining oder Spiel zurückkehrte. Und das ist falsch, weil gerade Muskelverletzungen sehr bald nicht mehr wehtun und der Muskel deshalb häufig vor Ablauf der Heilungszeit belastet wird. Ein Grund für die vielen Wiederverletzungen.

Vielleicht blieben auch deshalb meine späteren, sehr ausdifferenzierten Diagnosen von Muskelverletzungen – ob es sich um eine Zerrung, einen Muskelfaserriss, Muskelbündelriss oder von der Wirbelsäule beeinflusste Muskelbeschwerden handelte – so lange unverstanden und wurden deshalb nicht angenommen.

Ich bin überzeugt, dass keine Technik der Welt an den Tastsinn eines Menschen heranreichen kann. Noch identifiziert kein Gerät den Spannungsanstieg der Muskulatur, wie er im Umfeld eines Faserrisses auftritt – weil die Muskulatur in der engen Nachbarschaft der Verletzung versucht, diese zu schützen, damit sie in Ruhe verheilen kann und wieder einen normalen Tonus annimmt wenn die Verletzung verheilt ist. Die Muskulatur und andere Gewebe können ja nicht mit einem dreidimensionalen Bild dargestellt werden, sondern nur in dünnen Schichten zweidimensional, wenngleich dies einer dreidimensionalen Darstellung schon recht nahe kommt.

Dabei wird der Befund über die unterschiedlichen Signale des untersuchten Gewebes errechnet und dann in »künstlich geschaffene« Bilder umgesetzt. Das ist eine mathematische Angelegenheit! Ich habe große Zweifel, ob eine Maschine jemals die Sensibilität geübter Fingerkuppen ersetzen kann.

Natürlich hat es Jahre gedauert, bis ich die Fähigkeiten entwickelt hatte, auch Muskelverletzungen in tiefen Schichten zu ertasten und zu beurteilen. Nur durch regelmäßiges und häufiges Üben habe ich mich selbst geschult und die notwendige Sicherheit erlangt.

Besonders dankbar bin ich dem Münchner Physiotherapeuten Hans-Jürgen Montag, von dem ich in meinen ersten Berufsjahren sehr viel gelernt habe und der zu einem guten Freund wurde. Regelmäßig haben wir uns einmal in der Woche getroffen, manchmal auch spätabends noch, und gefachsimpelt. Leider ist er viel zu früh verstorben. Hans konnte auf eine unnachahmliche Weise tasten, und als ich meine alte Praxis noch in der Nähe des Marienplatzes hatte und er seine noch am Gärtnerplatz, schickte ich immer wieder Sportler zu ihm, um seine Einschätzung der Verletzung zu erfahren.

Manchmal rannte ich während der Sprechstunde quer über den Viktualienmarkt zu ihm in seine Praxis. Dort lag dann mein Patient bereits auf seiner Massagebank und wir untersuchten ihn gemeinsam. Auf diesem Weg haben wir uns gegenseitig beraten, geschult und Sicherheit gegeben.

Heute behaupte ich: Wenn man ein einziges Mal eine Verletzung – zum Beispiel einen Muskelfaserriss – genau »am Finger« hatte, vergisst man diesen Tasteindruck niemals. Er ist für alle Zeit gespeichert und kann jederzeit abgerufen werden. Vor 40 Jahren ist mir genau das widerfahren, und ich kann diesen Tastbefund wieder und wieder exakt abrufen – und ich weiß genau, wonach ich suchen muss.

Bei Jürgen Klinsmann habe ich zusammen mit Hans Montag, der seit 1984 Physiotherapeut der deutschen Fußballnationalmannschaft war, während des Viertelfinalspiels der Europameisterschaft

1996 in England einen Faserriss in der Wadenmuskulatur diagnostiziert, den wir auf unsere Weise ertastet hatten und weswegen Klinsmann ausgewechselt werden musste. In den nächsten Tagen haben wir ihn nach unserer Methode behandelt und ihn gerade noch rechtzeitig für das Finale – Deutschland gegen Tschechien im Wembley-Stadion – fit bekommen, sodass er als Kapitän bis zum Golden Goal von Oliver Bierhoff durchspielen konnte.

Über strukturelle Muskelschäden und funktionelle Muskelstörungen

Muskelverletzungen von Spitzensportlern sehen wir tagtäglich in unserer Praxis, und sie wurden, nicht zuletzt aufgrund ihrer Häufigkeit im Hochleistungssport, schon sehr früh zu einem meiner Spezialgebiete. In meiner Anfangszeit als Sportorthopäde ging man davon aus, dass die verschiedenen Verletzungsarten wie Zerrungen, Faser- und Bündelrisse letztlich alle dasselbe waren und sich nur in der Schwere der strukturellen Schäden unterschieden. In Zusammenarbeit mit Hans fand ich heraus, dass es weitgehende Unterschiede gab.

Eine Muskelzerrung analysierten wir als eine neuromuskuläre Fehlschaltung: Die Muskelspindeln (Dehnungsrezeptoren und sozusagen Spannungsregler) bewirken bei nicht ausreichend vorgeschultem Verhalten der Agonisten und Antagonisten, also einem nicht ausreichend qualifizierten und quantifizierten sportartspezifischen Aufwärmtraining, einen Spannungsanstieg in einem begrenzten Abschnitt des Muskels und schalten gewissermaßen von der Grundspannung (Grundtonus) um auf einen anhaltend krampfähnlichen Zustand. Es handelt sich also um eine rein funktionelle Verletzung ohne einen relevanten Gewebeschaden, die man in wenigen Tagen auskurieren kann. Würde man den Schmerz mithilfe eines Schmerzmittels lindern, so wäre die Gefahr, dass sich daraus ein Faserriss ergeben könnte, sehr groß. Ein Muskelfaserriss hingegen benötigt zur Heilung deutlich mehr Zeit, weil Muskelfasern sich neu bilden und die Faserunterbrechung sich schließen muss.

Unsere Erkenntnisse über die verschiedenen muskulären Verletzungen, deren Diagnostik und Therapie habe ich bei zahlreichen Kongressen im In- und Ausland vorgetragen. Damals gab es ein geteiltes Echo, und oft ist man mir mit großer Skepsis begegnet. Alles, was die Medizin nicht zählen, wiegen oder messen konnte, galt als unwissenschaftlich und wurde nicht akzeptiert. Manuelle Untersuchungen und Tastbefunde waren zu sehr mit dem Makel der Subjektivität behaftet – und die intuitive Begabung wurde schon gar nicht anerkannt und sogar belächelt.

Es gab über viele Jahre die Tendenz einiger Kollegen, mich ohne jede Kenntnis meiner Behandlungsmethoden öffentlich anzugreifen. Ich habe dieses über viele Jahre erfahren müssen. Sie wollten mich nicht verstehen. Aber ich habe begriffen, dass dahinter auch eine für diese Zeit typische Haltung stand: Es konnte in ihren Augen einfach nicht sein, dass ein junger Kollege alternative Diagnose- und Behandlungsmethoden entwickelt zu haben glaubte, und das, obwohl ich zu dieser Zeit ja schon erfolgreich praktizierte und Sportler auch aus dem Ausland zu mir kamen. Den Tiefpunkt dieser »Diskussion« um meine Erkenntnisse erlebte ich 1988 auf dem viel beachteten Süddeutschen Orthopädenkongress in Baden-Baden. Nach meinem Vortrag über die Diagnostik und Therapie von Muskelverletzungen forderte ein namhafter Sportorthopäde vor einigen hundert Teilnehmern, die Ärztekammer möge mir die Zulassung entziehen. Für Kollegen wie ihn war es undenkbar, dass da einer kam und altgediente Vorgehensweisen revolutionierte. Ich habe mich dadurch nicht beirren lassen und mit großer Hingabe weiter an »meinem« Thema Diagnostik und Therapie von Muskelverletzungen gearbeitet.

Siebenundzwanzig Jahre später, 2015, erhielt ich auf ebendiesem Kongress in Baden-Baden von der Vereinigung Süddeutscher

Orthopäden und Unfallchirurgen gemeinsam mit meinen Kollegen Priv.-Doz. Dr. Peter Ueblacker und Dr. Lutz Hänsel den renommierten Carl Rabl Preis für unser Buch »Muskelverletzungen im Sport« – als Ehrung für hervorragende Publikationen auf dem Gebiet der Orthopädie / Unfallchirurgie.

In jedem Fall bescherte mir die Debatte um meine Therapieverfahren Aufmerksamkeit. Und auch wenn die Ärzteschaft geteilter Meinung blieb – während meine erfolgreichen Behandlungsmethoden mehr und mehr Sportler in meine Praxis führten –, wurde ich weiter zu Kongressen eingeladen: nach Hamburg, Dortmund, Berlin, Nürnberg, München, Baden-Baden – nach Bologna, Mailand, Barcelona, Helsinki, London und Vail, USA. Dort begegnete man mir nach meinen Vorträgen mit größter Anerkennung für meine Erkenntnisse und für die Art und Weise, wie ich diagnostiziere und therapiere:

Zum Beispiel, dass bei einer Muskelzerrung schon am Tag der Verletzung, spätestens aber am Tag danach mit geeigneten passiven Dehnübungen begonnen werden kann. Der Muskel wird dann nach zwei bis drei Tagen durch ein leichtes, sozusagen therapeutisches Lauftraining im schmerzfreien Bereich geschult, um seine ursprüngliche Funktion baldmöglichst wiederzuerlangen. Dieses frühfunktionelle Training führt auch dazu, dass die Verletzung gar nicht so tief ins Bewusstsein des Verletzten eindringen kann. Und genau davon profitiert der Muskel, weil er nicht inaktiviert, sondern frühzeitig – zunächst auf niedriger Belastungsstufe – wieder beansprucht wird. Laufen ist ein wichtiger Bestandteil der umfänglichen Therapie. Einen Patienten so durch eine Muskelverletzung zu führen war noch vor einigen Jahren ein gänzlich neuer Ansatz.

Beim Muskelfaserriss gehe ich anders vor, denn in diesem Fall lässt der Schmerz auch bei bestmöglicher Behandlung in den ersten vier bis fünf Tagen wegen der naturgegebenen Entzündungsreaktion nur langsam nach. Beim Faserriss würde anfangs ein leichtes Dehnen des verletzten Muskels im Gegensatz zur Zerrung zu einer starken Schmerzreaktion führen. Aber nach Abklingen der Entzündungsreaktion lassen wir bereits fünf bis sechs Tage post Trauma mit einem leichten Lauftraining im schmerzfreien Bereich – also auch frühfunktionell – beginnen. Es ist sogar so, dass dieses frühzeitige Laufen einen therapeutischen Wert hat.

In den 1980er Jahren wollte ich unsere Erkenntnisse – den Unterschied zwischen der Zerrung und dem Faserriss – wissenschaftlich nachweisen. Ich hatte geplant, eine Biopsie von den verletzten Muskelfasern mit einer Stanze vorzunehmen, um zu zeigen, wie sich unter dem Mikroskop eine Zerrung und wie sich ein Faserriss darstellt. Ich fragte dazu Prof. Wildor Hollmann, damals führend auf dem Gebiet der Sportmedizin, der mir jedoch abriet und der Meinung war, ich würde dafür von keiner Ethikkommission eine Zustimmung erhalten, es würde keine Veröffentlichung geben können. Er sagte:»Das geht zu weit. Das würde man vermutlich in anderen Ländern machen, aber nicht bei uns.« Bis heute ist also der wissenschaftliche Beweis nicht erbracht, obwohl inzwischen alle anerkennen, dass es diesen Unterschied zwischen einer Zerrung und einem Faserriss gibt.

Weil wir uns auf dem Gebiet der Muskelverletzungen immer mehr spezialisierten, wurden Hans Montag und ich regelrecht zur zentralen Anlaufstation für Muskelverletzte, mit deutscher und ausländischer Sportlerklientel. Das half uns, unser Wissen und unsere Erfahrung zu trainieren und ständig zu erweitern. Im Laufe der Jahre gelang es uns, die Muskelverletzungen immer weiter zu differenzieren, was ja enorme therapeutische Konsequenzen hat und für den Zeitpunkt der Wiederaufnahme des Trainings von Bedeutung ist. Für jede Form der Verletzung entwickelten wir ein eigenes Behandlungskonzept und legten die jeweilige notwendige Trainingspause fest.

In diesem Zusammenhang sollte erwähnt werden, dass Muskelverletzungen zu den häufigsten Sportverletzungen überhaupt gehören: Dies zeigt sich in der Leichtathletik, im Basketball, American und Australian Football, aber auch im Fußball – hier betrifft sogar nahezu jede dritte Verletzung, die zu einem Trainings- oder Spielausfall führt, die Muskulatur.

Aufgrund eines gewissen Unverständnisses für Muskelverletzungen – auch weil die Muskulatur, wie bereits erwähnt, in der medizinischen Aus- und Weiterbildung keine große Beachtung erfährt – werden viele Sportler falsch behandelt. Wenn sie zu früh wieder zum Training und Spiel freigegeben werden, riskieren sie eine erneute Verletzung, oft mit noch längerer Pause. Wenn sie gebremst werden, geht wertvolle Zeit verloren. Das Trügerische ist, dass Muskelverletzungen meist nur kurze Zeit schmerzhaft sind, sodass die Athleten oft schon wieder trainieren und spielen wollen, die Verletzung aber noch Zeit zur Heilung braucht. Diese Zeit der Heilung muss respektiert werden, die Biologie kann medizinisch nur unterstützt, nicht aber überlistet werden. In der heutigen Zeit, vor allem im Fußball, besteht aber oft ein so großer wirtschaftlicher und sportlicher Druck, dass es zu verfrühten Einsätzen mit dem großen Risiko einer Re-Verletzung kommt. Die Steuerung im Verlauf der Rehabilitation eines Spitzenathleten, zum richtigen Zeitpunkt die richtige Belastung zu empfehlen – nicht zu viel, aber auch nicht zu wenig –, ist nach meiner Erfahrung einer der anspruchsvollsten Punkte in der Sportmedizin.

»Der Muskel hat zugemacht«

Mitte der 1980er Jahre konnten wir erstmals die neurogene Muskelverhärtung von anderen Muskelverletzungen unterscheiden.

Bei dieser Verletzung entwickelt das betroffene Muskelbündel eine langsam zunehmende schmerzhafte Hochspannung, meist in seiner gesamten Länge, die zum Sportabbruch zwingt. Übrigens kann sie, wenn sie unbehandelt bleibt, wochenlang bestehen bleiben. Damals habe ich Lothar Matthäus, der genau wissen und verstehen wollte, was für eine Verletzung er hatte, spontan eine ganz einfache Erklärung gegeben: »Der Muskel hat zugemacht.« Diese Beschreibung, die Lothar dann in einem Interview wiedergab, wurde zu einem geflügelten Wort und ist heute im Sport weit verbreitet – und sie wird sogar international verwendet, weil sich jeder darunter etwas vorstellen kann. Die Ursache dieser Verletzung liegt darin, dass der Nerv, der den Muskel versorgt und steuert, falsche Signale übermittelt, da er – meist im Bereich der Wirbelsäule – durch unterschiedliche Ursachen gereizt wird. Man könnte auch von einer Übersteuerung des Muskels sprechen. Bei den Beschwerden handelt es sich um einen myofaszialen und nicht, wie man meinen könnte, um einen neuropathischen Schmerz. Es gibt kein streng abgrenzbares Schmerzzentrum. Der Schmerz ist »überall und nirgends« entlang des verhärteten Muskelstrangs.

Zum ersten Mal aufgefallen war mir dieses Phänomen, als ich im Winter 1986 mit Udo Lattek und dem FC Bayern im Trainingslager in Bahrain war. Damals hatte ich bei der Untersuchung eines Spielers, der das Training abbrach, den Eindruck, dass sich ein verhärtetes Muskelbündel an seiner Oberfläche eigenartig seifig anfühlte. Ich wusste aber, dass es keine Blutung sein konnte, sondern eine Art feinstes Flüssigkeitspolster war. Ich bat unseren Bayern-Physio Fredi Binder, meinen Eindruck zu überprüfen, und er bestätigte ihn. Beide zerbrachen wir uns den Kopf, was dahinterstecken könnte. Im Prinzip musste es eine Lymphflüssigkeit sein, die sich am verhärteten Muskelbündel entlang staute, aber woran lag das? Die Lymphe hat kein vergleichbares Gefäß- und Pumpsystem wie das Blut mit den Arterien, Venen und dem Herzen als Pumpstation, sondern sie wird über interzelluläre Spalten oder auch feinste Lymphbahnen durch Bewegung weitergeleitet. Ich wandte mich also der Anatomie zu und fand die Erklärung darin, dass die motorischen Nerven von Fasern des autonomen vegetativen Nervensystems begleitet werden, die ihrerseits Einfluss nehmen können auf die Lymphabflussregulierung. Der Lymphstau oder das »Seifige«, das ich gefühlt

hatte, wäre dann als Begleitsymptom der neurogenen Muskel-
verhärtung zu verstehen, und die Ursache dafür müsste letztlich
in dem Segment liegen, wo auch der dafür zuständige motorische
Nerv entspringt, nämlich an der Wirbelsäule. Prompt fanden Fredi
Binder und ich dort Wirbelgelenksblockaden – und bei ähnlichen
Fällen auch andere Ursachen. Wenn man sie behandelte, ging der
Lymphstau rasch in nur ein bis zwei Tagen zurück.

Etwa 20 Jahre später bestätigten australische Ärzte anhand
von Kernspinuntersuchungen, was wir damals beschrieben und
publiziert hatten: Ein millimeterdicker Flüssigkeitssaum, Ödem
genannt, konnte entlang des Muskels dargestellt werden.

Mit der neurogenen Muskelverhärtung hatten wir eine weitere
Differenzierung von Muskelverletzungen vornehmen können, die
bis dahin völlig unbekannt gewesen war und vielleicht als Zerrung
oder sogar als Faserriss angesehen wurde. Und obwohl die neurogene Muskelverhärtung nach unserer Einschätzung die wohl
häufigste Muskelverletzung im Sport ist, erfährt sie in der Sportmedizin noch immer nicht die richtige Wahrnehmung beziehungsweise Einschätzung.

Darüber hinaus gibt es, seltener auftretend, neurogene Mus-
kelverhärtungen mit wesentlich größerem Lymphstau als üblich,
wie wir sie manchmal im Adduktorenbereich finden, oder auch
Lymphstauungen, die geradezu ausufern und dann von den Radiologen womöglich als Hämatom nach einem Riss interpretiert werden. Kernspintomografie-Bilder sind – zumindest auf dem Gebiet
der Muskelverletzungen – trügerisch.

So findet sich zum Beispiel im Bereich einer strukturellen Muskelverletzung ein mehr oder weniger großes Hämatom, das dazu
führt, dass die an die verletzten Fasern angrenzenden gesunden
Muskelfasern aus der Schnittbildebene verdrängt werden und
somit eine größere Muskellücke vorgetäuscht wird. Bildtech-
nisch kann man tatsächlich den Eindruck von einem größeren
Defekt haben, als er wirklich vorliegt, palpatorisch aber wird die

Muskelfaserunterbrechung unabhängig von der Größe des Hämatoms diagnostiziert.

Auch gilt es zu bedenken, dass bei bestmöglicher Erstversorgung der Verletzung und Eindämmen der Blutung mittels eines unverzüglich angelegten Kompressionsverbandes sowie Eiswasserkühlung die kernspintomografische Beurteilung der Verletzung durch den Radiologen deutlich günstiger ausfällt als bei ausbleibender Erstversorgung. In diesem Fall kann die Blutung minutenlang fortdauern, eine größere Einblutung in die Verletzungsregion verursachen und weit mehr unverletzte Muskelfasern aus ihrem eigentlichen Verlauf verdrängen.

Das zeigt deutlich, wie unterschiedlich und fehlerhaft die MRT-Diagnose von ein und derselben Verletzung bei ungleicher Erstversorgung ausfallen kann. Auch hier ist der Tastbefund der Bildgebung deutlich überlegen.

Ein Radiologe beschreibt, was er sieht. Er kann aber nicht sicher unterscheiden, ob es sich bei einer Flüssigkeitsansammlung im Verletzungsgebiet um einen Bluterguss oder um Lymphflüssigkeit handelt. Bei einer neurogenen Muskelverhärtung mit größerem Lymphstau wird dieser meist als Hämatom nach einer schweren strukturellen Muskelverletzung, also einer Rissverletzung, interpretiert, auch wenn der Verletzte in der Anamnese so gut wie keinen akuten Schmerz angeben kann. Dies ist ein weiteres Manko der bildgebenden Diagnostik. Der Radiologe sieht den Patienten oft gar nicht – es hat also auch keine Befragung zu der Verletzung beziehungsweise zu den Schmerzen stattgefunden.

Wenn ein Sportler mit solchen MRT-Bildern zu mir kommt, muss ich ihm gegenüber meine Einschätzung überzeugend darlegen und ihm erklären, dass er nicht Wochen oder Monate für die Gesundung benötigen werde – ein derart langwieriger Ausfall würde nur für den Fall eines tatsächlich vorliegenden Risses gelten –, sondern dass er sich vielmehr eine funktionelle Störung im Bereich der Lendenwirbelsäule oder auch eine Blockade eines

Kreuzdarmbeingelenkes (Iliosakralgelenk, ISG) zugezogen habe, die für den Lymphstau verantwortlich sei. Beides lässt sich meist in wenigen Tagen beheben.

Zusammengefasst sind alle nach und nach gewonnenen Erkenntnisse über die verschiedenen Muskelverletzungstypen in das Lehrbuch »Muskelverletzungen im Sport« eingeflossen, das ich mit meinen Praxiskollegen Dr. Ueblacker und Dr. Hänsel erarbeitet habe. Es enthält eine praxisbezogene Klassifikation aller Muskelverletzungen und deren Diagnostik und Therapien, die sich dezidiert nicht auf bildgebende Verfahren stützen. Deshalb war es auch unsere praxisorientierte Klassifikation, die von der UEFA favorisiert wurde und in ihre Verletzungsstudie unter der Leitung von Prof. Dr. Jan Ekstrand von der Universität Linköping, Schweden, aufgenommen wurde – und nicht eine der zahlreichen Klassifikationen, die sich auf rein bildgebende Verfahren stützen und die nicht einmal differenzieren zwischen funktionellen und strukturellen Läsionen.

Wie gesagt, erhielt das Buch 2015 den renommierten Carl Rabl Preis auf ebendem Kongress, auf dem ich knapp 30 Jahre zuvor so heftig angegriffen und diffamiert worden war.

Eine weitere Kritik, die über Jahrzehnte gegen mich vorgebracht wurde, betraf meine Art zu therapieren – nämlich, den Heilungsprozess bei Verletzungen oder Beschwerden durch biologische und homöopathische Medikamente zu fördern, ja geradezu zu stimulieren. Die Erfolge meiner Behandlung haben gezeigt, dass dies für die Heilung förderlich ist. Die Kritik an dieser Methode lautete immer wieder, es sei unverantwortlich mit einer Nadel eine Infiltration (Eindringen in Gewebe und das Injizieren von Medikamenten) in eine Wunde vorzunehmen oder aber, dass die von mir angewandten biologischen und pflanzlichen Medikamente keinerlei Wirkung hätten.

Zu Beginn meiner Sportarzttätigkeit wurde bei einer muskulären Verletzung oftmals eine mehrwöchige Pause angeordnet, es wurden sogar Gipsverbände angelegt, die allerdings große Nachteile – einen ungünstigen Heilverlauf wie überschießende Narbenbildung oder weitreichende Verklebungen und Abbau der Muskulatur – mit sich brachten. Oder es wurden Schmerzmittel verabreicht, die den Heilungsprozess verfälschten, da die Verletzung dann weniger schmerzhaft war und möglicherweise dazu führte, dass zu früh wieder mit dem Training begonnen wurde.

Hat man als Arzt einen eindeutigen Befund erstellt, gilt es, eine wirksame heilungsfördernde Therapie mit geeigneten Wirkstoffen zur Anwendung zu bringen. Meine erste Wahl gilt immer Substanzen, die keinen Schaden verursachen. »Primum nil nocere, secundum cavere, tertium sanare« – »Zuerst einmal nicht schaden, zweitens vorbeugen, drittens heilen«, lautet der entscheidende Satz, der auf den Begründer der »modernen Medizin«, Hippokrates (4. Jh. v. Chr.), zurückgeht.

Substanzen, die nicht schaden

Bei strukturellen Läsionen des Muskels gilt es, nach der Erstversorgung so früh wie möglich mit unserer Infiltrationstherapie zu beginnen. Durch das Einbringen von geeigneten Medikamenten in den verletzten Muskel, zum Beispiel von Actovegin®, wird der Heilungsprozess bereits in den ersten Stunden günstig beeinflusst und gesteuert.

Ich stieß schon Ende der 1970er Jahre auf Actovegin®, das ich fortan und bis heute voller Überzeugung anwende. Actovegin® ist ein mehrfach ultrafiltriertes Substrat aus Kälberblut, das alle für die Regeneration von Muskelverletzungen notwendigen essentiellen Aminosäuren als Eiweißbausteine enthält.

Wie Actovegin® die Muskelheilung unterstützt, wurde durch eine wissenschaftliche Untersuchung der Ludwig-Maximilians-Universität München sowie der Deutschen Sporthochschule Köln gezeigt. Die Studie aus dem Jahr 2017 von Prof. Franz-Xaver Reichl, Prof. Wilhelm Bloch und Mitarbeitern belegt, dass Actovegin® die Satellitenzellen auf den Muskelzellmembranen aktiviert, die für die Heilung und Neubildung von Muskelfasern am Ort der Anwendung verantwortlich sind (*International Journal of Sports Medicine*). Für das Heilungsergebnis ist es wichtig, dass im Verletzungsgebiet neue Muskelfasern gebildet werden und der Defekt nicht durch unelastisches Narbengewebe ausgefüllt wird.

Actovegin® wird bei einem Muskelfaser-, Muskelbündelriss oder auch -teilriss zusammen mit dem homöopathischen Arzneimittel Traumeel® über mehrere Nadeln in das Verletzungszentrum sowie in das Muskelbündel unterhalb und oberhalb der Verletzung infiltriert. Es setzt – so meine Beobachtung und Erfahrung von Anfang an – den Muskeltonus herab, lockert also die behandelte Muskulatur, sodass die Blutversorgung nicht behindert wird, aktiviert die Neubildung von Muskelfasern und verschafft somit bessere Heilungsbedingungen. Das verkürzt den Heilungsprozess: Statt der früher notwendigen vier bis sechs Wochen, die in den 1970er Jahren üblicherweise als Schonfrist bei einem Muskelfaserriss verordnet wurden, konnte ich durch differenziertere Behandlungsmöglichkeiten diese Zeit auf etwa 10 bis 14 Tage verkürzen.

Mit dieser Art der Therapie erreichen wir im Falle eines Muskelfaserrisses im Gegensatz zum PRP (platelet-rich plasma; blutplättchenreiches Plasma), einer Eigenblutbehandlung, eine vollständige Ausheilung der betroffenen Region, eine sogenannte restitutio ad integrum, sodass die Lokalisation der Verletzung später meist nicht mehr wiederzufinden ist, sich keine Narbe entwickelt und für die Zukunft keine Schwachstelle entstanden ist, die für neue Verletzungen prädisponiert wäre.

Unsere Erfahrungen zeigen, dass durch PRP die naturgegebene Bildung einer unelastischen aus Kollagenfasern bestehenden Narbe nicht – wie bei der Anwendung von Actovegin® – verhindert, sondern möglicherweise sogar gefördert wird.

In 40 Jahren der erfolgreichen Anwendung von Actovegin® habe ich übrigens keine Zeichen einer Unverträglichkeit, nicht einmal eine Hautrötung festgestellt, obwohl es in unserer Praxis tagtäglich häufig zum Einsatz kommt.

Die regenerations- und heilungsfördernde Potenz von Actovegin® sollte durch wissenschaftliche Studien unbedingt weiter erforscht werden.

Mir ist durchaus bewusst, dass Actovegin® in der medizinischen Fachwelt und in den Medien kontrovers diskutiert wird. Ursache hierfür ist vor allem, dass Actovegin® in den USA von der Arzneimittelbehörde FDA nicht zugelassen ist und dort nicht angewendet werden darf. Außerdem wurde Actovegin® immer wieder mit Doping in Verbindung gebracht, da es – wie jede andere Infusionslösung in einer Menge von über 50 Millilitern – imstande ist, im Sport unerlaubte leistungsfördernde Mittel zu kaschieren. Jedwede Infusion von mehr als 50 Millilitern – also auch von Actovegin® – ist daher seit 2008 generell verboten. Actovegin® war und ist kein Dopingmittel! Weder die Welt-Anti-Doping-Agentur WADA, das IOC noch die FIFA beanstanden nach eigenen Laboruntersuchungen auch nur einen einzigen seiner Inhaltsstoffe.

Als ein weiteres wichtiges Arzneimittel kommt in unserer Praxis bei Muskelverletzungen neben Actovegin® auch Traumeel® zum Einsatz. Es handelt sich dabei um ein homöopathisches Komplexmittel, das bei akuten und chronischen Verletzungen hilfreich ist. Die verschiedenen Pflanzenwirkstoffe darin (unter anderem Arnika) bilden für mich eine unentbehrliche Hilfe bei der Steuerung des Heilungsprozesses.

Um das Risiko von Muskelverletzungen allgemein herabzusetzen, bietet sich bei gewissenhaftem Aufwärmtraining eine große Chance auf eine wirksame Vorbeugung. Seit das funktionelle Training im Sport an Bedeutung gewonnen hat, ist es einfacher geworden, den Leistungsaufbau auch für die Prävention nutzbar zu machen. Ich dränge jeden Trainer, ganz gleich welcher Sportart, dazu, besonderen Wert auf ein sorgfältiges Aufwärmtraining zu legen. Meine Empfehlung: Nach dem klassischen »Warm up« sollten alle Gelenke systematisch mobilisiert werden, um die größtmögliche Beweglichkeit zu erreichen. Alle Muskeln, die in der jeweiligen Sportdisziplin beansprucht werden, sollten dabei angesprochen, aktiviert und dynamisch gedehnt werden. Wenn die Übungen der Sportart angepasst werden – im Fußballtraining zum Beispiel ist das neben dem Geradeauslaufen ein Wechsel von Sidesteps und Rückwärtsläufen, gemischt mit anderen Bewegungselementen –, dann ist die Häufigkeit von Muskelverletzungen erfahrungsgemäß wesentlich geringer, insbesondere ist unter diesen Bedingungen die Anzahl der Muskelzerrungen gegenüber früheren Jahren deutlich zurückgegangen.

Neben einem gewissenhaften und konsequenten Aufwärmtraining sind Übungen zur Rumpf- und Beckenstabilisierung aus präventiven Gesichtspunkten sinnvoll und notwendig.

Unsere Behandlungsmethoden der Wirbelsäule

Ein zweites zentrales Thema in der Praxis ist die Beschwerdesymptomatik, die von der Wirbelsäule ausgeht.

Als das zentrale Achsenorgan des Körpers stellt die Wirbelsäule eine sehr flexible, funktionelle Einheit aus verschiedensten Bauteilen dar. Für die Sportler aller Disziplinen – so sehe ich es – ist es immer von Interesse zu erfahren, dass von ihr beispielsweise die Steuerimpulse an die Muskulatur des Rumpfes und der Extremitäten ausgehen. Ich erkläre den Patienten dann gerne, dass die »Schaltzentrale« für die Beinmuskulatur dabei im unteren Lendenwirbelbereich liegt und diese daher immer beschwerdefrei und gut beweglich sein sollte. Ich mahne sie deshalb, die Lendenwirbelsäule und den Übergang zum Becken, in ihrer Funktion regelmäßig überprüfen zu lassen, am besten vor jedem Training und Wettkampf. Wünschenswert ist auch eine regelmäßige physiotherapeutische Betreuung und Pflege. Nur eine gut funktionierende Lendenwirbelsäule mit einem sehr gut entwickelten »Muskelkorsett« bietet die größtmögliche Sicherheit vor Wirbelsäulenschäden, -schmerzen sowie Muskelverletzungen im Bereich der unteren Extremitäten.

Wirbelsäulenpatienten – Sportler oder auch Nichtsportler – bilden einen großen Anteil in unserem Praxisalltag.

Wie verletzbar die Wirbelsäule ist, wird uns täglich vor Augen geführt. In Folge von Bewegungsmangel und einer zu wenig trainierten und schwachen Rückenmuskulatur sehen wir bereits ab dem Jugendalter mehr und mehr Entwicklungs- und Verschleißschäden – bis hin zu akuten Bandscheibenvorfällen. Auch eine genetische Prädisposition für die Entwicklung von Wirbelsäulenschäden, im Besonderen Bandscheibenschäden, spielt eine bedeutende Rolle.

Bei Wirbelsäulenbeschwerden war – ähnlich wie bei der Behandlung von Muskelverletzungen – die Infiltrationstherapie, also das Injizieren von Medikamenten in den Wirbelkanal, an die Wirbelgelenke und in die nächstgelegene Muskulatur, lange Zeit tabu, heute wird sie aber von vielen Orthopäden durchgeführt. Sie gehen allerdings ganz anders vor als ich.

Meistens setzen sie eine einzelne Infiltrationsnadel oder einen Katheter unter Röntgenkontrolle (CT-Kontrolle) ein. Die Patienten sind dann einer unerwünschten Strahlendosis ausgesetzt, und schließlich wird in aller Regel Kortison in das Zentrum der Schmerzursache eingebracht. Natürlich geht es dem Patienten danach zunächst besser: Der Schmerz wurde betäubt. Wenn sich aber das Kortison aufgelöst hat und die Wirkung nachlässt, kommt der Schmerz oft zurück und zwar immer dann, wenn die Umgebungsreaktion, insbesondere die hochgradige Muskelverspannung neben der Wirbelsäule, nicht mitbehandelt wurde.

Der Chefredakteur des *British Journal of Sports Medicine*, Prof. Dr. Karim Khan, hat völlig zu Recht einmal konstatiert, Kortison habe in der Sportmedizin keinen Platz.

Wir hingegen behandeln komplex, das heißt, dass wir das betroffene Segment, das in erster Linie ursächlich ist für die Beschwerden, sowie das darüber und das darunter gelegene Segment behandeln, indem wir Nadeln epidural – in den Wirbelkanal – mit schmerzlindernden und dehydrierenden, also abschwellend wirkenden Medikamenten injizieren. Damit wird die Rückbildung der Weichteilschwellung (Lig. flavum, Periost, Gelenkkapsel, Bandscheibenextrusion) erreicht und mehr Raum für die Nervenwurzeln gewonnen. Darüber hinaus wird der bestehende Reiz an den Nervenwurzeln gedämpft und in einem weiteren Schritt werden neben der Wirbelsäule Medikamentenmischungen eingebracht, um eine Lockerung der Muskeln zu erzielen. Sind die Wirbelgelenke mitursächlich für die Beschwerden, werden diese mitbehandelt, wie auch im Bedarfsfall die Kreuzdarmbeingelenke, in die wir naturidentische Hyaluronsäure (Gelenkschmiere) injizieren, um eine bessere Beweglichkeit zu ermöglichen.

Der Grund für die umfassende Behandlung liegt darin, dass die benachbarten Segmente die ausfallende Funktion des geschädigten Bereichs übernehmen müssen und dadurch selbst zum Problem werden können. Der oft krampfartige Anstieg der Muskelspannung, wie er auf gleicher Höhe unmittelbar neben der Wirbelsäule ertastet werden kann, dient uns als Hinweis auf eine entsprechende Überbelastung.

Die Lockerung der im Schmerzbereich zum Teil reflektorisch verspannten Muskulatur hat auch zur Folge, dass der Druck auf die kleinen Wirbelgelenke, die Facettengelenke der Wirbelkörper, abnimmt und diese nicht mehr festgesetzt beziehungsweise nicht mehr in der Fehlstellung festgehalten werden. Die Patienten berichten des Öfteren von einem Knirschen, das von den Wirbelgelenken ausgeht und nach der Behandlung nachlässt.

Darüber hinaus werden durch die Muskellockerung die Bandscheiben druckentlastet.

Bei unserer Therapie der Nacken-, Brust- und Lendenmuskulatur ist es wichtig, dass wir im Besonderen die tiefergelegenen kurzen Muskeln erreichen, die die einzelnen Wirbelkörper bewegen. Mit einer solchen Behandlung erreichen wir, dass infolge der Druckminderung an den Bandscheiben diese sich nachts regenerieren, Gewebewasser aufnehmen und tagsüber ihre »Stoßdämpferfunktion« wieder besser erfüllen können. Das Ergebnis dieser umfangreichen Behandlung ist nahezu ausnahmslos eine Schmerzlinderung – ja Schmerzbefreiung. Dabei sind alle angewendeten Medikamente, im Gegensatz zum Kortison, nebenwirkungsfrei. Vor dem Einbringen der Wirksubstanzen werden die Nadeln unter Einsatz eines Anästhetikums an die gewünschten Punkte eingeführt. Allerdings sollte auch erwähnt werden, dass die Wirkung unserer Behandlung meist nicht sofort, sondern etwas verzögert einsetzt. Wir bevorzugen eine biologisch mittel- bis langfristig wirkungsvolle Therapie, keine kurzfristig chemische.

Leider setzen sich Neurochirurgen und Orthopäden nicht genügend mit diesen sehr effektiven konservativen Behandlungsmethoden auseinander. Für viele stellt sich nur die Frage: Operation ja oder nein. Meine Meinung aufgrund meiner Beobachtungen und Erfahrung ist, dass einfach zu viel operiert wird. Eine Ausnahme bilden ein paar Kollegen, die sich in unserer Praxis unsere Infiltrationsbehandlung angeschaut haben und die davon wie auch vom Behandlungsergebnis überzeugt werden konnten. Oftmals haben sie einem Patienten schon geraten, vor einer Operation zuerst die Möglichkeit auszuschöpfen, es mit unserer Therapie zu versuchen. In zahlreichen Fällen konnte ein geplanter operativer Eingriff so noch abgewendet werden.

Manchmal ist zur Linderung von Wirbelsäulenbeschwerden eine chirotherapeutische Behandlung sinnvoll. Die hohe Spannung und Verkürzung der paravertebralen (der Wirbelsäule nahen)

Muskeln, die bei dieser Therapie ja nicht mitbehandelt werden, ist allerdings der Grund dafür, dass diese Anwendungen meist nur einen kurzzeitigen Erfolg erbringen, da die weiterhin verkürzten Muskeln den oder die Wirbel wieder in die Fehlstellung zurückziehen. Dies wird leider nur von wenigen Therapeuten bedacht. Ich sehe auch große Nachteile darin, dass die Chirotherapie, da sie in den allermeisten Fällen nicht dauerhaft erfolgreich ist, oftmals zu häufig angewendet wird.

Wir wissen um den Wert der Chirotherapie bei geeigneter Indikation und sehen sie als eine unsere Therapie ergänzende Maßnahme. Über die Kombination beider Therapien kann eine anhaltende Wirkung erzielt werden.

Darüber hinaus sollte sie Notfällen vorbehalten sein, wo sie einen absoluten Sinn erfüllt, niemals aber routinemäßig zur Anwendung kommen.

Die Wirbelsäulenbehandlung, wie sie meine Kollegen und ich in unserer Praxis tagtäglich durchführen, habe ich in den 1970er und 1980er Jahren Schritt für Schritt entwickelt, immer anhand von Funktionstests und meines Palpationsbefundes. Das Entscheidende aber war immer die Rückkopplung mit den Patienten, die mir erklärten, ob die Behandlung hilfreich war oder ich sie ändern sollte.

Diese Vorgehensweise und die Erfahrung haben zu der Erkenntnis geführt, dass vor allem die tiefgelegenen Muskeln (autochthonen Muskeln) gelockert werden müssen, um ein anhaltendes Ergebnis zu erzielen. Es handelt sich also um eine rein empirisch entwickelte Therapie, die – man könnte sagen – erfolgsabhängig standardisiert werden konnte.

Für die Gesundheit Eigenverantwortung übernehmen

Begleitend zu unserer Behandlung, empfehlen wir meist zunächst passive physikalische Maßnahmen wie Wärme, Massage und gegebenenfalls Mobilisation. Von der Massage im engeren Halswirbelbereich raten wir allerdings ab. Nach der Wiederherstellung der Mobilität und Schmerzfreiheit empfehlen wir das Erlernen von muskelkräftigenden und die Wirbelsäule stabilisierenden Übungen, die dann selbständig, konsequent, regelmäßig und langfristig angewendet werden sollen. Die Patienten müssen angehalten werden, für ihre Gesundheit Eigenverantwortung zu übernehmen und in Erfahrung zu bringen, dass bei gewissenhafter Ausführung der Übungen die Mobilität und Schmerzfreiheit erhalten werden kann.

Auch bei Schulterbeschwerden tritt nach einer Behandlung mit Kortison – in vielen Praxen die Methode der Wahl – zunächst eine Besserung ein. Damit ist das Problem aber nicht gelöst. Die tiefere Ursache für viele Schulterbeschwerden liegt, wenn sie nicht vom Schultergelenk selbst ausgehen, bei der Halswirbelsäule und ist – neben Bandscheibenschäden und Wirbelgelenkabnutzungen – auf knöcherne Anbauten an den Wirbelkörperkanten und Gelenkfacetten zurückzuführen, die sich langsam, über Jahre unbemerkt entwickeln, den Nervenaustrittskanal einengen und zu einer Nervenwurzelreizung führen können: Man spricht hier von der Spondylosis deformans im Bereich der Wirbelkörper (degenerative Veränderungen der Wirbelkörper) und einer Spondylarthrose im Bereich der Wirbelgelenke.

Die gereizte Nervenwurzel kann eine Hochspannung und Verhärtung vor allem des Armhebemuskels (M. supraspinatus) bewirken, der mit seinem sehnigen Ende am Oberarmkopf ansetzt. Wegen der Verkürzung dieses Muskels entwickeln sich im

Ansatzgebiet eine Art Stressreaktion und schließlich eine entzündliche Reaktion. Mit dieser Problematik geht oft auch eine Reizung der langen Bizepssehne, die meist einen Flüssigkeitssaum aufweist, und eine Flüssigkeitsansammlung im Schleimbeutel unterhalb des Schulterblattdaches einher. Ich spreche in diesem Fall gerne von einer Schulter-Trias. Im Fall einer anstehenden Kernspinuntersuchung sage ich den Patienten oft voraus, was als Befund vermutlich genannt werden wird, nämlich drei »Entzündungs«-Herde: im Bereich des Sehnenansatzes des M. supraspinatus, der langen Bizepssehne und des Schleimbeutels. Auch hier vermute ich, dass eine Radikulopathie (Nervenwurzelreizung) zu einer motorischen, sensorischen und vegetativen (autonomen) Störung führt. Werden die teilweise akuten Schulterbeschwerden nicht kausal, also an der Wirbelsäule und der Schulter, behandelt, können sich daraus eine Schultersteife oder Sehneneinrisse entwickeln.

Eine ähnliche Genese sehe ich beim sogenannten Tennisellenbogen. Die von der unteren Halswirbelsäule ausgehende Nervenversorgung der Unterarmstreckmuskeln führt in Folge einer dort verursachten Radikulopathie dazu, dass sich über Wochen, wenn nicht Monate eine anhaltende Verspannung und Verkürzung der Unterarmstreckmuskeln entwickelt. Im Bereich der sehnigen Anheftung der Muskeln am Ellenbogen führt die Hochspannung zu einer manchmal sehr schmerzhaften Überlastungs- beziehungsweise Entzündungsreaktion, sodass es nicht einmal mehr möglich ist, eine Kaffeetasse, geschweige denn eine Kaffeekanne zu halten. Addieren sich zu dem erhöhten neurogen verursachten Grundtonus der Unterarmmuskulatur berufliche Belastungen, wie stundenlange Schreib- beziehungsweise Computerarbeiten, also muskelermüdende und muskelverkürzende Arbeiten, so kann die Funktionskette dekompensieren – das heißt die Unterarmmuskulatur zieht sich nahezu krampfähnlich zusammen, die »Entzündung« am Ellenbogengelenk wird akut bis schließlich »nichts mehr geht«. Auch hier gilt: eine solide Ausheilung gelingt am besten dann, wenn die gesamte Bewegungskette – angefangen an der Halswirbelsäule – behandelt wird.

Bei der Diagnostik dieser Beschwerdebilder sind sogenannte Triggerpunkte – kleinste schmerzhafte, etwas verdickte Areale in der Schultergürtelmuskulatur oder auch Tenderpoints am Schulterblattrand – hilfreich, über die man Hinweise darauf finden kann, welche Nervenwurzel gereizt ist.

Auch die Achillessehne muss immer als Teil einer kinetischen Kette gesehen werden. Infolge von Überbelastung oder Fehlbelastung kommt es zu Abnutzungsschäden der Sehne oder Entzündungen, die anfangs meist mehr das Gleitgewebe als die Sehne selbst betreffen. Da bei entzündlichen Prozessen das Protein Fibrin gebildet wird, das Verklebungen (also Verhaftungen) zwischen der Sehne und dem Gleitgewebe verursacht, führt dies zur Einschränkung der Gleitfähigkeit der Sehne und zur funktionellen Beeinträchtigung.

Die Ursache kann unter anderem in einem blockierten oberen Sprunggelenk, in einer ermüdungsbedingten verkürzten Wadenmuskulatur oder auch in der Entgleisung der Tonusregulierung der Wadenmuskulatur, ausgehend von den versorgenden motorischen Nerven mit ihrem Ursprung im Bereich der unteren Lendenwirbelsäule, gefunden werden. Das führt sicherlich dazu, dass die Achillessehne unter eine anhaltend vermehrte Zugspannung oder auch in eine Überlastungssituation gerät und in Form einer schmerzhaften entzündlichen Schwellung reagiert.

Die Behandlung besteht erstens darin: die Fehlfunktionen beziehungsweise Fehlregulierungen abzustellen und zweitens in einer Infiltration von Actovegin® zwischen die Sehne und das Gleitgewebe. Dieses sogenannte Paratenon, das die Sehne umhüllt, wird dadurch aufgespült und gefüllt. Über diese Vorgehensweise werden die Verklebungen gelöst.

Actovegin® wirkt dabei entzündungshemmend und regenerationsfördernd, sodass die Beschwerden oft schon nach zwei bis drei Behandlungen abklingen – eine neben der heilungsfördernden Wirkung bei der Behandlung von Muskelverletzungen weitere überzeugende und in unserer Praxis oft gesehene Wirkung des Actovegin®.

Sicherlich spielt dabei eine antioxidative Funktion der darin enthaltenden essentiellen Aminosäuren eine entscheidende Rolle.

Begleitend sollten dehnende und exzentrische Übungen für die betroffene Achillessehne durchgeführt werden.

Selbst Leistenbeschwerden sollten immer im Zusammenhang mit der Wirbelsäule gesehen werden. Neben der erblichen Disposition für die Entwicklung einer Leistenhernie sehen wir bei Sportlern mit Leistenschmerzen die Ursache meist im Bereich der oberen und/oder unteren Lendenwirbelsäule oder auch der Iliosakralgelenke. Werden hier Nervenwurzelreizungen verursacht, so können sich Schmerzen im Bereich des Unterbauches, der Leiste – hier manchmal heftig stechend – und der leistennahen Oberschenkelmuskulatur entwickeln. Bei anhaltendem Schmerz kann die Muskulatur im Versorgungsgebiet der jeweiligen Nerven einerseits einen höheren Tonus einnehmen – zum Beispiel sehen wir häufig bei Leistenbeschwerden einen Spannungsanstieg im M. adduktor longus, der vom N. obturatorius versorgt wird –, andererseits aber kann die Bauchmuskulatur einen Kraftverlust und eine Volumenabnahme (Atrophie) erleiden. Diese Entwicklung sehen wir am deutlichsten am M. abdominis externus, der einen Teil des Leistenkanals bildet und dessen Nervenversorgung ihren Ursprung im Bereich der unteren Brustwirbelsäule und der oberen Lendenwirbelsäule hat.

Die Bauchdecke wird somit schwächer, der Leistenkanal erweitert sich und nun pelottiert das Bauchfell in diese Schwachstelle (es drückt sich ein), wenn ein hoher Druck im Bauchinnenraum erzeugt wird. Dies geschieht beim Schießen oder Sprinten oder auch Husten und Niesen. Die Weichteile im Bereich des Leistenkanals werden dadurch stark gereizt und verursachen teilweise heftige Schmerzen, sodass der Sportler sich eine schmerzbedingte Schonhaltung in leicht geduckter, in der Hüfte angewinkelter Stellung angewöhnt und eine erhebliche Leistungseinbuße, wenn nicht sogar die völlige Sportunfähigkeit, erleidet.

Diesen Fall beschreibe ich seit den 1970er Jahren als weiche Leiste. In aller Regel liegt noch kein Leistenbruch vor. Oft läuft es aber darauf hinaus, wenn nicht noch durch eine Wirbelsäulen- beziehungsweise Iliosakralgelenksbehandlung sowie eine Behandlung der Leistenregion selbst ein operativer Eingriff abgewendet werden kann. Am Ende dieser Entwicklung wird der normalerweise feste und wenig elastische Leistenring weich und erweitert sich innerhalb weniger Tage. In diesem Fall ist »das Rennen verloren« und die OP unausweichlich. Aus Erfahrung kann ich sagen, dass in dieser Phase ein Bauchmuskeltraining nicht mehr hilft, sondern die Beschwerden eher verstärkt.

Das Erkennen der Zusammenhänge der Ursache-Folge-Wirkung entlang einer Funktionskette des Körpers offenbart nichts anderes als – die Logik des Körpers.

Neben der eigentlichen Praxisarbeit haben sich daher immer auch weitere wichtige Erkenntnisse ergeben: So zum Beispiel, dass die Wurzel eines Leidens, das Migraine cervical genannt wird, im Bereich der oberen Halswirbelsäule und des Hinterhauptes liegt.

Wenn sich hier die Muskeln anhaltend verkürzen, baut sich am Hinterhaupt eine Spannung auf, die sich auf die Kopfhaut überträgt, heftige Spannungskopfschmerzen und sogar Schmerzen an der Schläfe verursachen und sich unter Umständen über den ganzen Kopf ausbreiten kann. Manche Patienten äußern auch ein Druckgefühl hinter dem Auge der betroffenen Seite und haben den Eindruck, dass das Sehen beeinträchtigt ist. Diese Form der Migräne kann sogar von einem Gefühl der Übelkeit sowie einer Konzentrations- und Antriebsschwäche begleitet sein.

Über die Behandlung der oberen Halswirbelsäule und der tiefergelegenen Muskeln neben den oberen Wirbeln sowie der Muskeln, die am Hinterhaupt ansetzen einschließlich ihrer Sehnenansätze, gelingt es, die Spannung herabzusetzen. Dieses Vorgehen führt zur raschen Linderung oder sogar zur Befreiung von den beklagten Kopfschmerzen.

Auf Phänomene wie die wirbelsäulenbedingte Migräne stoße ich als Nebenbefund. Patienten, die wegen Schmerzen im Bereich des Bewegungsapparates zu uns kommen, erzählen auch von anderen Problemen, und dann überprüfe ich, ob auch diese mit der Wirbelsäule zusammenhängen können. Natürlich gehören Kopfschmerzen nicht zum eigentlichen Aufgabengebiet eines Orthopäden und die gefäßbedingte Migräne gehört ausschließlich in die Hände eines Spezialisten.

Ungeahnt hoch ist die Zahl der Patienten, die unter Drehschwindel leiden, der sie verunsichert und sie daran hindert, sich ohne Angst im Freien zu bewegen. Meist sind die Beschwerden auf Fehlstellungen und Blockaden im Bereich der oberen Halswirbelsäule zurückzuführen und können durch eine Infiltrationsbehandlung in Verbindung mit einer osteopathischen Behandlung gebessert werden.

Das Bindegewebe als Stützgerüst und Transportmedium

Es ist faszinierend, über welche Netzwerke im Körper auch weiter entfernte Regionen miteinander verbunden sind. Die Faszien spielen dabei eine besondere Rolle, weil sie von der Fußsohle bis zum Scheitel miteinander kommunizieren. Auch das ist ein Phänomen, das Manualtherapeuten oder zum Beispiel Yogalehrern schon lange vertraut ist. Die Medizin aber thematisiert die Faszien erst seit rund zehn Jahren, seit besser erkannt wurde, wie bedeutend die hohe

Anzahl von Schmerzrezeptoren in diesen wenig elastischen Häuten ist. Früher blieben Faszien weitgehend unbeachtet und wurden nahezu für bedeutungslos gehalten.

Ich entdecke ständig neue Zusammenhänge, die die Faszien betreffen. So habe ich den Eindruck gewonnen, dass die Faszien, die den Kopf überziehen, mitursächlich für ein Syndrom sind, für das es bisher keine wirksame Therapie gibt – den Tinnitus. Ich habe eine Reihe von Patienten, darunter auch Musiker, im oberen Halswirbelbereich und an der Kopffaszie behandelt, wonach das lästige Dauergeräusch beziehungsweise der Dauerton im Ohr deutlich geringer, mitunter sogar verschwunden war.

Und um beim Bindegewebe zu bleiben: In der Medizin wird zu wenig bedacht, dass das Bindegewebe nicht nur festigende Aufgaben als Stützgerüst erfüllt und zum Beispiel Teil ist von Knochen, Knorpel, Bandscheiben, Muskeln, Faszien, Sehnen und Bändern, sondern auch die Grundsubstanz bildet, die außerhalb der Zellen *das* entscheidend wichtige Transportmedium darstellt.

Ich spreche deshalb mit vielen meiner Patienten über die Bedeutung und den jeweiligen Zustand ihres Bindegewebes. Schon ein erstes Abtasten der Haut und des Unterhautgewebes genügt, um mir darüber einen Eindruck zu verschaffen. Bei bestehender Bindegewebsschwäche fällt mir bereits beim ersten Berühren der Haut auf, dass diese jeder Spannung entbehrt. Bindegewebsschwäche wird verursacht durch einen Mangel an Bewegung, falsche Ernährung, durch antikonzeptionelle (schwangerschaftsverhütende) Hormone und andere Ursachen, es kann aber auch eine genetische Disposition vorliegen. Laboruntersuchungen können Hinweise für eine Bindegewebsschwäche anzeigen, zum Beispiel bei einem Mangel an wichtigen Aminosäuren, Spurenelementen, Mineralien oder auch Vitaminen. Vor vielen Jahren habe ich die Laboruntersuchungen meiner Patienten ausgewertet und festgestellt, dass unverhältnismäßig oft bindegewebsspezifische Aminosäuren wie Arginin, Lysin, Prolin defizitär waren, bei den Spurenelementen insbesondere Zink, bei den Mineralien Magnesium – und dies auch bei jungen Frauen.

Auch eine erhöhte Harnsäure, die im Eiweißstoffwechsel als Zwischenabbauprodukt auftritt und weiter metabolisiert (um- beziehungsweise abgebaut) wird, führt zu einer Bindegewebsschwäche, Knorpelerweichung, zu Bandscheibenschäden oder auch Sehnenentzündungen. Darüber hinaus fördert die Harnsäure auch die Entwicklung der Arteriosklerose. Mir ist unerklärlich, warum die Harnsäure in der Medizin außer bei der akuten Gicht keine ihr gebührende Rolle spielt.

Zu dieser Erkenntnis bin ich gekommen, da sich in den Röntgenbildern der Lendenwirbelsäule meiner Patienten immer wieder Kalk-Plaques im Bereich der Bauchaorta darstellten. Das war für mich Anlass, eine Laborbestimmung vorzunehmen. Bei einem sehr hohen Prozentsatz war in solchen Fällen der Harnsäurespiegel erhöht, oft gemeinsam mit zu hohen Cholesterinwerten.

In dieser Konstellation, womöglich in Verbindung mit erhöhtem Blutdruck, besteht ein großes Risiko für die Entwicklung einer Arteriosklerose. Ich bin der Meinung, dass die Harnsäure Risse in der Intima, der Innenauskleidung der Arterien, verursacht und sich hier Cholesterin und Kalksalze ablagern. Harnsäure entsteht beim Abbau von Eiweißen. Ein Überangebot von Eiweiß – insbesondere bei rotem Fleisch, Krustentieren, Hülsenfrüchten und einer Behinderung des Harnsäureabbaus durch Alkohol – führt dazu, dass der Organismus seine Aufgaben nicht in der notwendigen Weise bewältigen kann und sich auf diesem Weg ein Anstieg der Harnsäure ergibt. Auch eine entsprechende Erbanlage kann mitverantwortlich sein. Ein erhöhter Harnsäurespiegel führt dazu, dass sich die Harnsäure im Gewebe ablagert und hier Schäden verursacht.

Bis zu einer Menge von 5,85 Milligramm pro Deziliter bleibt die Harnsäure im Blut gelöst (bei Frauen ist der Wert geringfügig niedriger). Wird dieser Grenzwert überschritten, so bilden sich Kristalle, die sich vorwiegend im sauren Gewebemilieu anhäufen.

So findet sich oft bei Sportlern in hochbelasteten Strukturen wie Hüften, Kniegelenken, Achillessehnen bei Langstreckenläufern oder in der Schulterregion bei Tennisspielern, naturgemäß ein übersäuertes Gewebe in dem sich Harnsäurekristalle ablagern, selbst wenn die Harnsäure leicht unter dem oberen Grenzwert liegt. Sie verursachen dort entzündliche Reaktionen beziehungsweise frühzeitige Knorpelerweichungsschäden. Aus diesem Grund überfluten wir das betroffene Gewebe mit einer säureneutralisierenden Pufferlösung und stellen fest, dass damit eine bessere Wirkung der dann eingebrachten oder auch der eingenommenen Medikamente erzielt wird.

Die Harnsäure hat geradezu eine Affinität zu übersäuertem und auch geschädigtem Gewebe, zum Beispiel zu operierten Gelenken oder auch zu überlasteten Sehnen. Wir legen großen Wert darauf, dass die Harnsäure unter dem oberen Grenzwert liegt und das auch – und vor allem vor operativen Eingriffen.

Meinen Patienten rate ich, fleischarm zu essen und regelmäßigen Alkoholkonsum zu meiden, die Aufnahme von säurebildenden Nahrungsmitteln, wie zum Beispiel Weißmehlprodukten, Milchprodukten und Zucker, zu reduzieren und jede Möglichkeit zur Bewegung zu nutzen.

Teil unserer Therapie sind auch bindegewebsstärkende Substanzen. Bereits in den 1980er Jahren ließen sich – wie bereits erwähnt – anhand der Laboruntersuchungen der Patienten immer wieder Defizite vor allem auf dem Gebiet der essentiellen Aminosäuren feststellen. Um dem entgegenzuwirken und vorzubeugen, empfehle ich seither die Einnahme der drei für das Bindegewebe wichtigen Aminosäuren Lysin, Arginin und Glutamin. Sie sind für die Bildung und den Erhalt eines elastischen Bindegewerbes notwendig und festigen seine Fasersysteme. Neben den Aminosäuren empfiehlt sich darüber hinaus die Einnahme von Magnesium, Zink und Kupfer sowie Vitamin B6, Vitamin C, Vitamin D – und Silizium zur Festigung des Bindegewebes.

Ich empfehle meinen Patienten bewusst niedrig dosierte Nahrungsergänzungspräparate, um Defiziten vorzubeugen, und nicht Megadosierungen, bei deren Einnahme man Gefahr läuft, die Regelsysteme des Körpers empfindlich zu stören. Schon Ende der 1980er Jahre beschäftigte ich mich selbst mit deren idealer Zusammenstellung – und ich hatte die Idee, ob es nicht möglich wäre, die unterschiedlichen Inhaltsstoffe von Einzelpräparaten in einer einzigen Kapsel zu bündeln. Es gelang mir schließlich, Nahrungsergänzungsmittel zum Zellschutz und zur Stärkung des Bindegewebes zu entwickeln.

Ich bin ein entschiedener Gegner von nebenwirkungsbehafteten Salben mit chemischen Wirkstoffen, die heute fast immer und überall zum Einsatz kommen und der Schmerzlinderung und Entzündungshemmung dienen sollen. Worüber die meisten Patienten nicht aufgeklärt sind, ist die Tatsache, dass diese Salben – einige mit den Wirkstoffen Diclofenac oder Ibuprofen – nicht so sehr eine örtliche Wirkung erzielen, so wie es dem Patienten in der Werbung suggeriert wird, sondern eine systemische Wirkung haben. Das heißt, dass die Inhaltsstoffe der Salbe in die Blutbahn und somit in den gesamten Organismus gelangen und damit auch in die Nieren, die dadurch unbestritten Schaden nehmen können. Um eine bessere Wirkung zu erzielen, sage ich den Patienten schon mal ironisch, sie hätten – wenn überhaupt – die Salbe besser auf die Innenseite des Unterarms oder auf den Bauch »schmieren« sollen – hier würde die Salbe besser resorbiert und würden die – wo auch immer auftretenden – Schmerzen möglicherweise wirkungsvoller behandelt.

Ich selbst empfehle eine Salbe mit natürlichen, nebenwirkungsfreien Inhaltsstoffen wie Arnika – schmerzlindernd, entzündungshemmend, abschwellend – und Weihrauchöl – ebenfalls schmerzlindernd und entzündungshemmend –, der die Radikalfänger Zink und die Vitamine A, C und E beigefügt wurden, die, in Liposomen verpackt, imstande sind, die Haut zu durchwandern.

Um in Eigenregie eine bestmögliche Salbe herzustellen, mischte ich mit einem Apotheker vor Jahren die Wirkstoffe dreier verschiedener Salben, von denen ich am meisten überzeugt war, zusammen, um sie zu einer einzigen Salbe zusammenzufassen. Das gelang zunächst nicht. Heraus kam ein grauer, nicht gerade gut riechender Brei – eine Zumutung. Nach Jahren der Entwicklung und Anwendung in allen Entwicklungsstufen kam ein Endprodukt mit dem Hauptwirkstoff Arnika heraus, das ich meinen Patienten empfahl und das sehr gut angenommen wird.

Zum Schluss mischten wir der Salbe noch Minze bei. Das führte dazu, dass vor allem Sportler mit der wohlriechenden, kühlenden und erfrischenden Salbe manchmal den ganzen Körper massiert haben wollten.

Sehr häufig haben wir im Praxisalltag auch mit Gelenkverschleißschäden zu tun. Eine Arthrose entwickelt sich immer erst bei bereits bestehenden Knorpelschäden. Beides behandeln wir bei entsprechenden Beschwerden mit regelmäßig verabreichten Hyaluronsäure-Injektionen, denen Antioxidantien beigefügt sind. Meine Kollegen und ich sind überzeugt von der Wirksamkeit dieser Behandlung, auch wenn sie manchmal Geduld erfordert und sich das von Seiten der Patienten gewünschte Ergebnis erst langsam einstellt. Selbst schwereren Fällen kann jedoch häufig Linderung der Gelenkbeschwerden verschafft werden. Interessanterweise setzt sich diese Art der Gelenktherapie mehr und mehr durch, Kortisoninjektionen werden in der Fachwelt zunehmend kritisch gesehen.

Ich erinnere mich noch sehr gut an meine ersten Gelenkbehandlungen mit Hyaluronsäure in den 1980er Jahren. Damals erfuhr ich, dass ein Hyaluronsäure-Präparat – hergestellt aus Hahnenkämmen – in Italien entwickelt worden war und zur Knorpelschutztherapie empfohlen wurde. In Deutschland kannte man das Präparat noch nicht. Ich habe es mir daraufhin von Patienten aus Italien mitbringen lassen. Meine eigenen Beobachtungen haben mich von der Wirksamkeit dieses Mittels überzeugt, sodass ich die Anwendung von Hyaluronsäure zur Standardtherapie in meiner Praxis machte. Jahre später hat ein deutsches Pharmaunternehmen das Patent dafür erworben und das Mittel produziert. Nach und nach kamen dann unter anderem fermentativ hergestellte Hyaluronsäure-Präparate auf den Markt und wurden weiterentwickelt. Unter dieser Therapie kann so mancher operative Eingriff am Knorpel beziehungsweise Gelenk abgewendet werden.

Aus der jahrelangen Erfahrung und dem Wissen um die Logik des Körpers resultiert die in unserer Praxis praktizierte kausale Medizin, die nach Ursachen sucht und diese gleichfalls therapiert, statt nur Symptome zu behandeln. Insgesamt betrachtet, erschien es mir angesichts der komplexen Wechselwirkungen der Strukturen des menschlichen Körpers von Anfang an nur sinnvoll, die Behandlung meiner Patienten in ihrem Sinne ganzheitlich auszurichten. Dass ich dabei auf heilungsfördernde biologische und homöopathische Medikamente zurückgreife, ist einerseits der Schonung des Organismus geschuldet und anderseits auf ihre Wirksamkeit zurückzuführen.

Stimmen aus der Praxis
»Die Patienten spüren die besondere Atmosphäre bei uns«

Jutta Staib

Als der Doktor 1978 in München Praxisräume suchte, ging er mit seiner Frau an der Praxis eines niedergelassenen Arztes vorbei, auf dessen Messingschild stand: Sprechstunde von 9 bis 13 Uhr und 15 bis 18 Uhr. Damals dachten sich die beiden, dass sie in München viel gemeinsame Zeit miteinander haben würden – anders, als zu seiner Zeit an der Berliner Klinik. Doch bald stellte sich heraus, dass es anders kommen sollte und die Arbeitstage sehr viel länger würden als gedacht.

Unsere ersten Praxisräume in der Fürstenfelderstraße direkt am Marienplatz wurden im Januar 1978 eröffnet und waren sehr speziell – in einem Stil-Mix aus 1970er-Jahre-Jugendstil- und anthroposophischen Elementen – gestaltet und eingerichtet. Alles war von Hand gemacht. Die Praxis wurde zur Wohlfühloase für unsere Patienten.

Vom ersten Tag an koordinierte ich die Praxisabläufe und assistierte Dr. Müller-Wohlfahrt bei der Sprechstunde. Unser Team bestand aus einer weiteren Arzthelferin und einer Auszubildenden. Täglich waren wir bis 21:30 Uhr oder länger für unsere Patienten da und hatten immer eine offene Tür – auch ohne Terminvereinbarung, speziell für Sportler nach ihrem Abendtraining.

Unsere kleine gemütliche Küche war auch das »Wartezimmer« für viele Sportler – und regelmäßig »stapelten« sich hier die Spieler von Bayern und die anderer Mannschaften, auch weil viele Vereine zur Saisonvorbereitung in der Nähe ihre Trainingslager abhielten. Die Spieler verbrachten manchmal viele Stunden bei uns und hatten oft Kuchen für die gesamte Belegschaft der Praxis dabei. Es war immer ein großes Hallo und es herrschte große Freude, wenn sich die Spieler verschiedener Vereine bei uns trafen. Nicht selten sind wir spät aus der Praxis kommend noch alle zusammen essen gegangen.

Montags und donnerstags fuhren der Doktor und ich regelmäßig für eineinhalb Stunden zum Trainingsgelände des FC Bayern an die Säbener Straße. Auch dort warteten schon die Spieler, um von ihm untersucht und behandelt zu werden. Danach fuhren wir zurück in die Praxis – an diesen Tagen arbeiteten wir häufig bis Mitternacht.

Dr. Müller-Wohlfahrts erfrischende Art, auf alle Patienten zuzugehen, ihnen die Angst vor einem Arztbesuch zu nehmen, vor allem auch, ihnen zuzuhören – er war mit Leib und Seele bei seinen Patienten –, hat mich von Anfang an sehr beeindruckt. Unsere gemischte Patientenklientel – Sportler, Künstler und »normale« Patienten – machte die Arbeit sehr interessant und die Sprechstunden vergingen wie im Flug. Manchmal rief Karin Müller-Wohlfahrt am Abend an, um zu erfragen, wann der Doktor wohl nach Hause käme zum Essen. Das war oft leider schwer einzuschätzen, und da so viele Patienten bis spätabends kamen, hat sie oft auf ihren Mann warten müssen.

Die Praxis ist schnell gewachsen, auch personell, um die vielen teilweise internationalen Patienten, die sich von ihm behandeln lassen wollten und in seine Praxis strömten, versorgen zu können. Heute, nach 40 Jahren, kommen immer noch viele langjährige Patienten, die uns schon in der alten Praxis besucht haben, und denken gerne an die »alten Zeiten« zurück. Damals waren wir natürlich noch nicht ausgestattet mit PCs oder E-Mail-Accounts und statt mit fünf Ärzten, der Radiologie und der großen Physio-Abteilung im Haus arbeitete Dr. Müller-Wohlfahrt mit externen Spezialisten zusammen, die er gesucht und die sein Vertrauen hatten, doch unsere Patienten kamen und kommen zu ihrem Arzt des Vertrauens – nur diese Tatsache zählte und zählt.

Imke Bergmann

1991 habe ich von Jutta die Praxiskoordination übernommen. Nach dem Abitur und einer Ausbildung zur Arzthelferin wollte ich eigentlich Biologie studieren, bekam in München keinen Studienplatz und blieb stattdessen in der Praxis von Dr. Müller-Wohlfahrt – wo ich seit mittlerweile 26 Jahren bin.

Ich habe keinen einzigen Tag erlebt, an dem ich nicht gerne in die Praxis gegangen wäre. Das ist für mich ein Phänomen und gleichzeitig auch ein Geschenk. Jeder Tag ist eine Herausforderung und aufregend, jeder Tag ist anders, oft sind auch sehr stressige Tage dabei.

Wir haben eine Mischung aus langjährigen Patienten, die sehr dankbar und unkompliziert sind, und von denen viele regelmäßig zur Behandlung kommen; diese Patienten stabilisieren unsere Praxis, sie planen ihre Termine viele Monate im Voraus. Und dann kommen auch viele Sportler und Künstler zu uns, die meistens sehr kurzfristig Termine benötigen und unseren Terminkalender oft gehörig durcheinanderbringen. Den Spagat zu schaffen, den einen akut zu helfen und gleichzeitig den anderen Patienten nicht das Gefühl zu geben, sie wären weniger wichtig, ist für uns Mädels nicht immer einfach.

In der alten Praxis waren die Räume im Kreis angeordnet. Der Doktor hat meistens nur die Tür aufgemacht, wenn er etwas brauchte, und uns zugerufen, aber das geht jetzt nicht mehr so einfach. Denn mit dem Umzug in die neue Praxis im Alten Hof im Jahr 2008 hat sich vieles verändert. Hier sind die Wege weiter, die Räumlichkeiten und das Ärzte- und Mitarbeiterteam haben sich vergrößert. Jetzt haben wir auch die topmodernsten Geräte, digitales Röntgen, Ultraschall, zwei MRT und eine große Physiotherapieabteilung – und das alles auf einer Etage.

1993 wurden bei uns Computer eingeführt, davor gab es Karteikarten. Es gab zwei Assistenzärzte, die nur nachmittags gearbeitet haben, und drei Behandlungszimmer. Wir hatten ein Röntgengerät, und Untersuchungen wie Kernspintomografie und Ultraschall wurden damals noch in auswärtigen Praxen gemacht. Oft haben wir Mitarbeiter die Sportler dorthin begleitet und sind mit ihnen dafür mit der U-Bahn quer durch die Stadt gefahren. Hauptsache, die Untersuchungen konnten zeitnah durchgeführt werden.

Da der Doc bis heute keine SMS selbst beantwortet und sich erfoglreich gegen einen eigenen E-Mail-Account gewehrt hat, lief die Kommunikation mit den Patienten und die gesamte Organisation seiner Termine innerhalb und außerhalb der Praxis in den letzten 15 Jahren immer mehr über mich. Dadurch hat er sich die Freiheit bewahrt, sich nicht von äußeren Dingen ablenken und beeinflussen zu lassen, um sich ausschließlich auf seine Patienten konzentrieren zu können.

Ich halte Kontakt zu unseren auswärtigen Patienten und versuche, ihm möglichste viele Telefonate und organisatorische Arbeiten abzunehmen und für unsere Patienten eine vertrauensvolle Ansprechpartnerin zu sein. Geichzeitig arbeite ich immer noch regelmäßig mit ihm in der Sprechstunde und bekomme so die direkte Arbeit am Patienten mit. Trotz der heutigen Größe der Praxis sagen viele Patienten, dass sie die besondere Atmosphäre bei uns spüren und dass es keine Anonymität gibt.

Das Orthopädie-Team besteht aus fünf Ärzten und insgesamt 15 Arzthelferinnen. Wir genießen, was unsere Teamplanung betrifft, sehr große Freiheiten, wir organisieren uns selbst und springen füreinander ein, wenn jemand krank wird, und jeder schreibt seine Arbeitszeiten selbst auf. Der Doc schenkt uns sehr viel Vertrauen und damit sind wir in all den Jahren gut gefahren. Auf der anderen Seite konnte er sich auch immer auf uns verlassen und wusste ein fleißiges und hoch motiviertes Team hinter sich.

Die Mitarbeiterinnen bringen große Flexibilität mit – wobei ihr Fleiß und ihr Einsatz auch anerkannt und belohnt werden. Der Doc versteht es, auch wenn er manchmal aufbrausend sein kann, eine Bindung zu uns herzustellen. Manchmal sitzt er schon Minuten

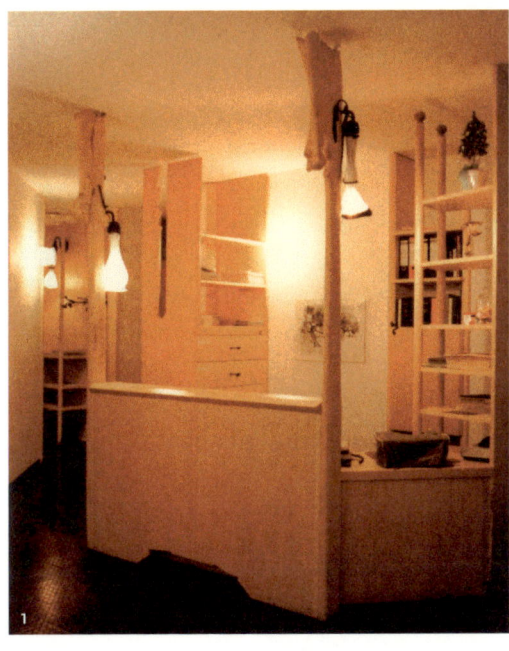

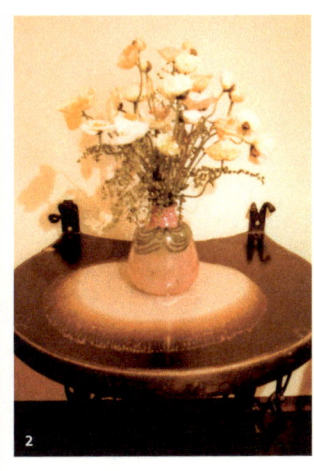

1 – 2 Meine erste Praxis am Marienplatz wurde 1978 eröffnet: Die besondere Ausstattung wurde von dem jungen Künstler Josef Schaffarschick aus Schrottteilen, Holz und Acryl gefertigt. Im Aufbau der Rezeption befanden sich geschnitzte Skulpturen; der Wartezimmertisch wurde aus einem alten Wagenrad geformt.

3 – 4 Die neue Praxis im Alten Hof – eröffnet 2008 – spiegelt den sachlichen, minimalistischen Stil des Architekten David Chipperfield wider. Die Fotos zeigen die Rezeption und eines der Behandlungszimmer.

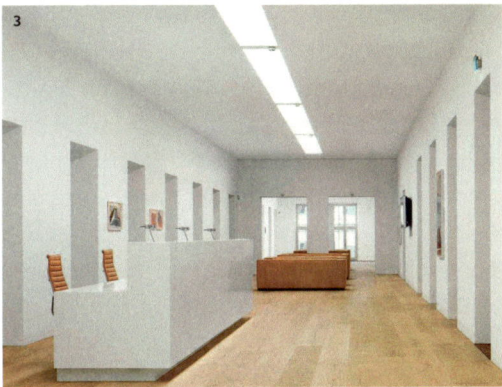

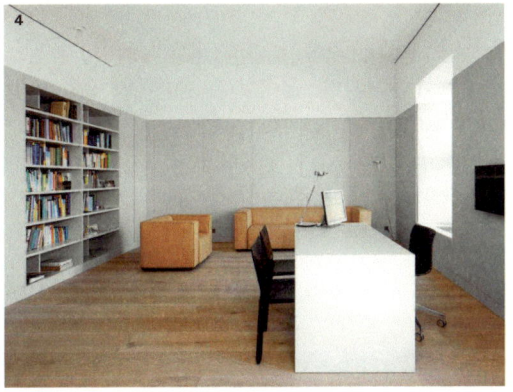

später guter Dinge an seinem »Chefplatz« in der Küche und ordert seinen geliebten Cappuccino: viel Kaffee und bloß keine Milch, sondern nur Milchschaum.

Um die Teamzusammengehörigkeit zu intensivieren, haben wir auf seine Initiative hin einige aufregende Reisen, unter anderem nach Las Vegas – Siegfried und Roy waren Patienten – und nach Marrakesch in Marokko gemacht. Alle waren mit dabei – und wer unternimmt so etwas schon?

Viele unserer Patienten kommen von weit her. Vor allem junge Sportler nehmen oft lange Reisen auf sich, um in unserer Praxis behandeln zu werden. Ihnen dann das Gefühl geben zu können, dass man sich ihrer annimmt, ihnen weitere Arztbesuche beziehungsweise therapieergänzende Termine organisiert, Wegbeschreibungen und Wochenpläne mitgibt oder auch mal bei der Hotelbuchung oder Reiseplanung hilft, unterscheidet unsere Arbeit, glaube ich, von der in anderen Arztpraxen. Wir führen fort, was der Doktor beim Patienten beginnt.

Die Interaktion zwischen dem Doc und seinen Patienten ist etwas Besonderes. Er begrüßt jeden mit seinem speziellen Handshake – damit ist sofort eine Bindung hergestellt –, und er freut sich riesig, wenn der Handschlag gekonnt erwidert wird. Der Doktor gibt jedem Patienten von Anfang an das Gefühl, dass es nur ihn gibt. Er nimmt sich bei jedem die Zeit, die er braucht, schaut nie auf die Uhr und lässt sich von uns nie unter Druck setzen, weder bei der Untersuchung noch bei der Behandlung. Auch wenn im Wartezimmer viele Leute seit Stunden warten oder es schon spätabends ist. Er gibt nie auf und hat eine bewundernswerte Disziplin.

Geduld gehört allerdings nicht zu seinen Stärken, bei ihm muss immer alles sofort passieren und er hat wenig Verständnis, wenn eine Telefonleitung besetzt ist oder jemand nicht ans Telefon geht oder er auf einen Rückruf warten muss.

Auch nach all den Jahren spürt man bei ihm seine Leidenschaft für den Sport und seinen Beruf. Es fällt ihm schwer, nein zu sagen, und am liebsten würde er alle Patienten selbst behandeln. Dass das sein Terminplan nicht zulässt, interessiert ihn nicht und er möchte es auch gar nicht hören. Er will helfen. Er muss helfen.

Man muss über die Jahre der Zusammenarbeit mit ihm diese Leidenschaft und die Liebe für den Sport teilen, sonst könnte man das Arbeitspensum und die Intensität der langen Tage schon allein physisch nicht schaffen. Die tägliche Begegnung mit den unterschiedlichsten Menschen, den Sportlern und Künstlern ist bei uns schon etwas ganz Besonderes und erfüllt mich jeden Tag mit großer Freude.

Usain Bolt
Der Jahrhundertsprinter

Als ich Usain Bolt 2002 kennenlernte, war es unsicher, ob er ein erfolgreicher Sprinter bleiben könnte. Denn trotz seiner überragenden physischen Voraussetzungen laborierte er wiederholt an behandlungsbedürftigen Beschwerden. Schon sehr bald entwickelte sich zwischen uns eine außergewöhnliche Beziehung.

Eines Tages im Sommer 2002 stand ein 16-jähriger Jugendlicher bei mir in der Praxis, ein muskulöser Hüne, dessen Schüchternheit so gar nicht zu seiner imposanten Erscheinung passen wollte. Ich hatte seinen Namen noch nie gehört. Doch sein Manager Ricky Simms versicherte mir, dass der Junge in seinem Heimatland Jamaika schon eine Berühmtheit sei und als Riesentalent in der Leichtathletik galt. Er hatte Juniorenweltmeisterschaften im Sprint gewonnen, in allen Altersklassen die Pokale abgeräumt, dabei Fabelzeiten erzielt – und er hatte ein Problem, mit der Wirbelsäule. Es handelt sich dabei um eine Seitabweichung von der Längsachse und eine damit einhergehende Rotationsfehlstellung, die wir in der Praxis häufiger sehen und die oft durch stabilisierende beziehungsweise korrigierende Gymnastikübungen und osteopathische Behandlungen verbessert werden kann. Dieser Bursche aber wollte eine Karriere als Hochleistungssportler machen und musste dabei seine Wirbelsäule Tag für Tag extremen Belastungen aussetzen. Sein Manager wollte daher nur eines von mir wissen: Hat es überhaupt Sinn, Zeit und Energie in den Jungen zu investieren? Kann er überhaupt ein guter Sprinter bleiben? Können wir es verantworten, ihn weiterhin Hochleistungssport machen zu lassen, ohne dass er gesundheitliche Schäden davonträgt?

Ich nahm mir sehr viel Zeit für ihn: Ich machte meine Funktionstests, untersuchte und bewegte alle Gelenke, bewertete sämtliche Muskeln und Sehnen, prüfte die Wirbelsäule in jeder erdenklichen Bewegungsebene, vermaß das Becken und die Wirbelsäule röntgenologisch, bestimmte die reelle Beinlängendifferenz millimetergenau und führte verschiedene weitere bildgebende Verfahren durch. Am Ende der Untersuchung sagte ich dann einen Satz, der mir heute in der Rückschau immer noch wohlüberlegt erscheint: »Er kann weiter trainieren, ich übernehme die Verantwortung, unter der Voraussetzung, dass wir in ständiger Verbindung bleiben, dass der Junge regelmäßig zu mir nach

München kommt und dass ich sofort informiert werde, wenn er ein Problem hat.«

Heute weiß ich, dass diese Entscheidung eine der besten meines Lebens war. Etwas anderes weiß ich hingegen nicht: Was aus der Karriere des jungen Athleten geworden wäre, wenn er unter rein schulmedizinischen Gesichtspunkten beraten worden wäre.

14 Jahre sind seither vergangen, in denen Usain Bolt ein Freund für mich geworden ist, oder auch ein weiteres Mitglied meiner Familie, jedenfalls viel mehr als nur ein Patient. Ich erinnere mich noch genau, dass ich ihn damals in der Praxis sofort ins Herz schloss. War es seine Natürlichkeit, seine Unkompliziertheit, seine sympathische Schüchternheit? Ich weiß es nicht, und es ist ja auch nicht wichtig. Das Einzige, das zählt, ist die Freude, die ich jedes Mal empfinde, wenn ich Usain wiedersehe.

Dass Usain Bolt der beste Sprinter aller Zeiten werden würde, habe ich bei unserer ersten Begegnung beim besten Willen nicht geahnt. Damals hätte das wohl niemand voraussagen können, allein schon deswegen, weil die Sprintwettbewerbe von Sportlern mit einem vollkommen anderen Erscheinungsbild als dem von Usain dominiert wurden: Der gängige Phänotyp war das muskelbepackte Kraftpaket von höchstens 1,80 bis 1,84 Metern Körpergröße, das wie der Blitz beschleunigte, wie der Teufel über die Tartanbahn rannte und wie ein Pferd im gestreckten Galopp ins Ziel kam. Leute wie Carl Lewis, Linford Christie, Maurice Green, Tyson Gay oder auch der des Dopings überführte Ben Johnson gewannen die Medaillen und galten als unschlagbar. Usain ist im Vergleich zu ihnen mit seinen 1,96 Metern ein Riese mit schlaksigen Extremitäten, der scheinbar langsam aus den Blöcken kommt und erst nach einer halben Ewigkeit seine enorme Endgeschwindigkeit erreicht – sich dann allerdings mit einer unnachahmlichen Eleganz bewegt. So ein Hüne müsste doch eigentlich die 400 Meter laufen, das war mein erster Gedanke, obwohl er für diese Distanz eigentlich wieder zu schwer ist. Aber ein Sprinter über die Kurzstrecke, der eine

Muskelmaschine wie Maurice Green besiegen konnte? Unvorstellbar! Ein Sprinter, der im Sprint über neun Jahre in allen großen Rennen und Meisterschaften ungeschlagen bleiben sollte?

Ein Wunder der Physiologie

Usain Bolt ist zum lebenden Beweis dafür geworden, dass es in den Sprintdisziplinen nicht nur auf die Muskelmasse ankommt. Und er hat im Alleingang dafür gesorgt, dass heute nicht länger Kraftprotze vom Typ eines Ben Johnson den Sprint dominieren. Usain gewinnt seine Rennen, weil er ideale anthropometrische Daten – also die perfekten Körpermaße für das Rennen in Höchstgeschwindigkeit – und vermutlich einen überproportional hohen Anteil – denkbar sind über 80 Prozent – an schnellen Muskelfasern besitzt. Immer wieder habe ich darüber nachgedacht, wie Usain zum schnellsten Mann der Welt werden konnte. Andere Sprinter hatten ebenfalls gute körperliche Voraussetzungen, trainierten unter Umständen mehr als er und erreichten trotzdem nie sein Niveau. Einmal saß ich mit Frank Dick zusammen, dem langjährigen Cheftrainer des britischen Leichtathletikverbandes, und wir kamen auf die Idee, dass es möglicherweise auch etwas mit Usains zentralem Nervensystem zu tun haben könnte. Im Großhirn gibt es eine Region, den präfrontalen Cortex, die darüber entscheidet, wie viele motorische Einheiten gleichzeitig mit Impulsen angesteuert werden und ein Höchstmaß an Kraft entwickeln. Liegt hier vielleicht eines der Geheimnisse von Usains außergewöhnlicher Schnelligkeit? Das ist alles nur ein Gedanke, eine Hypothese ohne wissenschaftlichen Beweis. Und trotzdem halten Frank und ich das für eine mögliche Erklärung.

Usain Bolt sollte seinen Eltern jedenfalls Tag für Tag dankbar sein, mit solchen neurologischen und physiologischen Eigenschaften geboren zu sein. Und er kann sich glücklich schätzen, mit Glen

Mills einen Trainer zu haben, der »The Art of Coaching« beherrscht und genau sieht und weiß, welche Muskeln auf welche Weise trainiert werden müssen – insbesondere die Glutealmuskulatur (Gesäß), der Quadriceps (vordere Oberschenkelmuskulatur) und die ischiocruralen Muskeln (hintere Oberschenkelmuskulatur) –, um die Sprintfähigkeit zu verbessern. Glen Mills weiß auch genau, wie die neuromuskuläre Schaltung beschleunigt werden kann.

Seinen Künsten verdankt Usain Bolt, zum schnellsten Sprinter aller Zeiten geworden zu sein: Bei seinen Rekordläufen über 100 Meter benötigt Usain ungefähr 41 Schritte. Die maximale Schrittlänge beträgt 2,95 Meter, die durchschnittliche Länge 2,43 Meter. Die Bodenkontaktzeit beträgt dabei 85 bis 97 Tausendstelsekunden. Dabei sind die Achillessehne und die Wadenmuskulatur bei Bodenberührung bereits auf Spannung, da es sonst einen Energieverlust bedeuten würde. Auf mich macht es den Eindruck, als ob er den Boden bei Erreichen der Höchstgeschwindigkeit nur so kurz wie möglich berührte, als würde er über glühende Kohlen oder rohe Eier laufen und als würden seine Füße dabei eine wischende Bewegung ausführen.

All die oben genannten Daten wurden im Rahmen einer Studie der Southern Methodist University in Dallas erhoben. Was bei den Diskussionen über seine Schnelligkeit aber außer Acht gelassen wird, sind neben der Flexibilität und Kraft der Muskulatur die Funktionen, die Beweglichkeit aller Gelenke im Bereich der Lendenwirbelsäule, des Beckens und der Beine, die nur nach einer klinischen Untersuchung bewertet werden können. Von den Sportlern oft nicht einmal bemerkte Funktionseinschränkungen in diesen Bereichen können kolossale Auswirkungen auf den Laufstil und das Lauftempo haben. Ein Beispiel: Ein bewegungseingeschränktes oder gar blockiertes Iliosakralgelenk (Kreuzdarmbeingelenk) führt ganz sicher dazu, dass das Kniegelenk der betroffenen Seite nicht vollkommen und mühelos gehoben werden kann, sodass der Schritt verkürzt ist und die Laufzeit über die 100-Meter-Distanz

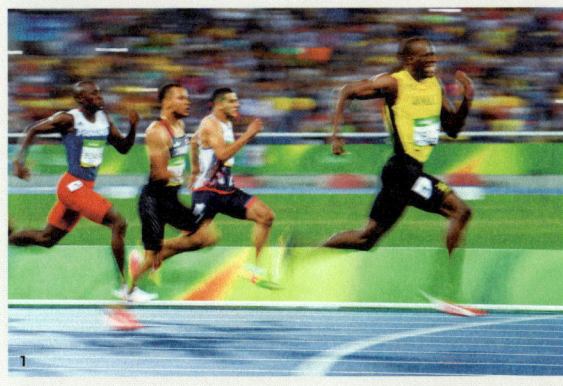

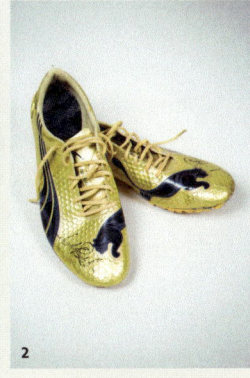

1 Der Olympiasieg für die Ewigkeit: Usain Bolt gewinnt das dritte Mal in Folge das 100-Meter-Finale bei den Olympischen Spielen, hier 2016 in Rio. Mit acht Hundertstel Vorsprung läuft er über die Ziellinie.

2 Nach dem Weltrekordlauf in Berlin 2009 (9,58 Sekunden), signierte Usain Bolt seine Schuhe und überreichte sie mir in meiner Praxis in München.

3 – 5 Das typische Begrüßungsritual: unser Handshake, der erste Kontakt, der Nähe schafft – danach kommt eine herzliche Umarmung.

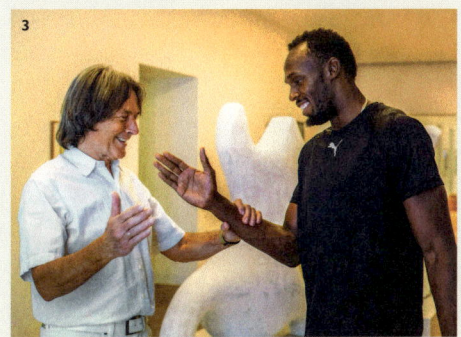

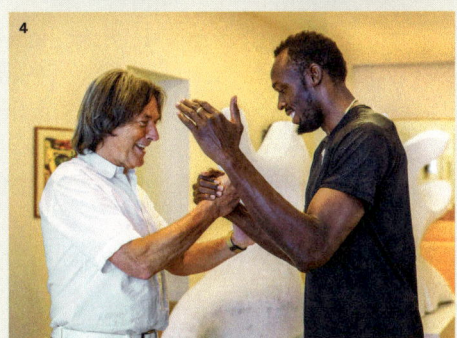

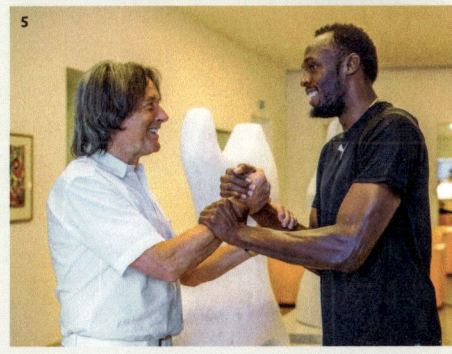

langsamer wird. Im Praxisalltag sehen wir täglich Spitzensportler mit Funktionsstörungen einzelner Gelenke. Auch aus diesem Grund suchen uns sehr viele Sportler vor allem vor großen Wettkämpfen zur Kontrolle und gegebenenfalls Behandlung auf, um ja keine Hundertstel oder gar Zehntelsekunde zu verschenken.

Mit meiner medizinischen Prognose sollte ich allerdings recht behalten: Wegen seiner Skoliose und der damit zusammenhängenden Fehlbelastungen im gesamten Bewegungsapparat hat Usain in seiner glanzvollen Karriere meine Hilfe sehr oft in Anspruch nehmen müssen.

Usains Weg zum Jahrhundertsprinter

Usain Bolt wurde schon in jungen Jahren ein ganz Großer, bevor er schließlich zur Legende werden sollte. Bei der Leichtathletik-Weltmeisterschaft in Osaka gewann er 2007 noch zweimal Silber, aber schon ein Jahr später, bei den Olympischen Spielen 2008 in Peking, gelang ihm der Durchbruch mit drei Goldmedaillen über 100 Meter, 200 Meter und mit der jamaikanischen Sprintstaffel. Wiederum ein Jahr später sollte er diesen Triumph bei der Weltmeisterschaft in Berlin wiederholen, um danach Goldmedaillen zu sammeln wie kein anderer Sprinter zuvor: Er gewann jeweils dreimal Gold bei den Weltmeisterschaften in Moskau 2013 und Peking 2015, dazwischen dreimal Gold bei Olympia in London 2012 und schließlich folgte 2016 die Krönung: Bei den Spielen von Rio de Janeiro bestieg er – als erfolgreichster und bester Sprinter aller Zeiten – den Olymp der Leichtathletik.

Nachdem Usain 2009 in Berlin seinen eigenen Weltrekord über 100 Meter auf 9,58 Sekunden verbessert und einen zweiten Weltrekord über 200 Meter in 19,19 Sekunden aufgestellt hatte, kam er zu mir in die Praxis und überreichte mir seine Weltrekordschuhe, goldglänzend, mit seiner Signatur darauf. Sie stehen in meinem privaten

Behandlungszimmer. Doch eines Tages will ich sie ihm zurückgeben. Sie gehören ihm – und wenn nicht ihm persönlich, dann seinen vielen Fans. Irgendwann wird in Jamaika bestimmt ein Museum zu Ehren von Usain Bolt eröffnet. Spätestens dann sollten sie dort zu sehen sein. Auch wenn ich sie im Moment noch sehr gerne im Blick habe, weil sie mich an die schönsten Momente mit Usain erinnern.

Nach der Geschichte mit den Weltrekordschuhen wurde uns beiden endgültig klar, dass unser Verhältnis mehr ist als die übliche Beziehung zwischen einem Arzt und seinem Patienten. Wir hatten ein ganz besonderes, vielleicht sogar einmaliges Vertrauensverhältnis entwickelt. Wenn ich jemanden ins Herz geschlossen habe, dann zeige ich das nicht mit großen Gesten, sondern bleibe immer zurückhaltend. Das ist wahrscheinlich meinem friesischen Temperament geschuldet. Bei Usain aber habe ich keine Chance damit. Jedes Mal, wenn er mich sieht, umarmt er mich, als sei es das letzte Mal. Er ist ein gutes Stück größer als ich und stülpt sich regelrecht wie ein Riese über mich. Ich verschwinde dann unter seinem kolossalen Körper und lasse mir das gerne gefallen.

So schön Usains Sympathie für mich ist, so streng muss ich manchmal mit ihm sein – zu seinem eigenen Vorteil natürlich –, und so musste ich ihn schon mehrmals ermahnen, frühzeitig zum Wettkampf zu fliegen, um sich zu akklimatisieren und sich auf den Wettkampf zu fokussieren. Im Jahr 2008 war er auch kurz vor Beginn der Olympischen Spiele in Peking in meiner Praxis, um sich behandeln zu lassen. Als er dann in die chinesische Hauptstadt flog, ahnte er nicht, dass er dort Leichtathletik-Geschichte schreiben würde und als erster Jamaikaner in Weltrekordzeit die Goldmedaille über 100 Meter gewinnen sollte – in unfassbaren 9,69 Sekunden, obwohl er in seiner Siegesgewissheit auf den letzten Metern locker auslief, um seinen Fans zujubeln zu können.

»Wenn Usain Bolt auch nur ein einziges Jahr lang ohne Beschwerden trainieren könnte, würde er die 100 Meter unter 9,5 Sekunden laufen.« Das hat mir sein Trainer einmal gesagt, und ich glaube es gerne. Bei extrem harten Trainingseinheiten – die natürlich sein müssen – läuft er infolge der Fehlhaltung seiner Wirbelsäule Gefahr, dass sein Körper und seine Muskulatur aus der Balance gebracht werden, was ihn verunsichert und ihm das 100-prozentige Vertrauen in seine Muskeln nimmt.

Meine Erkenntnisse über die Bedeutung der Wirbelsäule im Sport

Da ich mich schon in den 1970er Jahren mit den Zusammenhängen zwischen der Wirbelsäule und der Muskulatur – vor allem der der Oberschenkel – beschäftigt und daraus wichtige Erkenntnisse gewonnen und Therapieformen entwickelt habe, wurde die Wirbelsäule für mich zu einem Spezialgebiet. Ich gewann mehr und mehr Sicherheit darin, die Ansteuerungsmechanismen der Beinmuskulatur zu erkennen, und begriff, dass bereits kleinste Störungen im Bereich der Wirbelsäule zu Tonus-Veränderungen oder gar Verletzungen führen können. Und in genau dieser Phase kam Usain das erste Mal als Patient zu mir und ich konnte ihm das Gefühl vermitteln, dass ich seine Problematik verstand und ihm helfen konnte.

Zusammenhänge – das ist das Leitmotiv meines Verständnisses als Arzt. Alles hängt zusammen, so zieht zum Beispiel jedes blockierte Gelenk, jeder blockierte Wirbel eine Kettenreaktion nach sich – insbesondere natürlich bei Leistungssportlern, die enormen Belastungen ausgesetzt sind. Schmerzt oder verletzt sich ein Muskel, dann muss ich mich auf die Suche nach der Ursache begeben. Die muss ich finden, ehe ich mit der Behandlung beginnen kann. In meinen Augen ist es in vielen Fällen falsch, dort eine Spritze zu setzen, wo der Schmerz am größten ist. Um eine solide und dauerhafte Heilung zu erzielen, muss vor allem die Ursache behandelt beziehungsweise behoben werden, auch um einer erneuten Verletzung desselben Muskels vorzubeugen.

Jedes Mal, wenn Usain zu mir kommt, führe ich zunächst eine Ganzkörperuntersuchung durch, das ist zwischen uns wie ein Ritual: Sprunggelenke, Kniegelenk, Hüftgelenk, Wirbelsäulengelenke, Kreuzdarmbeingelenke, Beinmuskulatur, Rückenmuskulatur, Sehnen. Sind seine Beschwerden auf eine Muskelverletzung zurückzuführen, so will ich wissen, ob sie strukturell ist, also ein relevanter Riss des Muskelgewebes vorliegt. Oder ob sie funktioneller Genese ist, also ein Muskel ohne eine Rissbildung in seiner Funktion gestört ist, zum Beispiel durch Ermüdung verhärtet oder über eine Nervenwurzelreizung fehlgesteuert ist und dadurch eine schmerzhafte Hochspannung aufweist (neurogene Muskelverhärtung), wodurch der Muskel bei anhaltender Belastung rissgefährdet ist.

Im zweiten Fall wird die Wirbelsäule besonders gründlich untersucht, denn sie beantwortet mir die alles entscheidende Frage: Wo ist die Verbindung zwischen dem Rückgrat und den im Bein empfundenen Schmerz? Usain zeigt mir in etwa die Schmerzregion, ohne aber eine genaue Lokalisation angeben zu können. Ich muss nun herausfinden, welcher einzelne Muskel in der Muskelgruppe, die in der Schmerzregion liegt, betroffen ist. Ich muss zuordnen, welcher Nerv diesen Muskel versorgt und wo der Nerv aus der Wirbelsäule austritt. Dann schaue ich, ob es in diesem Wirbelsäulensegment eine Störung gibt, wie zum Beispiel eine Gelenkblockade, einen Bandscheibenschaden in der Verbindung mit einer Tonuserhöhung der benachbarten tiefen Rückenmuskulatur.

Wenn ich dann die Wirbelsäule an den ursächlichen Punkten behandle, geht der Schmerz oft rasch zurück. Die Spannung der Beinmuskulatur lässt nach, der Patient spürt bereits nach Minuten eine Linderung. Wenn die neurogene Verhärtung bereits zwei, drei Wochen lang besteht, muss ich auch lokal nachhelfen, also den Muskel selbst behandeln, damit er schneller seine Hochspannung verliert.

Usain hat mit den Jahren eine Art Frühwarnsystem entwickelt. Er hört sehr genau in seinen Körper hinein und weiß immer, wann

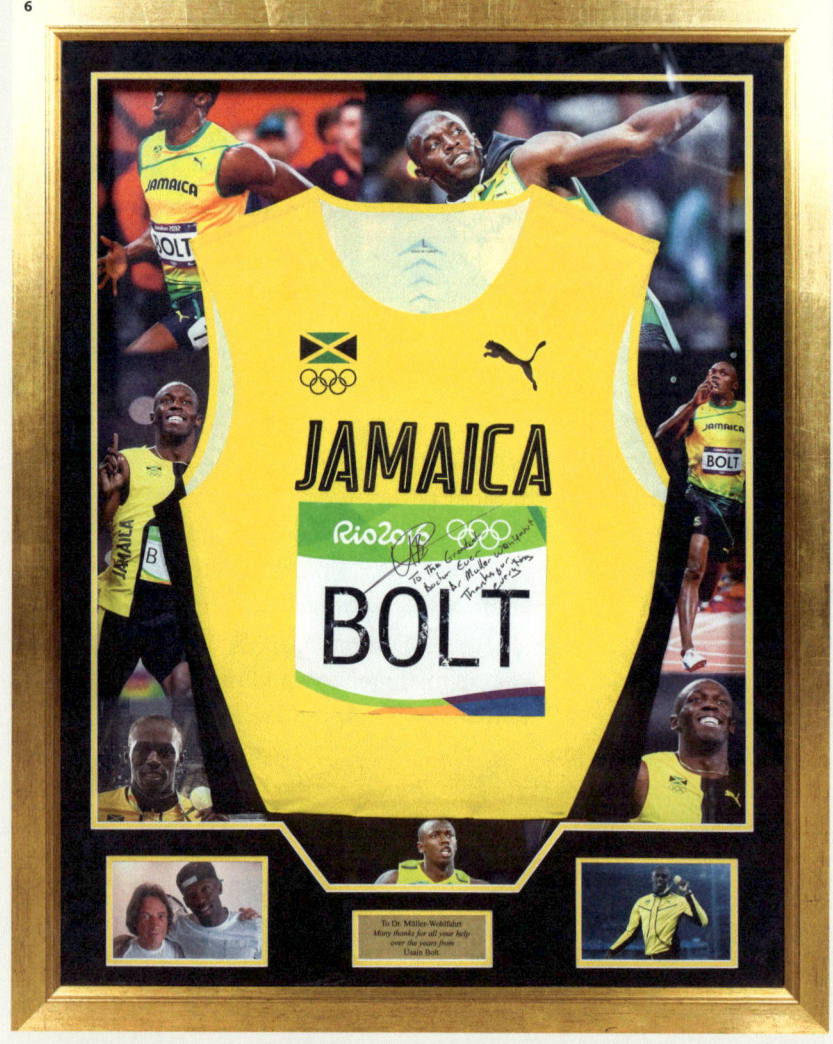

6 Diese wunderschöne Collage hat Usain Bolt für mich in Jamaika gestalten lassen und liebevoll signiert: »To the greatest doctor ever, thanks for everything«. Die Goldmedaille konnte ich nicht annehmen, weil sie allein ihm gehört.

eine Gefährdung beginnt und es Zeit ist, zu mir zu kommen. Ich kenne kaum einen anderen Sportler, der so früh Veränderungen seiner Muskulatur registriert und die richtigen Schlüsse daraus zieht. Er saß noch nie wegen eines falschen Alarms bei mir in der Praxis, sondern immer aus gutem Grund.

Zwischen Usain und mir gibt es längst blindes Verständnis. Er hat in Interviews immer wieder gesagt:»Ich bin seit vielen Jahren mit demselben Trainer, demselben Manager, demselben Arzt zusammen. Ich schenke ihnen vollstes Vertrauen. Und das macht uns stark, uns alle vier.« Usain weiß, dass ich weiß, wo ich nach den Problemen suchen muss. Und er weiß, dass ich die Schwachstelle finde, wenn ich mich auf die Suche mache. Usain war anfangs verblüfft, dass ich die Ursache der Schmerzen an einer vollkommen anderen Stelle seines Körpers entdecke, als er selbst vermutet hat. Er weiß, dass ich meistens an der Wirbelsäule fündig werde, und er vertraut mir, wenn ich sie nach meiner Methode behandele: einer Infiltrationstherapie, über die ich biologische und homöopathische Medikamente an die Gelenkfacetten, in die tiefergelegenen Muskeln neben der Wirbelsäule, an die Nervenwurzeln und in den Wirbelkanal einbringe.

Ich glaube, dass kein anderer Sportler, den ich jemals behandelt habe, mir gegenüber eine solch überwältigende Dankbarkeit zeigt wie er. Er hat mir nicht nur die goldenen Schuhe geschenkt, mit denen er 2009 Weltrekord gelaufen ist, sondern wollte mir auch noch seine 100-Meter-Goldmedaille von Rio de Janeiro überreichen. Da musste ich streng werden und ihm sagen, dass so etwas völlig ausgeschlossen ist:»Du behältst schön deine Medaille, denn du hast sie ganz allein gewonnen.« Usain hat das akzeptiert und mir stattdessen etwas anderes geschenkt: eine wunderschöne Collage mit dem Siegertrikot, umrahmt von Fotos. Sie wurde mit sehr viel Mühe gefertigt, um sie dann mit einer berührenden Widmung zu krönen:»To the greatest Doctor ever.«

Wenn man Usain im Stadion sieht, wenn er nach einem Triumph ausgelassen den »Arrowman« macht und mit seinem Lächeln am liebsten die ganze Welt ins Herz schließen würde, dann könnte man glauben, er sei ein Sunnyboy vor dem Herrn. Usain ist zwar Jamaikaner mit Leib und Seele, er hat immer in Jamaika gelebt und könnte niemals – wie die meisten seiner Sprinter-Kollegen – in Florida oder Kalifornien trainieren, weil er aus Jamaika nicht wegzudenken ist. Doch das Bild des superrelaxten Sportlers wird ihm nicht gerecht. Er ist auch ein sehr zurückhaltender Mensch, der sich niemals in den Mittelpunkt drängt und es mit stoischer Freundlichkeit erträgt, wenn andere es tun. In unserer Praxis lässt er sich von jedem Patienten ansprechen, gibt allen Autogramme, posiert immer für ein Erinnerungsfoto, fühlt sich dadurch nicht belästigt, zeigt sich nie genervt.

Usains emotionaler Ausnahmezustand ist die Wies'n, das Münchner Oktoberfest. Vor drei Jahren habe ich ihn zum ersten Mal zur Theresienwiese geschleppt, und seither gibt es kein Halten mehr. Das Oktoberfest ist jetzt ein Pflichttermin in Usains Jahreskalender, da werden alle anderen Verpflichtungen beiseitegeschoben – keine Sponsorentermine, nur mit Freunden feiern.

Den ersten Abend reserviert er traditionell für mich. Dann gehen wir ins Schützenzelt, in dem noch eine zünftige altbayerische Musikkapelle spielt, Blasmusik und ab und zu auch mal einen Beatles-Song, das ist ganz nach seinem Geschmack. Meistens dauert es nur ein paar Minuten und höchstens eine Maß, bis er unruhig wird und auf die Bühne drängt, um die Kapelle zu dirigieren. Ich nehme immer alle meine Mitarbeiterinnen aus der Praxis mit ins Schützenzelt, mehr als ein Dutzend fescher Madln im Dirndl, die mit auf das Podest dürfen und gemeinsam mit Usain ihre Faxen machen. Usain lässt die Hosenträger herunter, der Hemdkragen wird hochgeschlagen und er verwandelt sich plötzlich in einen Entertainer, für den es nur noch Show gibt. Dann steht er da oben in seiner Lederhose, dirigiert die Kapelle und trinkt zwischendurch bayerisches Bier, während unten eine Meute aus 6000 Menschen johlt und jubelt und auf den Tischen steht, um Usains Namen zu skandieren:

»U-sain, U-sain, U-sain«, so geht das minutenlang, und Usain ist dann fast so selig, als sei er gerade wieder Weltrekord gelaufen. Es ist ein Bild für die Götter: Der jamaikanische Weltstar im Allerinnersten der bayerischen Seele! Er ist kein Münchner, kein Bayer, kein Deutscher, und trotzdem erhebt sich ganz München, um ihm zu applaudieren und seinen Namen zu rufen. Das ist phänomenal. Usain wird von den Münchnern ins Herz geschlossen, als wäre er einer von ihnen!

Der Alltag von Usain ist allerdings weit weniger schillernd, als es seine Auftritte auf dem Oktoberfest sind. Das sind nur kleine Fluchten aus der knochenharten Routine eines Spitzensportlers. Es wird ja ohnehin niemand glauben, dass Usain die olympischen Goldmedaillen, all die Weltrekorde und Weltmeistertitel in den Schoß gefallen sind. Dahinter steckt schwerste Arbeit und eiserne Disziplin. Sich nahezu ein Jahrzehnt lang in bester körperlicher Verfassung zu präsentieren, ein Jahrzehnt lang – bis zu seinem letzten 100-Meter-Sprint am 5. August 2017 in London – ungeschlagen zu sein, das ist eine unfassbare Leistung – zumal in den kurzen Sprintstrecken, in denen Brust an Brust gerannt wird und es um Zentimeter geht. Usains Konkurrenten sind die Besten der Welt. Sie haben ihm zehn Jahre lang den Kampf angesagt und ihn nie besiegen können.

Auch für mich war Usains Fabelkarriere ein gutes Stück Arbeit, obwohl er während dieser Zeit nie schwere Verletzungen hatte. Doch genau daraus bestand ja die Arbeit: ihn immer wieder rechtzeitig so zu behandeln, sodass er sich gar nicht erst schwerer verletzt. Vor fast allen Olympischen Spielen und Weltmeisterschaften, an denen er teilgenommen hat, stellten sich nicht nur er und ich, sondern auch die Sportwelt und alle seine Fans die bange Frage: Schafft er es, rechtzeitig fit zu werden?

Dramatische Momente – und Rio als Höhepunkt

Kurz vor der Weltmeisterschaft in Peking 2015 war es wieder einmal dramatisch. Usain war bei mir in München, weil er Muskelprobleme hatte, und ich hatte meiner Frau versprochen, ein paar Tage Urlaub in unserem Ferienhaus in Südfrankreich zu machen, um dort auch meinen Geburtstag zu feiern. Usain sagte daraufhin umstandslos: »Dann komme ich mit.« Alle anderen Jamaikaner waren schon in China, doch Usain flog seelenruhig nach Nizza, trainierte in Monte Carlo, wurde dort von mir behandelt und fand sogar noch die Zeit, zu meiner Geburtstagsparty zu kommen. Er war absolut guter Dinge, als er am nächsten Tag nach Peking flog, und er gewann dort drei Goldmedaillen – darüber habe ich mich natürlich sehr gefreut.

Unsere größte Bewährungsprobe stand uns da aber noch bevor: die Olympischen Spiele in Rio de Janeiro 2016. Usain konnte sich in diesem Jahr vor Rio ungemein schwer motivieren. Er hatte alles gewonnen, was man gewinnen konnte, genoss jetzt sein Leben. Niemand in seinem engeren Umfeld konnte sich vorstellen, dass er es noch einmal schaffen und in Rio an den Start gehen würde. Zu allem Überfluss brachen seine alten Muskelprobleme wieder auf, sodass er drei Wochen bei mir in München verbrachte. Er trainierte nach genauer Absprache, wurde von mir behandelt und wirkte sehr gelassen, ja geradezu cool, als ob er ahnte, dass das Triple-Triple fällig wäre. Trainer Glen Mills war schon in Rio und richtete die dringende Bitte an mich, seinen Schützling ins Olympische Dorf nach Rio zu schicken, damit er ihn beobachten und noch gewisse Defizite ausgleichen könne. Ich konnte Usain davon überzeugen. Er trainierte gut in Rio, die Muskelprobleme schienen vergessen, und ich konnte endlich durchatmen – so dachte ich jedenfalls.

Ich hatte ein wahnsinnig turbulentes Jahr hinter mir, eine Reihe von Qualifikationsspielen, Testspielen und die Europameisterschaft mit der Fußballnationalmannschaft in Frankreich, dazu jede

Menge Arbeit in der Praxis. Jetzt wollte ich endlich einmal eine Woche Urlaub in Südfrankreich mit meiner Frau, meinen Kindern und Enkelkindern machen. Wir richteten es uns gerade in unserem Ferienhaus ein, als mich Usains SMS aus Brasilien erreichte: »Doc, ich habe Muskelprobleme, ich kann nicht trainieren. Was kann ich machen? Was empfiehlst du mir?« Die Nachricht war alarmierend – wir hatten keine Zeit zu verlieren.

Ich war auf diesen Fall nicht vorbereitet. Ich wusste nur, ich musste hin! Die Olympiade in Rio ohne Usain?

Nach dem Flug von Nizza nach Frankfurt, der Übergabe von Pass und Medizin durch meine Praxismitarbeiterinnen und dem Weiterflug nach Rio de Janeiro gemeinsam mit meiner Mitarbeiterin Imke fingen unsere Probleme erst an. Während der Olympischen Spiele darf eigentlich keine Injektion vorgenommen werden. »No Needle-Policy« heißt dieses Verbot, mit dem man Doping unterbinden will. Injektionen können nur verabreicht werden, wenn eine medizinische Notwendigkeit besteht. Ich rief Usains Manager Ricky Simms an und sagte ihm: »Wir dürfen keine Stunde verlieren, keine einzige Stunde. Entweder ich kann Usain sofort behandeln, heute noch, oder das Rennen ist gelaufen.« Ricky kümmerte sich umgehend um alle notwendigen Formalien mit dem IOC, damit sichergestellt war, dass alles innerhalb der Regeln abgewickelt werden würde. Ohne die absolut notwendige Behandlung hätte der größte Star der Olympischen Spiele nicht an den Wettkämpfen teilnehmen können. Und schon hatten wir das nächste Problem. Wo sollte ich Usain behandeln? Ins Olympische Dorf durfte ich nicht, weil ich keine Akkreditierung hatte. Sie zu beantragen hätte wieder einen Haufen Papierkram und einen dramatischen Zeitverlust bedeutet. Also musste Usain aus dem Dorf heraus.

Wir trafen uns in einem Apartment, das sein Manager gemietet hatte – alles andere als ideale Bedingungen für eine Untersuchung, geschweige denn für eine Behandlung. Das muss man sich einmal vorstellen: Ich untersuche und behandle den vielfachen

Olympiasieger Usain Bolt, den Superstar der Welt-Leichtathletik, in einer so winzigen Wohnung in Rio, dass man sich kaum umdrehen konnte. Ich hatte im wahrsten Sinne des Wortes nur meine Hände, um herauszufinden, um welche Verletzung es sich handelte und ob er eine Chance haben würde, an den Olympischen Spielen teilzunehmen. Bei der Untersuchung musste ich alles um mich herum ausblenden, um mich maximal zu konzentrieren, denn ich kannte die genaue Lokalisation der Verletzung nicht und musste erst verstehen, was passiert war. Immerhin wusste ich schon bald, dass es keine Blutung gegeben hatte und dass keine Fasern gerissen waren. Wieder einmal waren die Wirbelsäule und ein Kreuzdarmbeingelenk ursächlich für Usains Muskelbeschwerden: Einschränkungen der Gelenkfunktion, Muskelverkürzungen im Bereich der Wirbelsäule und des Beckens – das waren nach meinem Verständnis die Gründe dafür, dass ein dort austretender motorischer Nerv einem Druck ausgesetzt und gereizt wurde und in der Folge einen Oberschenkelmuskel in eine schmerzende Hochspannung steuerte.

Wir hatten nur drei Tage Zeit. An einem Donnerstag war ich in Rio gelandet, am Sonntag musste Usain laufen – und er lag vor mir auf der Liege. In drei Tagen sollte er die Vorläufe bei den Olympischen Spielen absolvieren? In diesem Moment war ich mir nicht ganz sicher, ob das zu schaffen wäre. Ich hatte aber ein starkes Gefühl von Hoffnung und ein unerschütterliches Gottvertrauen.

Während der Therapie hatte ich ein gutes Gefühl. Bei jeder Nadel spürte ich: Sie liegt sehr gut, punktgenau. Nach Beendigung meiner Behandlung sage ich zu ihm, er könne jetzt aufstehen. Er hielt den Atem an. Es war ein schicksalhafter Augenblick, der Moment, in dem sich alles entschied: Sollten wir es wirklich schaffen? Usain stand mit seinen langen Beinen auf, ein erstes Auftreten, ein erster Schritt, Usain stutzte, sprachlos erst, und dann sagte er mit tonloser Stimme: »You met it. You met the point.« Ich hatte ihm helfen können. In dieser Sekunde wusste Usain Bolt, er würde in Rio starten können! Ich empfand große Erleichterung. Um ganz

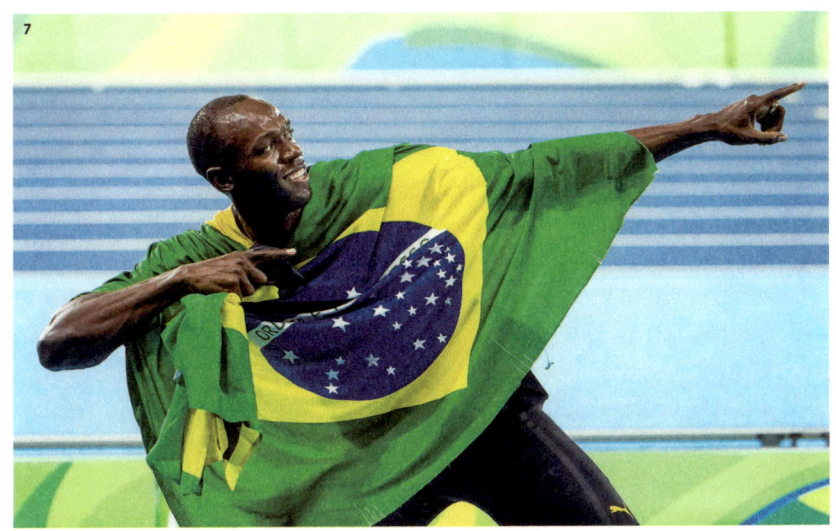

7 Usain Bolt macht seine berühmte Pose, den »Arrowman«.
Der Jahrhundertsprinter ist der Größte aller Zeiten!

sicherzugehen, dass alles auch gut blieb, musste ich nach dem Vorlauf noch eine zweite Behandlung durchführen, die zeitlich knapp vor dem Finale war.

Am Finaltag des 100-Meter-Laufs rief Usain morgens an und sagte: »Ich habe noch Muskelbeschwerden.« Diesmal war es der Reiz von der Muskelbehandlung, der erfahrungsgemäß erst nach 48 Stunden vollkommen abgeklungen ist. Nachmittags sollten die 48 Stunden abgelaufen sein. Ich schaute mir gerade den Marathonlauf an, und meine 14-jährige Erfahrung mit Usain ließ mich komplett gelassen sein. Ich antwortete nur: »Usain, bewege dich, einfach bewegen, der Schmerz wird von Stunde zu Stunde nachlassen und dann ganz verschwinden. Heute Abend bist du schmerzfrei.« Da waren es noch zwölf Stunden bis zum Finale. Zwei Stunden später rief Ricky an und meinte: »Mull, Usain vertraut total auf dich. Er wird heute Abend laufen.«

Dann war es endlich so weit: Usain Bolt kniete in den Startblöcken, hochkonzentriert und vollgepumpt mit Selbstvertrauen. Das Olympiastadion von Rio hielt den Atem an. Dann der Startschuss.

Nach 9,81 Sekunden raste Usain über die Ziellinie, acht Hundertstel vor Justin Gatlin. Usain hatte seine dritte olympische Goldmedaille über 100 Meter hintereinander gewonnen und Geschichte geschrieben. Spätestens jetzt war er ein Gott im Leichtathletikhimmel, der allergrößte Sprinter aller Zeiten – der Jahrhundertsprinter.

Das Stadion tobte, ich war selig vor Glück. Was für ein Moment! Und dann, als ich glaubte, dass es keine Steigerung mehr geben könne, geschah noch etwas Ungeheuerliches. Wenn man unten auf der Bahn eines Riesenstadions steht, erkennt man normalerweise niemanden auf dem ersten Rang der Tribüne, auf dem wir standen – das ist völlig ausgeschlossen. Usain aber sah uns bei seiner Ehrenrunde wie durch ein Wunder und fing plötzlich an, uns zuzuwinken und zu tanzen, und wir winkten zurück und tanzten auch, und das ging eine gefühlte Ewigkeit so. Wir drei feierten zusammen, als wären wir ganz allein im Stadion. Doch um uns herum waren 80 000 Menschen. Das Publikum feierte Usain frenetisch, doch er winkte immer noch in unsere Richtung, als gäbe es niemanden sonst außer uns. Dann wurde er interviewt, zeigte mit der Hand wieder in meine Richtung und sagte vor einer Milliarde Menschen: »Doc, this medal is yours! Thank you, thank you, thank you – forever.«

Usain Bolt
»Er gibt keine Ruhe, bis du geheilt bist«

Ich wusste nichts vom Doc, als ich ihm mit 16 Jahren zum ersten Mal begegnete. Ich hatte keine Ahnung, wie er arbeitete und wer er war. Aber ich ahnte schon damals, dass er eine Art letzte Chance für mich sein würde. Als Jugendlicher hatte ich nie so viel trainieren müssen, aber jetzt, mit 16, als ich gerade Profi geworden war, wurde meine Situation dramatisch. Ich hatte große Probleme mit meinem Körper und ständig Schmerzen, die ganz konventionell mit Eis und Massagen behandelt wurden. Doch auf die Dauer half das alles nichts. Kein Arzt konnte mir sagen, welche Ursachen meine Schmerzen hatten. Ich war in Miami bei allen möglichen Spezialisten, ich war in London, und niemand, absolut niemand konnte mir helfen. Die Ärzte konzentrierten sich auf meine Muskeln und Knochen und fanden dort nichts. Kein Einziger war so klug, auf meinen Rücken zu schauen. Und so wurden immer nur die Symptome, nie die Ursachen behandelt. Meine Karriere stand also auf der Kippe, bevor sie richtig angefangen hatte. Und dann kam der Doc, untersuchte mich nur mit seinen Händen und sagte plötzlich das Zauberwort: Skoliose – die angeborene Verkrümmung der Wirbelsäule. Er hatte die Ursache gefunden, in nur einer einzigen Sitzung. Dann fing er an, mich zu behandeln, aber ganz anders als alle anderen Ärzte zuvor. Er sagte zu mir: »Usain, du kommst morgens und mittags zu mir, und wenn es nicht besser wird, kommst du auch am Abend. Morgen kommst du wieder und übermorgen auch. Du bist so lange bei mir, bis dein Problem gelöst ist.«

Das hatte ich noch nie erlebt: Dieser Arzt gibt keine Ruhe, bis du geheilt bist. Er kennt kein anderes Ziel, als dir helfen zu wollen. Er ist immer für dich da und lässt dich nie im Stich. Ich kann ihn Tag und Nacht anrufen, und wann immer es notwendig ist, setzt er sich ins nächste Flugzeug, um mich zu behandeln. Als ich ihm sagte, ich komme im Juni und bleibe vier Tage, meinte er, nein, du musst sieben Tage bleiben, denn nur so können wir dir helfen. Gerade bei den Olympischen Spielen in Rio de Janeiro 2016 war das extrem wichtig für mich. Er gab mir das Selbstvertrauen, das ich brauchte, er sorgte mit seinen Behandlungen dafür, dass ich keine Angst mehr hatte, mich zu verletzen. Deswegen konnte ich 100 Prozent Vollgas geben und die Goldmedaillen gewinnen.

Mein erster Eindruck vom Doc war: Wow, was für ein freundlicher Mann! Immer zugewandt, aufmerksam, voll konzentriert, ohne angespannt zu wirken. Und immer hat der Doc die richtigen Ratschläge für mich parat, bis heute. Er erklärt dir genau, was er mit dir vorhat, weil er seine Patienten ernst nimmt. Wenn du gelangweilt im Behandlungszimmer auf ihn wartest und er dann den Raum betritt, ist da plötzlich eine unglaubliche Energie. Man kann regelrecht spüren, wie sich die Energie im Raum komplett verändert. Das habe ich bei keinem anderen Arzt jemals erlebt. Er hat auch verstanden, dass ich mich nicht nur physisch, sondern auch psychisch 100 Prozent sicher fühlen musste, und das hat er erreicht, indem er mir die Sorge nahm, ich könne mich verletzen. Wenn man diese Sorge spürt, ist man schon abgelenkt und nimmt sich körperlich zurück und wird nervös. Mit ihm konnte ich meinen Körper noch ein bisschen stärker beanspruchen, ohne mich vor einer Verletzung fürchten zu müssen.

Er ist auch ein großartiger Motivator. Wann immer ich kam und ihm sagte, mir gehe es nicht so gut, meinte er nur: »You'll be fine. Don't worry. I'll take care of you« – und so war es! Über die Jahre hat er mein Selbstvertrauen enorm gestärkt.

Der Doc liebt seinen Job über alles, und er ist noch dazu ein großer Menschenfreund. Ohne ihn wäre meine Karriere ganz anders verlaufen. Ich hätte weniger Medaillen gewonnen, wäre weniger Weltrekorde gelaufen, wäre wahrscheinlich ein passabler Sprinter geworden, aber auch nicht mehr. Unglaublich ist ja die Geschichte, wie er sich ins Flugzeug nach Brasilien gesetzt hat. Ich glaube, wir haben ihm an seinem Geburtstag eine SMS geschickt. Das war ungefähr um

9:30 Uhr und um 10:30 Uhr waren er und Imke bereits unterwegs zu mir. 99 Prozent aller anderen Ärzte hätten gesagt, versuch dies oder das, aber er hat gar nicht gezögert. Er ist einfach losgefahren. Ohne Pass. Ich habe ihm dann meine Goldmedaille gewidmet.

Der Doc ist längst ein zweiter Vater für mich geworden. Ich fühle mich allen hier wirklich sehr nahe und ihm besonders verbunden. Es gibt mir ein so gutes Gefühl, in seiner Umgebung und in der Praxis zu sein. Ich versuche auch, die Namen aller Mitarbeiterinnen der Praxis zu erinnern, die immer so unglaublich hilfsbereit sind. Ich gehe zu keinem anderen Arzt, und wenn mich die Leute fragen: »Wie, du machst eine so weite Reise nach Deutschland?«, dann sage ich nur: »Yeah, he is that good!«

Wenn wir essen gehen und ich ein Steak bestelle, protestiert der Doc sofort und sagt: »Ein Steak ist zu wenig, davon wird ein Usain doch niemals satt«, und er bestellt noch ein zweites. Und am allerschönsten ist es für mich, wenn ich mit dem Doc aufs Oktoberfest gehe. Ich liebe Lederhosen. Als meine Freunde aus Jamaika zum ersten Mal mit mir auf die Wiesn gingen, wollten sie keine Lederhosen anziehen. Aber ich sagte ihnen: »Wenn ihr sie erst einmal angezogen habt, merkt ihr, wie angenehm sie sind. Das fühlt sich herrlich an.« Und dann geht's ab auf die Bühne, um die Blasmusik zu dirigieren. Wie sehr ich das genieße, wie sehr ich das liebe! Das ist für mich das Höchste der Gefühle!

Meine Karriere als Sprinter habe ich in London beendet, aber eines weiß ich genau: Meine Freundschaft zum Doc wird weiter bestehen und natürlich behandelt er mich weiter. Ich hoffe auch sehr, dass er mich bald in Kingston besuchen kommt. Dann werde ich ihm meine Heimat Jamaika zeigen und alles, was er sehen will.

Der Doc hat eine extrem wichtige Rolle in meiner Karriere und meinem Leben gespielt, und dafür schulde ich ihm großen Dank. Er ist wirklich der Glücksfall meines Sportlerlebens.

Usain Bolt

Begegnungen mit besonderen Menschen
Wie Freundschaften entstehen

Meine Patienten bedeuten mir alles. Es sind Begegnungen mit außergewöhnlichen Menschen – ob in der Praxis oder bei »Hausbesuchen« in aller Welt. Einige von ihnen wurden zu meinen Freunden, und dass ich in vielen Fällen helfen konnte, macht mich glücklich. Da ich als Sportmediziner so häufig glückliche Wendungen erlebt habe, bin ich ein unverbesserlicher Optimist.

»Menschen! Es sind die Menschen. Es ist die Liebe zu den Menschen!« Wenn ich gefragt werde, was mir an meinem Beruf als Arzt am besten gefällt, was ich an ihm am meisten schätze, welches das größte Privileg ist, dann kann es nur diese Antwort geben: die Menschen, die ich in all den Jahren behandeln durfte. Den meisten konnte ich glücklicherweise helfen, viele sind zu meinen Freunden geworden.

Ein Patient, der sehr schnell viel mehr als nur ein Patient, nämlich ein Freund wurde, ist Boris Becker. Schon in jungen Jahren zog er nach München und wirkte hier anfangs ein wenig verloren – ein Junge aus der badischen Provinz, der sich plötzlich in München wiederfand. Seine Mutter, eine herzensgute Frau, kam des Öfteren mit einem großen Kochtopf voller Essen nach München zu Besuch, weil sie fürchtete, ihr Bub könnte in Bayern nicht zu seinem Recht kommen.

Mit den Jahren wurde die Vertrautheit mit Boris so groß, dass es zu einer recht kuriosen Situation kam. Als wir 1990 aus unserem gemieteten Haus in unser eigenes Haus in Grünwald einziehen wollten, machte uns Boris eher ernst als spaßig den Vorschlag, wir sollten am besten nur mit einem Koffer umziehen und die Wohnung ansonsten so belassen. Boris fühlte sich dort so wohl, dass er alles, wie es war, gerne zu seinem Zuhause gemacht hätte. Wir lehnten natürlich ab, weil wir unsere Möbel, unsere Kunst, unser Leben mitnehmen wollten. Doch diese Episode zeigte uns, wie sehr Boris Teil unserer Familie geworden war.

Ich hatte Boris schon seit 1987 unter meinen Fittichen und kannte seinen Körper bald besser als meinen eigenen. Ich wusste genau, dass ein Turnier bei kaltem und regnerischem Wetter wegen der vielen Unterbrechungen Gift für ihn war. Genau ein solches Turnier ist Queens, die Generalprobe für Wimbledon. Er spielte hier viele Jahre lang und bekam wiederholt Muskelprobleme. Eines Tages rief Boris abends an, klagte mir sein Leid und sagte, er würde die letzte Maschine nach München nehmen, weil er unbedingt behandelt werden müsse. Ich wusste, wann das letzte Flugzeug aus London landete, wartete und wartete, doch Boris kam nicht. Irgendwann sagte ich zu meiner Frau:»Jetzt haben wir lange genug gewartet, wir gehen schlafen.« Um halb zwei Uhr nachts klingelte es. Boris stand vor der Tür und sagte ganz kleinlaut, dass er nach der Landung Hunger bekommen habe und noch irgendwo etwas hätte essen müssen. So war Boris. Er wusste, dass ich immer für ihn da war, dass ich ihn nie im Stich ließ.

Boris und ich sind in unseren vielen gemeinsamen Jahren zu einer Schicksalsgemeinschaft geworden. Er hatte einen anfälligen Körper, und ich fand die richtigen Rezepte gegen seine Malaisen. Ich habe ihn oft behandelt und hatte schließlich das Gefühl, jeden Muskel, jede Sehne, jedes Gelenk seines Körpers genau zu kennen. Und ich glaube, behaupten zu dürfen, dass ich meinen Beitrag zu seiner glänzenden Karriere geleistet habe. Ich war immer zur Stelle, wenn er mich brauchte, und habe ihn wann und wo auch immer auf der Welt untersucht und behandelt – so wie 1990, als Boris das Turnier von Bercy in Paris spielte. Er stand im Finale gegen Stefan Edberg. Hätte er gewonnen, wäre er zum ersten Mal die Nummer eins der Weltrangliste gewesen. Er lag in Führung, er spielte fantastisch, alles sah nach einem Triumph aus. Doch plötzlich spürte Boris einen Stich im Oberschenkel und musste abbrechen. Nichts ging mehr. Nachts um drei Uhr kam er in München an, ich untersuchte ihn sofort und stellte einen Faserriss fest. Das wäre im Grunde kein Problem gewesen, wenn nicht zehn Tage später das Mastersturnier in Frankfurt begonnen hätte.

Der große Sportphysiotherapeut Hans-Jürgen Montag und ich behandelten Boris nach besten Kräften: In regelmäßigen kurzen Intervallen wurde der verletzte Muskelstrang gelockert und die Heilung durch Einbringen von heilungsfördernden biologischen Medikamenten beschleunigt. Es funktionierte, Boris spielte. Ivan Lendl meinte danach, es hätte doch wohl kein Faserriss sein können. Ich weiß nicht, was ihn dazu bewegte, solch eine Äußerung zu machen. Lendl kannte mich und war auch schon in meiner Praxis gewesen und – wer bricht in führender Position ein Endspiel ab, wenn er nicht durch eine Verletzung dazu gezwungen wird? Aber das war mir egal, denn Boris und ich wussten es besser: Wir hatten das Unmögliche geschafft.

Wie oft wurde ich von Boris zu Turnieren gerufen – ob in Europa, in den USA oder in Australien. Boris sagte mir jedes Mal: »Wenn du nicht kommst, kann ich nicht spielen.« Das gipfelte darin, dass er mich einmal nach Melbourne einfliegen ließ, als er die Australian Open spielte. Ich war mehr als dreißig Stunden lang unterwegs und hatte bei der Zollkontrolle Probleme wegen meiner nicht deklarierten Medizin. Ion Tiriac kam zum Flughafen und erreichte, dass ich zu Boris ins Hotel fahren konnte. Ich untersuchte ihn eingehend, fand, dass die Wirbelsäule, die Gelenke, Muskeln und Sehnen unauffällig waren, und sagte verwundert: »Boris, was war das jetzt? Mit dir ist alles in Ordnung.« Und Boris antwortete staubtrocken: »Genau das wollte ich ja nur hören.«

Plötzlich kam dann die Trennung von seinem langjährigen Manager, Ion Tiriac. Dabei war Tiriac in meinen Augen genau der Richtige für Boris. Er war eine Persönlichkeit, eine Autorität, hat sich um Boris gekümmert und war selbst rumänischer Top-Tennisspieler gewesen. Er konnte Boris also einfach gut beraten. Dann betrat der Anwalt Axel Meyer-Wölden den Platz, wurde Beckers Manager, vereinnahmte ihn vollständig für sich und entfremdete ihn mir – so gründlich, dass die Distanz zwischen Boris und mir bis heute nicht überwunden ist.

Unter seinen früheren Tenniskollegen genießt er nach wie vor allerhöchstes Ansehen, und die Engländer verehren ihn geradezu – nicht nur, weil er jedes Jahr als kluger, schlagfertiger Beobachter Wimbledon für die BBC kommentiert –, unvergessen sind seine fantastischen Tennisschlachten, die jeden begeistern konnten. Ein guter Freund, der auch gut mit Boris bekannt ist, hat mir einmal eine Episode erzählt, die alles über seinen Ruf auf der Insel sagt: Während eines Besuchs in London wollte mein Freund seinem damals 16-jährigen Sohn die Tennisanlagen von Wimbledon zeigen. Es fand gerade kein Turnier statt, doch zum Glück war Boris in der Stadt, der mit den beiden dorthin fuhr. Und noch bevor sie das Tor der Anlage erreichten, öffnete es sich wie von Zauberhand. Der Platzwart erschien, verneigte sich tief und sagte: »Mr. Becker, please step in. Welcome to your home.« Ist das nicht unglaublich?

Nie habe ich meinen Beruf als stressig empfunden – selbst wenn es wirklich rundging und ich mich eigentlich hätte zweiteilen müssen. Einmal behandelte ich in der Kabine der Bayern nach einem Bundesliga-Match gerade die letzten Spieler, als das Telefon klingelte. Boris Becker war dran und sagte den Satz, den ich so oft von ihm gehört hatte: »Mull, ich habe Probleme, du musst kommen, sonst kann ich nicht spielen.« Er war in Monte Carlo und sollte am nächsten Tag das Finale gegen Thomas Muster bestreiten. Kaum hatte ich aufgelegt, klingelte es schon wieder. Jetzt war Gerhard Berger in der Leitung, der großartige Formel 1-Pilot, und wollte auch von mir behandelt werden. Er hatte eine fürchterliche Erkältung, mit der er in Imola im Bett lag. Und ich hatte ein Problem.

Mir blieb nur eine Möglichkeit: Ich organisierte ein Privatflugzeug, flog nach Nizza, raste mit dem Auto nach Monaco und wurde in dem Augenblick, in dem ich Boris Beckers Zimmer betrat, wieder seelenruhig. Jeder Stress fiel binnen einer Sekunde von mir ab. Nicht nur ich brauche die Ruhe, auch meine Patienten müssen sie spüren, sonst kann ich nicht mit der Therapie beginnen. Ich behandelte Boris, riet ihm dann, früh schlafen zu gehen, versprach, morgen pünktlich zum Finale zur Stelle zu sein. Ich ging ruhig aus dem Zimmer – und stellte meinen Rhythmus sofort wieder auf Vollgas um. Ich fuhr zurück zum Flughafen, flog nach Imola, fand Gerhard in einem desaströsen Zustand vor – das Bett wackelte regelrecht wegen seines Schüttelfrosts – und legte meine Infusionen an. Am nächsten Morgen beim Frühstück meinte er, ihm gehe es schon viel besser, er werde um 11 Uhr wie die anderen Fahrer eine Testrunde fahren, um Körper, Geist und Fahrzeug zu überprüfen. Danach erklärte er mir, er hätte sich gut gefühlt und werde nachmittags am Rennen teilnehmen. Am Ende wurde Gerhard Dritter – und ich saß zu diesem Zeitpunkt längst auf der Tribüne in Monte Carlo, um Boris anzufeuern. Natürlich war dieses Wochenende wahnsinnig spannend und aufregend, doch bei solchen Abenteuern genügen mir nur wenige Momente der Genugtuung, um zu wissen, dass sie sich gelohnt haben.

Bei Boris und Gerhard war es nicht nur die Tatsache, dass der eine auf den Platz und der andere an den Start gehen konnte, es war auch ein kurzer Augenblick in Imola, den ich niemals vergessen werde: Im Fahrerbus war es mir vergönnt, Ayrton Senna kennenzulernen – damals der beste Pilot der Formel 1. Ich betrat den Bus und spürte sofort, dass er ein besonderer Mensch sein muss. Er füllte, er beherrschte den Raum ganz selbstverständlich, ohne große Gesten, ohne große Worte, nur mit seiner Aura, die so beeindruckend war, wie ich sie bei kaum einem anderen Sportler jemals erlebt habe.

Happy End für José María Olazábal, einen der besten Golfspieler der Welt

Ich bin ein unverbesserlicher Optimist, aber nicht aus Naivität, sondern aus Lebenserfahrung. Denn ich habe in meinem Leben als Sportmediziner so viele Happy Ends miterleben dürfen, dass ich gar nicht anders kann, als optimistisch zu sein. Und das vielleicht schönste erlebte ich mit José María Olazábal. Er war von der Mitte der 1980er bis zur Mitte der 1990er Jahre einer der besten Golfspieler der Welt, hatte Siege weltweit, auf der europäischen Tour und vor allem in seiner spanischen Heimat gefeiert. 1994 gewann er das Masters in Augusta, eines der vier Major-Turniere, quasi das Wimbledon des Golfsports. José María Olazábal stand auf dem Gipfel seines Ruhms und vor einer triumphalen Zukunft – bis die kalte Faust des Schicksals ihn mit voller Wucht traf. Bald nach diesem Turnier bekam er nämlich so schwerwiegende gesundheitliche Probleme, dass er kaum mehr gehen konnte. Jeder Schritt war für ihn die Hölle. Seine Gelenke folterten ihn. Zu Hause kroch er unter Schmerzen über den Boden. Der Rollstuhl schien ihm sicher, ein Leben als Sportinvalide unausweichlich. Dabei war er noch nicht einmal dreißig Jahre alt. In den renommiertesten Kliniken der Welt suchte er Rat und Heilung, darunter in der berühmten Mayo Clinic in den USA. Und er wurde immer verzweifelter, weil er überall dieselbe Diagnose hörte: unheilbares Rheuma, nichts zu machen, keine Chance, das abrupte Ende einer glanzvollen Karriere.

In mindestens zehn Kliniken war José María Olazábal während seiner 18-monatigen Odyssee gewesen und hatte sich mit seiner Krankheit fast schon abgefunden, bis ihn eine Laune des Schicksals zu mir nach München brachte. Das war im Jahr 1996. Zusammen mit seinem Manager Sergio Gómez kam er in die Praxis. Ich untersuchte ihn aufwendig, stundenlang, und am Ende des Tages sagte ich zu José María: »Du hast kein Rheuma, ich finde nichts, was dafür spricht, da ist keine rheumatische Arthritis. Ich glaube, ich kann dir helfen.«

José María und sein Manager schauten sich ungläubig an, in ihren Gesichtern stand nichts als Skepsis. Was sagt er? Lass uns gehen. Er traut sich, den medizinischen Institutionen von Weltrang wie der Mayo Clinic zu widersprechen? – All das las ich in ihren Gesichtern. Sie wollten gehen, blieben dann aber doch für drei Tage, um mir eine Chance zu geben, und ließen sich auf mich ein.

Ich hatte ihn röntgenologisch, kernspintomografisch, neurologisch, molekularbiologisch untersuchen lassen und Palpationsbefunde erstellt. Eine rheumatische Erkrankung konnte es nicht sein. Auch die Qualität der Wärmeabstrahlung von den entzündeten Gelenken in meinen Handteller, die ja eine diagnostische Hilfe ist, zeigte keinen Hinweis auf eine rheumatische Gelenkerkrankung. Das stellte ich schon bald fest und war mir darin sicher.

Was mir entscheidend half, war seine Anamnese. Sie ergab, dass José María bei einem Golfturnier in Stuttgart einen Bandscheibenvorfall erlitten hatte. Die dadurch verursachten Schmerzen waren mit Schmerzmitteln betäubt worden und José spielte weiter Golf. Das musste die entscheidende Fährte, die Grundursache allen Übels sein – so mein Gedanke.

Der Bandscheibenvorfall hatte eine fatale Kettenreaktion in Gang gesetzt. José María machte pausenlos unphysiologische, unnatürliche Bewegungen, um dem Schmerz auszuweichen. Er belastete die Wirbelsäule, das Becken, die Hüftgelenke falsch wie auch das Kniegelenk und das Sprunggelenk auf der rechten Seite. Das heißt, nahezu alle Körperfunktionen waren aus der Balance geraten. In der Folge der Ausweichbewegungen und Fehlbelastungen hatte sich ein Tarsaltunnelsyndrom entwickelt. Die Fußmuskeln verkrampfen, das heißt, die Beuge- und Streckmuskeln sind wie bei der Krallenzehe kontrahiert, sodass die Zehenkuppen den Boden nicht erreichen, die Zehengrundgelenke fast ausgerenkt sind und José María nur noch über diese Gelenke gelaufen ist. Wegen der Fehlstellung und Überbelastung entwickelte sich dort eine Entzündungsreaktion.

Ich konnte in den drei Tagen eine doch deutliche Linderung bewirken, aber natürlich noch lange keine Heilung. Nach drei Tagen flog er nach San Sebastián zurück, ich erinnere mich noch, es war die Zeit des Oktoberfestes. Beim Abschied sagte ich zu ihm: »Wenn du die Therapie fortsetzen willst, bist du jederzeit willkommen.« Nach zwei Tagen rief er an und wollte gerne wiederkommen. Im darauffolgenden Januar war er wieder gesund und konnte die ersten Golfturniere spielen. Doch das Unglaublichste sollte erst noch kommen.

Am 11. April 1999 spielt José María Olazábal die Schlussrunde des US Masters in Augusta. Er beendete das Turnier mit acht Schlägen unter Par – mit zwei Schlägen weniger als Davis Love III und drei weniger als Greg Norman. Der vermeintlich verlorene Sohn des Weltgolfsports stieg wie ein Phönix aus der Asche und der angeblich unheilbar kranke Rheumapatient gewann das wichtigste Turnier des Golfsports und zog sich – wie es die Tradition verlangt – zum zweiten Mal das grüne Jackett des Siegers an. Doch dann geschah etwas, mit dem niemand gerechnet hat: José María zog das Jackett bei der Siegerehrung wieder aus, drehte sich in Richtung Osten, hielt das grüne Sakko in die Höhe und verneigte sich tief und lang über den Atlantik gen München als Dank an mich. Dieses Bild lief jede Stunde in den amerikanischen Nachrichtensendungen, immer wieder wurden der Münchener Marienplatz und mein Konterfei eingeblendet. Es war von dem »Miracle of Munich« die Rede.

Als ich kurz darauf nach New York flog, wurde ich pausenlos auf José María Olazábal angesprochen, von Einwanderungsbeamten, Taxifahrern, Hotelportiers: »Sind Sie nicht der Doktor aus München, der Wunder vollbringt?« – »Nein, nein«, antwortete ich allen. »Ich bin zwar der Doktor aus München, den ihr meint, aber ich bin kein Wunderheiler, sondern ich mache meine Arbeit, so gut ich kann.«

Für José María Olazábal bedeutete meine Behandlung eine kolossale Veränderung in seinem Leben. Für mich war sie aber im Grunde Routine: Ein Patient kommt mit einem Problem in meine Praxis, ich kümmere mich um ihn, behandle ihn, und irgendwann komme ich ans Ziel, auch wenn es manchmal dauert. Gleich zu Anfang einer Behandlung erkläre ich jedem Patienten, ich bleibe so lange bei ihm, bis das Problem gelöst ist.

Als er von diesem Buchvorhaben erfuhr, hat er mir durch einen Freund übermitteln lassen: »Dr. Müller-Wohlfahrt ist ein ganz besonderer Mensch in meinem Leben. In einem der schwierigsten

Momente während meiner sportlichen Laufbahn – und als ich schon die Hoffnung verloren hatte – hat er einen Weg gefunden, um mich für den professionellen Hochleistungssport wiederherzustellen. Vielen Dank! Dr. Müller-Wohlfahrt, Ihnen gilt mein voller Respekt und meine Bewunderung!«

Die Achillessehne des französichen Tennis-Stars Yannick Noah

Ein weiterer Patient mit einem scheinbar unlösbaren Problem war die französische Tennis-Ikone Yannick Noah. Er stand damals auf dem Höhepunkt seines Erfolges und war in seiner Heimat ein Nationalheld. Er kam wegen einer chronischen Verletzung der Achillessehne zu mir, die ihn monatelang daran hinderte, spielen zu können. Er war bereits bei vielen Ärzten in den USA und in Europa gewesen und war verzweifelt. Ich behandelte ihn fünf Tage hintereinander. Es war zur Zeit des Oktoberfestes und er fühlte sich nach der erfolgreichen Behandlung so gut, dass er sich noch in der Praxis meine Lederhose anzog und wie ein Urbayer durch die Gänge hüpfte – und später auf der Wiesn einen Riesenspaß hatte. Kurz danach fragte er mich, ob er einen Schaukampf in Basel bestreiten könne. Ich hatte nichts dagegen, sofern er mir versprach, nach dem Match sofort wieder zu mir nach München zu kommen. Er spielte beschwerdefrei, rief mich aus Basel an und bat um meine Erlaubnis, direkt im Anschluss nach London fliegen zu dürfen, um ein weiteres Match zu bestreiten. Wieder sagte ich ja, wieder unter derselben Bedingung. Yannick kam nie wieder wegen seiner Achillessehne zu mir. In Interviews sprach er über seine Heilung in München – und bewirkte damit, dass plötzlich ein Strom von Fußballern und Tennisspielern, Leichtathleten, später auch Skifahrern aus ganz Frankreich in meine Praxis einsetzte.

Ich hatte in den vergangenen Jahrzehnten allerdings auch andere Patienten, die mich ganz schön auf Trab gehalten und die Routine meines Tagesablaufs gesprengt haben. Einer von ihnen war Stephen Roche, der 1987 die Tour de France, den Giro d'Italia und die Rad-Weltmeisterschaft gewann und sich danach vermeintlich schwer am Knie verletzte. Er war zweimal operiert worden, konnte noch immer kaum gehen und hatte inzwischen im linken Bein sehr viel Muskelkraft verloren und andererseits an Gewicht zugenommen. So etwas passiert schon mal einem Spitzensportler, der es gewohnt ist, 5000 Kalorien pro Tag zu sich zu nehmen, und plötzlich zur Bewegungslosigkeit verdammt ist.

Auch Stephen drohte die Sportinvalidität. Ich untersuchte ihn und stellte fest, dass er nur ein vergleichsweise harmloses Problem mit dem Knorpel hinter der Kniescheibe hatte. Glücklicherweise konnte ich ihm in Zusammenarbeit mit Hans Montag und Klaus Eder helfen. Er feierte ein spektakuläres Comeback und fuhr noch jahrelang ganz vorne mit.

Viele Male habe ich ihn in jenen Jahren während der Tour de France oder auch des Giro d'Italia betreut. Einmal wurde es richtig dramatisch: Er hatte gerade eine Höllenetappe in den Alpen absolviert, stieg vom Fahrrad und verharrte plötzlich, wie zur Salzsäule erstarrt. Der Rücken streikte, er konnte sich nicht mehr aufrichten, nicht mehr gehen, sich nicht mehr bewegen – nichts ging mehr. Sein Rennstall rief mich gegen 15 Uhr an und bat mich, sofort nach Frankreich zu kommen. Hans Montag und ich charterten eine Privatmaschine in München, flogen nach Nizza, stiegen in einen Hubschrauber und landeten um 19 Uhr am Etappenziel. Während wir ausstiegen, sagte der Hubschrauberpilot ganz nebenbei: »Sie müssen um acht Uhr fertig sein, sonst sitzen wir hier fest. Ich bekomme keine Starterlaubnis nach 20 Uhr.«

Ich bin es gewohnt, unter Druck zu arbeiten, das rührt mich nicht besonders. Ich bleibe gelassen und konzentriert und fühle mich fast umso stärker, je enger es wird. Eine Stunde reichte uns tatsächlich, um Stephen Roche wieder hinzubekommen. Wir rannten also mit unseren Koffern zum Hubschrauber, sprangen auf die Sekunde um Punkt acht Uhr in die Maschine und atmeten auf. Wir wähnten uns auf der sicheren Seite und ahnten nicht, was uns noch bevorstand. Denn mit dem Flug von Nizza nach München wurde es knapp, weil nach elf Uhr abends kein Flugzeug mehr in München landen darf. Und tatsächlich: Während unseres Rückflugs trafen wir auf eine Gewitterfront, mussten einen Umweg fliegen, verloren viel Zeit und kamen zu spät nach München. Der Pilot erhielt keine Landeerlaubnis, doch ich protestierte: »Gehen Sie runter, auf meine Verantwortung.« Und dem Piloten gab ich eine Erklärung für den Tower. Der Pilot sagte also: »Dr. Müller-Wohlfahrt ist an Bord und auf dem Weg in seine Praxis, er wird dringend noch heute dort gebraucht.« Der Tower kannte meinen Namen, erteilte eine Ausnahmegenehmigung – und wir waren wieder zu Hause.

Was habe ich mit Stephen Roche gelitten, wenn er sich beim Giro d'Italia oder bei der Tour de France wieder einmal unmenschlichen Qualen aussetzte, seinen Körper an die Grenze der Belastbarkeit brachte und oft genug auch weit darüber hinaus. Oft habe ich mich gefragt, wie er das alles überstand. Wie oft hatte ich seinen Körper unter meinen Händen und konnte nicht fassen, dass er nicht längst kapituliert hatte. Wie stark musste seine Willenskraft sein! Zum Glück gelang es mir immer wieder, ihm zu helfen. Auch dadurch ist eine wunderbare Freundschaft zwischen uns entstanden. Ich habe mich jedes Mal gefreut, wenn er in seiner aktiven Zeit zu mir in die Praxis kam. Er hatte dann immer einen Rucksack dabei, in dem sein Fahrrad steckte. Beim ersten Treffen begriff ich das nicht gleich, bis Stephen mir den Inhalt des Rucksacks zeigte: eine Kostbarkeit aus Carbon und Titan, federleicht und extrem teuer, der Garant seiner Erfolge.

Wenn er heute nach München kommt, hat er keinen Rucksack mehr dabei. Dann ist die Wiedersehensfreude unbeschreiblich groß und weil wir beide so vieles gemeinsam durchlitten und durchgestanden haben, ist immer noch die Nähe spürbar groß und die alte Verbundenheit so innig. Und ich muss sagen: Es ist jedes Mal ein herrliches Gefühl, Stephen zu treffen und die anhaltende freundschaftliche Beziehung zu pflegen.

Ein schönes, aber auch etwas seltsames Erlebnis hatte ich während der Tour de France in den Vogesen. Ich war dort, um Stephen Roche zu behandeln, fuhr gerade vom Flugplatz zum Fahrerhotel und sah auf dem Weg einen blonden Jogger. Der sieht ja aus wie Laurent Fignon, dachte ich mir, der blonde Zopf, die athletische Figur, eigentlich unverkennbar. Doch dann überlegte ich, dass kein Fahrer nach einer Etappe noch joggen ging, vielmehr streckt man alle Viere von sich und liegt völlig erschöpft auf der Massagebank. Etwas später sah ich den blonden Jogger ins Hotel kommen – und es war tatsächlich der große Laurent Fignon, dieser verrückte Kerl, der nach einer mörderischen Etappe noch durch die Vogesen gelaufen war. Das hat mich zutiefst beeindruckt.

Die Schulter von Fabian Hambüchen

Ich habe nie aufgehört, ein Sportler zu sein. Seit meiner Jugend, in der ich jeden Tag trainierte und ein großer Leichtathlet werden wollte, schlägt ein Sportlerherz in meiner Brust. Wahrscheinlich behandele ich deswegen Sportler so gerne. Und manchmal bin ich dabei nicht nur Arzt, sondern auch Motivator, Trainer, Betreuer in einer Person. Das bekam Fabian Hambüchen, der beste deutsche Turner der vergangenen Jahre, vor den Olympischen Spielen in Rio de Janeiro 2016 zu spüren.

Fabian hatte eine hartnäckige Schulterverletzung, sollte operiert werden und tat das, was jeder tut, dem eine Operation droht: Er holte sich noch einen letzten Rat ein, in der Hoffnung, sich doch nicht unters Messer legen zu müssen. Vier Monate vor Olympia kam er zu mir, eigentlich viel zu spät, um auch nur an Rio zu denken. Fabian hatte drei Monate lang nicht trainieren können. Das Schultergelenk war bereits intensiv behandelt worden, aber leider reichte es noch nicht. Er hatte keine wirkliche Hoffnung mehr, nach Brasilien zu fahren, wollte seine Karriere ausklingen lassen und nur noch Bundesliga turnen, aber keine großen Wettkämpfe mehr bestreiten.

Ich untersuchte ihn, und es bestätigte sich das, was so oft in meiner Praxis geschehen ist: An der Schulter ertastete ich einen Teilriss der Supraspinatussehne, der dann auch kernspintomografisch bestätigt wurde. Diesen Fall sehe ich in der Praxis häufiger, manchmal sogar als Zufallsbefund, weil er nicht immer besonders schmerzhaft ist, auch bei Sportlern nicht. Nach meiner Einschätzung werden Schulterbeschwerden in einer großen Mehrzahl der Fälle von Nerven mitverursacht, die an der Halswirbelsäule ihren Ursprung haben. Ist der Nerv, der den Supraspinatusmuskel innerviert, infolge einer Wirbelblockade oder als Folge von Schäden an der Halswirbelsäule gereizt, steuert er diesen Muskel auf Hochspannung und setzt damit die dazugehörige Sehne einem vermehrten Dauerzug aus, das heißt Dauerstress. Liegt solch eine Situation vor, ist die Supraspinatussehne deutlich verletzungsanfälliger.

Bei Fabian behandelte ich neben der Schulter auch die Halswirbelsäule und lockerte den Supraspinatusmuskel, wurde dabei in gekonnter Manier von dem bekannten Physiotherapeuten Cyrus Salehi (Unterhaching) und unserem Osteopathen Hub Westhovens unterstützt – und nach ein paar Wiederholungen gelang uns, was wir gehofft hatten: Fabian konnte zumindest die Vorbereitungen für Rio wiederaufnehmen.

Er wurde schließlich sogar schmerzfrei, fing wieder an zu trainieren und meldete mir regelmäßig den Zustand der Schulter und der Wirbelsäule. Er schickte mir Videos von seinen Übungen, auch vom Bodenturnen, bei dem mir vom Zuschauen angst und bange wurde, weil er wie ein menschlicher Gummiball über die Matten flog. Langsam fasste Fabian wieder Mut, er signalisierte mir, dass er gut im Rennen sei, aber immer noch Zweifel hätte, ob er es schaffen würde.

Noch einmal war ich gefordert: Ich wurde zu Fabians Motivator, ich redete auf ihn ein, trieb ihn an, ließ nicht locker: »Fabian, ich bin von deinen Videoaufnahmen begeistert, du packst es, Fabian, mach weiter so, lass keine Zweifel aufkommen. Denk nur noch an Rio. Denke positiv. Du bist jetzt nach dem Verletzungsfrust mental stärker als je zuvor. Du entwickelst mehr Energie als bei früheren Wettkämpfen. Darauf kannst du dich verlassen.« Jetzt wurde bei ihm eine Kraft freigesetzt, die kein Sportler spürt, der nur die Routine seines Trainingsplans befolgt.

Bei den Olympischen Sommerspielen von Rio de Janeiro 2016 holte Fabian Hambüchen, der zu diesem Zeitpunkt eigentlich seine Karriere hatte ausklingen lassen wollen, nach der Bronzemedaille von Peking 2008 und der Silbermedaille von London 2012, Gold am Reck – und wurde damit zum erfolgreichsten deutschen Turner bei Olympischen Spielen aller Zeiten. In Interviews sollte er später sagen, dass ich ihm nicht nur den Schmerz genommen, sondern, was noch viel wichtiger war, etwas anderes gegeben hatte: Selbstvertrauen. Und er sollte sagen, dass ich ihn mit meinen permanenten Anfeuerungen manchmal an den Rand des Nervenzusammenbruchs gebracht hätte. Es hat sich gelohnt. Wenn Fabian und ich uns heute sehen, lächeln wir uns an, erinnern uns an unsere gemeinsame Erfolgsgeschichte und fühlen uns sehr verbunden.

1 Boris Becker begegnete ich 1987 zum ersten Mal und habe ihn bei vielen Turnieren behandelt. Daraus entwickelte sich eine große Vertrautheit und ein besonderes Verhältnis.

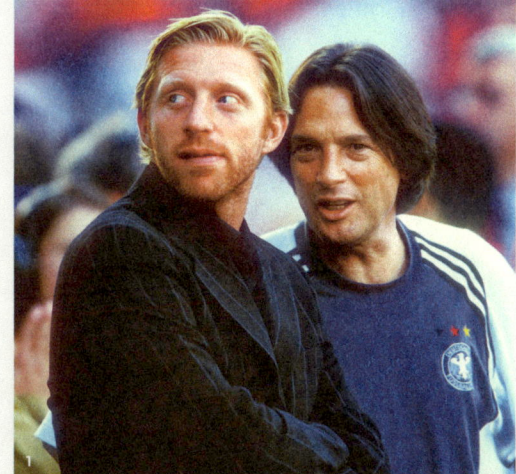

2 Mit dem berühmten Jazzgitarristen John McLaughlin verbindet mich schon seit 25 Jahren eine wunderbare Freundschaft.

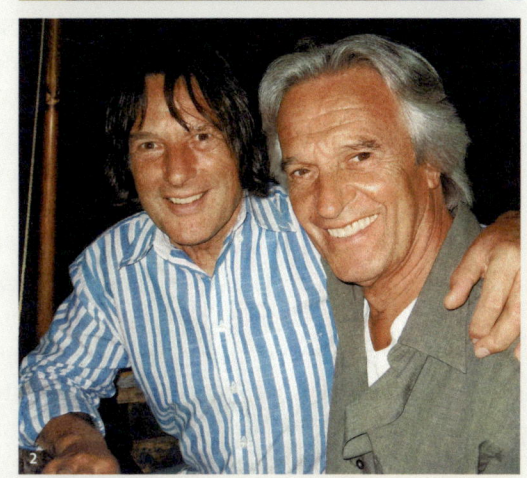

3 Der Spanier José María Olazábal war einer der besten Golfspieler der Welt und kam mit großen gesundheitlichen Problemen zu mir. Seine Geschichte hatte ein Happy End: Ich konnte ihm helfen, er setzte seine Karriere fort und gewann wenige Monate später ein zweites Mal das wichtigste Turnier des Golfsports (US Masters).

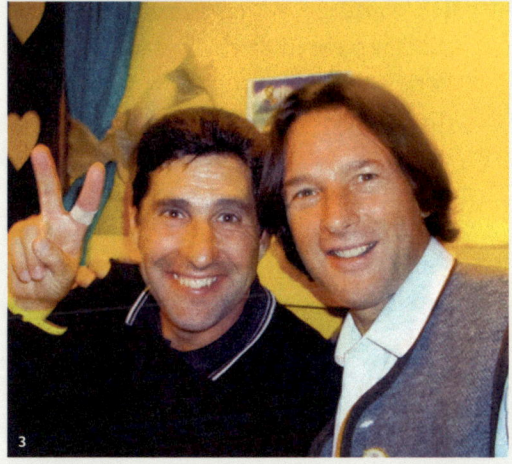

In Atlanta eröffnete sich mir eine neue sportliche Welt

Wenn ich manchmal mein Leben Revue passieren lasse, kann ich kaum glauben, wie viele schöne Momente ich mit den Sportlern unter meinen Patienten verbringen durfte. Ich kann unmöglich eine Reihenfolge der schönsten Ereignisse aufstellen, kann sie auch nicht alle aufführen, aber ich habe eindeutig meine Lieblinge. Und ganz weit vorne rangieren die Olympischen Spiele von Atlanta 1996. Eine ganze Reihe meiner Patienten war in den Sprintdisziplinen am Start: Merlin Ottey, Linford Christie, Colin Jackson, Frankie Fredericks und andere. Und so kamen sie auf den naheliegenden Gedanken, mich nach Atlanta einzuladen, damit ich sie dort betreuen konnte. Sie lebten nicht im Olympischen Dorf, in das ich wegen meiner fehlenden Akkreditierung ohnehin nicht hineingekommen wäre, sondern hatten sich ein Privathaus gemietet, das nun auch ich einzog.

Ich war bis dahin nur gewohnt, mit Fußballspielern bei großen Turnieren zusammenzuleben, und lernte nun eine ganz andere Welt kennen. Fußballer achten während der Turniere auf ihre vielseitige Ernährung und folgen strengsten Diätplänen. Bei meinen Sprintern stand morgens hingegen ein Riesentopf Porridge in der Küche, aus dem sich jeder nach Lust und Laune eine ganze Salatschüssel voll schöpfen konnte – reines Porridge, sonst nichts. Ich fragte sie, ob sie denn auch Honig oder Marmelade oder wenigstens einen Stich Butter hätten, um den Brei ein bisschen zu verfeinern. Doch nichts davon gab es: »No sweet, no butter«, war die Antwort der Athleten, die eine Haut dünn wie Pergament hatten, weil sie kein Fitzelchen Fett mit sich herumschleppen wollten. Schließlich war jedes Gramm zu viel Ballast, der den Sieg kosten könnte.

Der Ehrlichkeit halber muss ich aber sagen, dass ich auch ganz andere Ernährungsweisen bei Spitzensportlern erlebt habe. Und als der großartige Daley Thompson, zweifacher Olympiasieger im Zehnkampf und jahrelang der unangefochtene König der Athleten, einmal spätabends aus London zu mir zur Behandlung nach München kam – er hatte sich nachmittags verletzt –, wollte ich ihm etwas Gutes tun. Ich schickte einen Wagen zum Flughafen, um ihn abholen zu lassen, und besorgte, da er doch Hunger haben musste, einen Cesar's Salad mit Hühnchen und eine Apfelsaftschorle in der Annahme, dass ihm das gefallen müsste. Daley sah das Essen argwöhnisch an und fragte, ob es in der Nähe auch einen McDonald's gäbe, er bevorzuge Hamburger und Cola.

Eine ähnliche Ernährungssünde hat mir Usain Bolt einmal gestanden: Während der Olympischen Spiele in Peking 2008 bekam er mitten in der Nacht fürchterlichen Heißhunger, weckte seinen Zimmergenossen, den Zehnkämpfer Maurice Smith, um zwei Uhr nachts, um ihn zu fragen, ob er nicht auch Hunger habe, und dann aßen sie sich satt an Chicken McNuggets. Am nächsten Tag ist er dann übrigens zur Goldmedaille über 100 Meter gerannt in Weltrekordzeit – was um Himmels willen nun niemanden animieren soll, sich schlecht zu ernähren. Usain war da noch ein junger Kraftprotz. Inzwischen leistet er sich solche Jugendsünden nicht mehr und verzichtet weise auf derartigen Unfug.

Und dann gab es einen unvergesslichen Tag kurz vor der Leichtathletik-Weltmeisterschaft in Berlin 2009. Ich weiß auch nicht, ob es Zufall oder Schicksal war. Jedenfalls hatten mehr als 20 Athleten, die alle in Berlin an den Start gingen und meine Patienten waren, um einen Termin bei mir gebeten. Alle wollten unbedingt vor der WM noch einmal von mir kontrolliert oder behandelt werden. Und so war mein Wartezimmer plötzlich voller Athleten, die alle zur absoluten Weltspitze gehörten und heiße Medaillenkandidaten in Berlin waren. Nicht weniger als fünf der späteren acht Endlaufteilnehmer über 100 Meter saßen bei mir im Wartezimmer, dazu Weitspringer, Hochspringer, Langstreckenläufer, Hürdenläufer, Zehnkämpfer und so weiter. Überall stapelten sich die Koffer und

Sporttaschen, es war wie auf einem großen Basar. Da saßen sie nun alle beisammen in meinem Wartebereich, all die Top-Athleten. Ich fühlte mich für alle gleichermaßen verantwortlich. Plötzlich schoss mir ein Gedanke durch den Kopf und ich fasste einen spontanen Entschluss: Ich bat meine Assistentin Imke, in einem Grillrestaurant in der Nähe meiner Praxis einen Tisch zu reservieren – nicht irgendeinen, sondern eine lange Tafel für 25 Leute. Denn ich wollte die gesamte Truppe zum Steakessen einladen, ausnahmslos alle.

Es war ein heißer Sommertag, wir saßen draußen und hatten einen wunderbaren, unvergesslichen Abend. Wir haben gelacht und uns tatsächlich gefühlt wie eine große Familie. Ich weiß gar nicht, wie viele spätere Medaillengewinner sich an diesem Abend um unseren Tisch versammelten. Aber das spielte in diesem Augenblicke auch gar keine Rolle – ich genoss das Glück, neben ihrem unbedingten Willen und Streben nach sportlichen Erfolgen auch solche entspannte Momente miterleben zu dürfen.

Apropos Konkurrenten um die Podiumsplätze: An einem anderen Tag hatte ich Sorge, Usain Bolt könnte bei mir in der Praxis seinen ewigen Konkurrenten Tyson Gay treffen. Das ganze Jahr über waren sie sich aus dem Weg gegangen. Die Termine waren so gelegt, dass Tyson vormittags und Usain am Nachmittag kommen sollte. Bei Tyson dauerte die Behandlung länger als gedacht, darüber hinaus bummelte er dermaßen, dass ich schon ungeduldig wurde. Prompt trafen sie sich an der Eingangstür. Doch, o Wunder, es kam zu keinem Eklat. Stattdessen gaben sich die beiden die Hand und vertrugen sich wie vernünftige Menschen. Mir wäre es übrigens nie in den Sinn gekommen, Tyson Gay oder einen der anderen Athleten nicht zu behandeln, um die Siegchancen von Usain Bolt nicht zu schmälern. Fairness ist für mich oberstes Gebot, absolut unantastbar. Ich behandle alle gleich und wünsche mir nur, dass der Beste gewinnen möge. Usain weiß das und schickt auch Sprinterkollegen zu mir.

Im Sommer 2017 habe ich wegen der kommenden Weltmeisterschaft in London wieder eine ähnliche Situation erlebt, bei der sich fünf Teilnehmer des 100-Meter-Endlaufes von Rio in der Praxis trafen, wie auch drei 400-Meter-Endlauf-Teilnehmer, daneben unter anderem Basketballer, Fußballer, Langstreckenläufer aus Äthiopien und Kenia. Das ist jedes Mal ein beglückender Anblick, wenngleich viele von ihnen in den Sesseln abhängen oder sich auf den Bänken lang legen. Es sind Kraftpakete sondergleichen, cool und lässig in ihrer Art – aber auch sie sind eben manchmal müde.

Einer von meinen Patienten ist Aries Merritt. Er steht für Zielstrebigkeit, gepaart mit absolutem Kampfgeist, einer äußerst positiven Lebenseinstellung und gesundem Selbstbewusstsein – einzigartig. Er erkrankte an beiden Nieren schwer, bekam eine Spenderniere von seiner Schwester und hat es danach als Hürdensprinter geschafft, wieder zu den Weltbesten zu gehören.

Der große Architekt und Sportfan David Chipperfield

So viele schöne Situationen habe ich in meinem Leben als Sportarzt erleben dürfen, und auch so viele kuriose Momente. Während der Olympischen Spiele von 2008 besuchte ich einen Freund, den bekannten Architekten David Chipperfield, in seinem Ferienhaus in Spanien. Er ist ein großer Sportfan, hat in seinem Haus aber keinen Fernseher, und so gingen wir in die Dorfkneipe, um den Endlauf der Männer über 100 Meter anzuschauen. Ich kannte fast alle Sprinter, die das Finale erreicht hatten, schließlich waren viele von ihnen meine Patienten, allen voran Usain Bolt. Und da ich über ihren körperlichen Zustand ziemlich gut Bescheid wusste, sagte ich am Tresen ganz nebenbei: »Usain Bolt wird gewinnen, Zweiter wird Richard Thompson aus Trinidad und Tobago, Bronze geht an den Amerikaner Walter Dix.« Genauso kam es dann auch. Der Wirt starrte mich an wie einen Außerirdischen und war so sprachlos, dass er kein Wort mehr sagte, was für einen Spanier sehr ungewöhnlich ist.

In diesem Jahr traf ich David Chipperfield, nachdem er gerade aus den Ferien in Spanien gekommen war und in seiner Dorfkneipe das Spiel zwischen Real Madrid und Bayern München gesehen hatte. Der Wirt hatte ihn prompt, immer noch fassungslos, auf diesen verrückten Doktor aus Deutschland, der den 100-Meter-Zieleinlauf von Peking exakt vorgesagt hatte, angesprochen. Er konnte sich genau an mich erinnern und wird mich wahrscheinlich sein Leben lang nicht vergessen.

Mit einem anderen Patienten, der im Laufe der Jahre zu einem guten Freund geworden ist, teile ich schöne Erfahrungen in Frankreich: mit Bono, dem Gründer und Frontmann der legendären Rockband U2. Er hat, wie auch wir, ein Haus in Südfrankreich, was nicht ohne Folgen geblieben ist: Mehrere Male haben wir uns dort besucht, über Politik, Musik, Kunst, Literatur geredet und laue Sommerabende auf der Terrasse unter Zypressen verbracht. Anlässlich eines Besuches in seinem Haus machten wir allerdings auch etwas, was man von einem Rockstar und einem Sportarzt nicht unbedingt vermuten würde: Auf seine Initiative hin sprachen wir zusammen mit seiner Frau Ali und meiner Frau Karin ein Gebet und hielten für einige Augenblicke andächtig inne. Bono ist nicht nur ein hochgebildeter Mann, ich halte ihn auch für einen gläubigen Menschen und für einen Humanisten im wahrsten Sinne des Wortes.

Bono kam über Larry Mullen zu mir, den Schlagzeuger von U2. Larry war mein Patient, und eines Tages rief Bono an – er hätte fürchterliche Rückenschmerzen nach einem Bandscheibenvorfall, der von seinen Ärzten mit Spritzen behandelt werde. Aufgrund seiner Schilderungen hatte ich ein ungutes Gefühl. Ich bat ihn, sofort nach München zu kommen, ich wollte mir ein eigenes Bild machen. Er kam noch am Abend, ich untersuchte ihn und wusste sofort: Hier liegt ein Notfall vor und Spritzen machen keinen Sinn mehr.

Es war ein Bandscheibenvorfall, der sofort operiert werden musste. Früh am nächsten Tag lag er auf dem OP-Tisch, wurde von dem bekannten Münchner Neurochirurgen Prof. Jörg Tonn erfolgreich operiert und erholte sich erstaunlich schnell. Drei Monate später lud Bono mich zu einem Konzert im Stadion in Zürich ein. Auf der Bühne bedankte er sich vor allen Leuten bei mir, nannte meinen Namen, rühmte mein schnelles Eingreifen und fegte dann – als wäre nie etwas gewesen – wie ein Irrer über die Bühne, um dann am Ende des Konzerts rücklings ins Publikum zu springen! Doch alles ist gutgegangen, und Bonos Rücken hält bis heute.

Uns verbindet eine Freundschaft, die über viele Jahre gewachsen ist und sich in vielen schönen Gesten zeigt. Einmal trafen meine Frau und ich Bono in Südfrankreich, der gerade aus einem außergewöhnlichen Hotel in der Nähe von Aix-en-Provence kam. Es gehört einem irischen Kunstliebhaber und wurde uns von Bono wärmstens empfohlen. Besonders Karin, meiner Frau, würde es wegen der exzellenten Kunst sicher gut gefallen, meinte er. Ich wollte ihr eine Freude machen und buchte eine Nacht in diesem Château La Coste. Es war ein fabelhafter Tipp, wir verbrachten eine herrliche Zeit im Schlosshotel zwischen Kunst von Louise Bourgeois und Alexander Calder, Richard Serra und Ai Weiwei, Damien Hirst, Sean Scully und Architektur von Frank Gehry und Tadao Ando, Renzo Piano, Oscar Niemeyer und vielen anderen. Doch als ich am nächsten Morgen zahlen wollte, hatte ich schlechte Karten: Die Rechnung sei schon beglichen, wir seien eingeladen, beschied man mir an der Rezeption. Auf meine Frage, wer denn so großzügig zu uns gewesen sei, bekam ich unter Hinweis auf die Diskretion des Hauses keine Antwort. Ich bin mir allerdings ziemlich sicher zu wissen, wer dahintersteckte.

Auch wenn ich selbst kein Musiker geworden bin – manchmal träumte ich als Jugendlicher von einer solchen Karriere –, so konnte ich doch schon einigen berühmten Musikern helfen. Das Schicksal hatte sich also bei seiner Entscheidung etwas gedacht. Es waren fabelhafte Musiker und Musikerinnen darunter: Pianisten, Violinisten, Dirigenten, Jazzmusiker, Pop- und Rockstars. Manch einer war in Not. Würden sie die Karriere fortsetzen können, gäbe es noch eine Hoffnung auf Heilung? Das waren ihre Gedanken.

Ein sehr bekannter Pianist hatte sich schon fast damit abgefunden, dass er nicht mehr auf höchstem Niveau würde Konzerte geben können. Er hatte schon daran gedacht, sich aufs Schreiben, insbesondere von Gedichten, zu verlegen. Nach meiner Behandlung und Rückgang seiner Beschwerden fasste er den Entschluss, es noch einmal mit einem der großen Werke der Musikgeschichte aufzunehmen, den Kompositionen, besonders den Sonaten, von Wolfgang Amadeus Mozart, und er zitierte den Pianisten Artur Schnabel, der diese Sonaten interessanterweise als »zu einfach für Kinder, zu schwierig für Künstler« bezeichnet hatte. Später ging er sogar wieder auf Welttournee.

Besonders oft suchen Violinistinnen und Violinisten meine Praxis auf, da die unnatürliche Haltung beim Geigespielen Rücken, Nacken und Schulter extrem beansprucht und zu Wirbelfehlstellungen und Wirbelblockaden im Bereich der Halswirbelsäule führen kann. Die Nerven, die hier ihren Ursprung haben und für die Motorik im Arm, in der Hand und in den Fingern verantwortlich sind, können dadurch einen Reiz erfahren, unphysiologische Impulse abgeben und damit die Motorik, insbesondere die Feinmotorik, beeinträchtigen oder auch Schmerzen verursachen.

Immer wieder habe ich Musiker mit derartigen Beschwerdebildern in meiner Praxis behandelt. Das viele Üben und die vielen Reisen überfordern ihren Körper, wie auch all die unruhigen Stunden Schlaf im Flugzeug, bei dem der Kopf zur Seite fällt, die Muskulatur verkrampft und der Rücken sich verspannt. Manchmal

schwingt die Sorge bei ihnen mit, dass wegen der anhaltenden
Beschwerden die Karriere eines Tages vorbei sein könnte. Ich empfehle dringend, Regenerationsphasen einzulegen, doch oft steckt
hinter der schonungslosen »Arbeits- und Auftrittswut« der Musiker
auch ein vertraglicher Druck und/oder die Angst, Fans enttäuschen
zu können, sodass so manches Mal die Grenzen der Vernunft überschritten werden.

Großartige Musiker, bereichernde Begegnungen

Einmal rief mich die Philharmonie München an: Der Dirigent
Semyon Bychkov habe akute Rückenschmerzen, ob ich helfen
könne. Meine Behandlung schlug gut an, das Konzert brauchte
nicht abgesagt zu werden. Zwischen Semyon und mir hat sich
danach eine nun schon lange bestehende enge Freundschaft
entwickelt.

Über ihn lernte ich die Schwestern Marielle – Semyons Frau –
und Katia Labèque kennen, zwei großartige und besonders liebens-
werte Pianistinnen. Im Jahr 2016 gaben die beiden mit den Wiener
Philharmonikern unter der Leitung von Semyon Bychkov ein
Klavierkonzert im Schlosspark von Schönbrunn in Wien vor über
100 000 Zuhörern, wobei weiteren 70 000 kein Einlass mehr ge-
währt werden konnte. Ein Riesenerfolg! Der Höhepunkt des Kon-
zertsommers jenes Jahres!

Nach einem Opernbesuch im Londoner Konzertsaal in Covent
Garden, zu dem Semyon meine Frau und mich eingeladen hatte,
nahm er mich mit zum Dirigentenpult, drückte mir den Taktstock
in die Hand und meinte, ich solle mir nun vorstellen, ein Orchester zu dirigieren. Ich hatte zuvor bei einem Besuch in seinem Haus
in Frankreich in sein Studierzimmer gehen dürfen, und da lagen
aufgeschlagen die Partituren für das nächste Konzert. Das kann
sich ein Laie gar nicht vorstellen, dass ein Dirigent die scheinbar

unüberschaubar vielen Noten aller Instrumente gleichzeitig sehen und »hören« kann. Kaum zu glauben, es liegt jenseits unseres Vorstellungsvermögens. Und nun stand ich am Dirigentenpult und stellte mir vor, ich würde ein Orchester dirigieren, mit all den Hilfen, die die Musiker brauchen, auch wenn sie noch so großartig und erfahren sind. Was für ein Gefühl. Aber schon nach wenigen Takten habe ich abgebrochen, ich fühlte mich dazu außerstande.

Ein anderes Mal erreichte mich ein Notruf aus Tokio: Am Apparat war John McLaughlin und fragte, ob er kommen dürfe. Er könne unmöglich seine Konzerttournee fortsetzen. Er habe entsetzliche Schmerzen und könne sich nicht bewegen. Natürlich konnte er kommen und wurde von mir behandelt.

Es entwickelte sich eine nun schon seit 25 Jahren bestehende Freundschaft. Durch ihn habe ich epochemachende Jazzmusik erlebt. Wie titelte die *Süddeutsche Zeitung* unlängst? Er sei einer der letzten »Gitarrengötter«. Durch ihn habe ich seine legendäre Gruppe mit Al Di Meola und Paco de Lucía kennengelernt. Es hat wohl keine Jazz-CD so viel Aufmerksamkeit erlangt wie die Konzertaufnahmen von den dreien.

Irgendwann erzählte mir John McLaughlin die Geschichte, wie er als junger Jazzmusiker von Miles Davis geadelt worden war. Dieser hatte ihn bei einem Konzert kurzerhand auf die Bühne gebeten, um einen Chorus lang mitzuspielen – und was passierte? Die Musiker um John herum »schwiegen«. John improvisierte also allein und als er zum Schlussakkord kommen wollte, bedeutete ihm Miles Davis: Spiel noch einen Chorus. Dies war der Moment, wo John in die große Welt des Jazz aufgenommen wurde.

Über seine Neugierde entwickelte er die Jazz Fusion. Aber es drehte sich nicht alles nur um Jazz, John wurde durch mich zum Fußballfan und verfolgte alle Spiele, bei denen ich auf der Trainerbank saß. Er konnte sich richtig dafür begeistern, und er schreibt mir heute noch zu allen Spielen seine Bewertungen.

Übrigens erzählte mir Al Di Meola die Geschichte einer seiner letzten CDs: Im Vorbeigehen habe er Paul McCartney in der Lobby seines Hotels gesehen, es aber versäumt, ihn anzusprechen. In diesem Moment sei ihm urplötzlich die Idee gekommen, Beatles-Melodien aufzugreifen und darüber zu improvisieren. Für sein Album »All Your Life« hat er dann 14 Stücke der Beatles eingespielt und ganz nach seiner Vorstellung interpretiert – super!

Meine Musiker – ich mag sie, und die meisten, wenn nicht alle, zählen mit zu meinen Lieblingspatienten. Sie sind von Natur aus bescheidener, zurückhaltender, demütiger als manch ähnlich erfolgreiche Persönlichkeiten mit vergleichbarem Bekanntheitsgrad. Sie sind die großartigsten Künstler der Erde und prahlen nie damit. Sie füllen Konzertsäle, ganze Stadien, schaffen Werke für die Ewigkeit und sind meinen Mitarbeiterinnen und Mitarbeitern und mir gegenüber die liebenswürdigsten Menschen, die man sich vorstellen kann.

Auch Herbert Grönemeyer fand den Weg in unsere Praxis, worüber ich mich sehr freute. Es entwickelte sich in den folgenden Jahren eine enge freundschaftliche Beziehung. Ich wusste um sein universelles Können, sein gesellschaftliches und politisches Engagement und seine Verdienste um Menschen in Not, und dafür schätze ich ihn sehr. Herbert ist ein Intellektueller, ein grundehrlicher Mensch und ein bedeutender Künstler. Er nimmt kein Blatt vor den Mund, ist niemals arrogant oder überheblich, in keiner Weise unnahbar, er ist vielmehr witzig, temperamentvoll, erfrischend, verbreitet stets gute Laune und ist bei allem tiefsinnig, mutig und immer geradlinig. Er sieht eine Aufgabe darin, Menschen zu motivieren, sich zu engagieren und Haltung zu beziehen.

Manchmal lassen mir meine Musiker-Patienten zum Zeichen ihrer Dankbarkeit und aus Anerkennung für meine Arbeit Konzerteinladungen zukommen – für mich als Musikliebhaber ein besonders schöner Dank. Vor allem, wenn sie so originell sind wie die Idee eines spanischen Pianisten und Chopin-Interpreten.

Auch er hatte Probleme in der Fingermotorik, auch ihm konnte ich helfen, und eines Tages flatterte eine Einladung für ein Chopin-Konzert auf Mallorca ins Haus. Ich nahm sie dankend an, flog mit meiner Frau nach Palma und ahnte nicht, was auf uns wartete. Wir wurden zur Kartause von Valldemossa gebracht, in ein ehemaliges Kartäuserkloster, das auf einem Bergrücken im Westen der Insel thront, umgeben von Zypressen und Mandelbäumen, eine Idylle, sehr ansprechende, ergreifende Atmosphäre. Dort verbrachte Frédéric Chopin gemeinsam mit seiner Geliebten George Sand den Winter der Jahre 1838 und 1839 – und in genau demselben Wohnraum, in der die beiden gelebt hatten und Chopin komponiert hatte, gab mein Patient ein Privatkonzert mit Chopin-Stücken nur für meine Frau und mich und meinen früheren Chef Prof. Fritz Hofmeister aus Berlin. Er spielte, als sei er selbst Chopin, er zauberte uns in jenen mallorquinischen Winter zurück, er ließ die ganze Magie dieses großen und wunderbaren Komponisten für uns ganz allein wiederauferstehen. Ich muss gestehen, dass ich in der Kartause von Valldemossa Frédéric Chopins »Préludes« intensiver erlebt habe als je zuvor, unvergesslich.

Ich habe in den vergangenen Jahrzehnten sehr viele interessante Persönlichkeiten behandelt: Spitzensportler, große Musiker, Oscar-Preisträger, früher schon den deutschen Schauspieler von »Goldfinger« Gert Fröbe, der bei uns in der Praxis Sepp Maier mit einem imaginären Ball beim Abschlag vom Tor nachmachte, bis hin zu Mario Adorf, der mir nach der Behandlung das Boxen beibringen wollte. Ich käme allerdings niemals auf die Idee, eine Galerie berühmter Patienten in meiner Praxis aufzuhängen, das ist für mich undenkbar. Bei mir schmücken Drucke von Markus Lüpertz, Georg Baselitz und A. R. Penck die Wände – beste deutsche Gegenwartskunst.

Manchmal machen mir meine prominenten Patienten Geschenke: in Bronze gestaltete Hände mit der Aufschrift »Hands of destiny« von einem indischen Patienten, die Gitarre von Eric Clapton, die komplette Vinylschallplattensammlung von Herbert Grönemeyer, Schuhe von Weltrekordlern, signierte Bälle von europäischen Fußballmannschaften, NBA- und NFL-Spielern und Schläger der englischen Cricket-Nationalmannschaft. Usain Bolt hat seine Weltrekordschuhe von Berlin gebracht, Wladimir Klitschko seine Boxhandschuhe, Manuel Neuer seine Torwarthandschuhe, Fabian Hambüchen seine Ledermanschette und Ivan Lendl seinen Tennisschläger.

Doch diese persönlichen Erinnerungsstücke stelle ich, obwohl ich mich innig darüber freue, bewusst nicht aus. Denn meine Patienten sollen mich als denjenigen erleben, der das alles nicht so wichtig nimmt.

Jacques Herzog
»Sein Vorgehen hat eine fast künstlerische Komponente«

Ich hatte bisher nie darüber nachgedacht, ob Medizin etwas mit Architektur zu tun haben könnte – doch als ich das erste Mal Mulls Praxis betrat, war es mir sofort klar. Ich spürte es: Mit großer Sorgfalt und Sicherheit navigierten seine Hände über meinen Rücken, unerbittlich fokussiert, voll konzentriert. Menschen, die Außergewöhnliches leisten wollen, brauchen das. Mir war klar: So war ich noch nie von einem Arzt behandelt worden.

Seine Diagnose war allerdings ernüchternd, und doch war es für mich undenkbar, mich meinen körperlichen Einschränkungen unterzuordnen. Ich wollte weiterhin Fußball spielen, joggen, Fahrrad fahren – am liebsten über Schweizer Alpenpässe. Doch die Beanspruchung ist dann natürlich jedes Mal klar spürbar. Sportliche Menschen sind sich körperlicher Einschränkungen viel schneller bewusst als Menschen, die sich still halten.

In der Praxis fing Mull dann an, mir alles genau zu erklären und seine Spritzen zu setzen. Ich hatte das Gefühl, dass er mich einerseits mit präziser Analyse behandelte – und doch hatte ich irgendwie den Eindruck, sein Vorgehen habe zudem eine fast künstlerische Komponente. Die Berührung seiner Hände ist außergewöhnlich: Obwohl das Einstechen der Nadeln ja unangenehm invasiv empfunden wird, fühlte ich mich völlig aufgehoben und hatte das Gefühl, dass hier ein gestaltender Wille am Werk ist.

Dieses Spüren, diese Intuition, genau an den Ort zu gehen, wo es wehtut, das tun in gewisser Weise auch wir in der Architektur. Wir müssen dort ansetzen, wo die Stadt empfindlich ist; nur dann treffen wir mit unserem Entwurf ins Schwarze. Auch bei uns geht es um Dynamik und darum, Bewegung zu erlauben oder eine

Belebtheit herzustellen. Und daneben ist für uns beide Statik von entscheidender Bedeutung.

Der Arzt braucht andere Menschen, ein ganzes Team – den Physiotherapeuten, den Osteopathen und natürlich vor allem den Patienten – sie alle müssen ihm ein Feedback geben. Darauf ist er angewiesen. Für uns Architekten gilt das noch viel mehr. Wir sind ja anfänglich immer Laien, wissen nicht, was ein Musiksaal, eine Winery oder ein Museum beinhaltet. Das müssen wir erst lernen. Dazu brauchen auch wir diese Neugierde, diese Fokussiertheit – so wie Mull mit jedem Patienten die Orthopädie jeweils von Grund auf hinterfragt. Dafür bewundere ich ihn.

Jacques Herzog

Meine zweite Leidenschaft
Musik und bildende Kunst

Die Kunst gehört zum Leben und hat mich schon immer berührt. Meine Frau ist Malerin und Bildhauerin und ich kann ihr stundenlang bei ihren Arbeiten zuschauen. Ich schätze Picasso und die moderne und abstrakte Kunst. Mein Elternhaus hat mir die Musik nahegebracht. Ich spiele Orgel und Posaune, liebe Bach – und den Jazz.

Musik, Kunst, Malerei, Bildhauerei, Architektur, Theater begeistern mich und spielen in meinem Leben eine bedeutende, mir Ausgleich schenkende Rolle. Ich bin in einer Familie mit einem Faible für Musik aufgewachsen. Hinzu kommt, dass ich mit einer Künstlerin verheiratet bin. Tagtäglich werde ich durch meine Frau Karin mit bildender Kunst in Berührung gebracht. Und schließlich sind viele meiner Patienten aus dem künstlerischen Bereich. Auch wenn mein Beruf mich zeitlich sehr einnimmt, so besuche ich doch regelmäßig klassische Konzerte. Es tut mir einfach gut, in die Musik einzutauchen, mich in die Kompositionen hineinzudenken und mich vom Klang der Instrumente hinreißen zu lassen. Ich habe ja selbst einige Instrumente gespielt: Flügelhorn, Posaune, Klavier und Orgel. Eine überdurchschnittliche Befähigung ließ sich aber nicht erkennen. Mit meinem Fleiß und meiner Disziplin kann ich zwar sehr vieles erlernen – das ist mein Lebensweg, um aber in der Kunst zur Vollendung zu gelangen, reicht Talent allein nicht aus, man muss dazu eine außergewöhnliche Begabung und eine wirkliche Berufung in sich spüren. Mit dieser Erkenntnis musste ich erst einmal zurechtkommen, denn die Musik bedeutete mir ja neben dem Sport sehr viel.

Wenn ich nicht Arzt geworden wäre, hätte auch die Architektur ein Thema für mich sein können. Ich bewundere die großen Architekten Le Corbusier, Mies van der Rohe, Walter Gropius oder die zeitgenössischen Architekten Jacques Herzog, David Chipperfield, Frank Gehry, Rem Koolhaas und andere – sie sind für mich Genies.

Das erste Bauwerk, das in meiner Jugend tiefe Ehrfurcht in mir weckte, war die Kapelle von Ronchamp, die Le Corbusier wie eine überdimensionale Skulptur in die Natur gesetzt hat. Auch das neue Hochhaus 56 Leonard Street aus dem Architekturbüro von Herzog & de Meuron in New York ist mit seinen irritierenden und doch so perfekt inszenierten Verschachtelungen ebenso überraschend wie grandios. Ich habe Hochachtung vor dieser schöpferischen Leistung. Diesen Erfindergeist zu haben, Dinge komplett neu und anders zu denken, und dabei den Mut aufzubringen, derart gewagte Entwürfe in die Realität so umzusetzen, dass wahre Baukunst entsteht, begeistert mich. Auf der anderen Seite hat mich der sensible Umgang mit dem mutigen und kontroversen Wiederaufbau des Berliner Neuen Museums auf der Museumsinsel durch David Chipperfield ebenfalls sehr beeindruckt.

Kunst umgibt mich tagtäglich in der Praxis und zu Hause, ich muss sie nicht suchen. Sie ist immer da.

»Man sieht nur, was man weiß«

Ich lebe mit den Kunstwerken, die meine Frau geschaffen hat oder gerade im Begriff ist, zu erschaffen, also ihren Skulpturen und ihrer Malerei. Da sie immer aktiv ist, kommen ständig neue Werke hinzu. Manche bleiben, andere werden ausgewechselt oder von Kunstliebhabern erworben. Hinzu kommt, dass meine Tochter Maren de Martino unter ihrem Namen in den Räumen der Praxis regelmäßig Werke von Künstlern vorstellt und dort zu Vernissagen einlädt, bei denen manchmal auch der Künstler anwesend ist. Es interessiert mich dann sehr, zu hören und zu verstehen, welche tiefere und vielleicht nicht immer sofort erkennbare Bedeutung in einem Kunstwerk liegt. Allerdings gibt es nicht wenige Künstler, die ihre Werke nicht erklären und die Interpretation dem Betrachter überlassen wollen. Meiner Meinung nach kann der Künstler allerdings Brücken zum Verständnis bauen, indem er Hinweise gibt, was etwa in einem abstrakten Bild dargestellt wird. »Man sieht nur, was man weiß«, hat Goethe einmal gesagt.

Meine Frau ist Malerin und Bildhauerin, und ich kann ihr stundenlang zusehen, wenn sie in ihrem Atelier arbeitet. An einem Urlaubstag war ich dabei, wie sie eine große Holzskulptur schuf, aus der freien Hand, ohne Schablone, nur mit einer Kettensäge. Sie zieht dann ihren Monteuranzug und die Metallkappenschuhe an, setzt Helm und Brille auf und fängt mit der Bearbeitung eines riesigen Holzblocks an. Nichts kann sie dann mehr aufhalten, wenn sie ihr Thema umsetzen will. Sie ist eben eine leidenschaftliche Künstlerin. Ich staune immer wieder, mit welcher Kraft und Hingabe sie an ein an sich selbst gestelltes Thema herangeht und wie sie durch die Bildhauerei ganz eigene Ausdrucksformen für sich findet, die sie ständig weiterentwickelt.

Und dann gab es den glücklichen Umstand, dass Prof. Heiner Bastian schon in den 1980er Jahren Patient und Freund der Familie wurde.

Die Karriere des Kunstphilosophen Heiner Bastian begann als Privatsekretär von Joseph Beuys, er wurde dann Kurator, Kunstsammler, Autor und Förderer der größten Künstler unserer Zeit, wie Andy Warhol, Robert Rauschenberg, Cy Twombly, Damien Hirst und Anselm Kiefer. Seine formvollendete minimalistisch gebaute Berliner Galerie am Kupfergraben wurde von dem Architekten David Chipperfield an einem historisch bedeutenden Ort, am Eingang zur Museumsinsel in Berlin, realisiert.

Mit Heiner Bastian hatte ich die Gelegenheit, mich intensiv auszutauschen, und ich habe ein ganz anderes Verständnis für zeitgenössische Kunst entwickeln können.

Gleichzeitig lernten wir durch ihn zahlreiche international renommierte Maler und Architekten kennen und mit einigen von ihnen sind wir bis heute freundschaftlich verbunden. Mitunter luden sie meine Frau und mich in ihre Ateliers ein und ermöglichten somit einen sehr direkten Zugang zu ihren Arbeiten.

Anselm Kiefer hatte uns vorgeschlagen, ihn in Barjac in Frankreich zu besuchen, wo er auf einem Industriegelände eine Fabrikhalle als Atelier nutzte. Ich bewundere die ihm sehr eigenen Techniken, die er anwendet, und finde die Monumentalität seiner Bilder, die sehr oft auch politische Aussagen enthalten, beeindruckend.

Mit dem 2011 verstorbenen US-amerikanischen Künstler Cy Twombly hatten wir uns ein wenig angefreundet. Er schätzte meine Frau Karin sehr. Er war auch einmal bei uns zu Hause zu Gast. Diese private Begegnung war ein unvergessliches Erlebnis. Wir hatten das Gefühl, er hätte gern näheren Kontakt mit uns gepflegt, aber er lebte damals in Italien, südlich von Rom. Wir hätten uns dennoch einfach die Zeit nehmen sollen, seine Einladung zu einem Besuch anzunehmen und hinzufahren, aber wegen meiner beruflichen Verpflichtungen haben wir uns das nie gegönnt. Das bedauere ich heute. Es gibt Momente, die sich einfach nicht wiederholen lassen – die Griechen sagen: Der Kairos, die einmalige Gelegenheit, wurde nicht genutzt.

Mein Lieblingsmaler ist Picasso. Ich bin fast unkritisch begeistert von allen seinen Malphasen, der blauen und der rosa Phase oder auch der von ihm mitentwickelten Stilrichtung des Kubismus. Picasso ist für mich der größte aller bildnerischen Künstler. Er ist in seinen Ausdrucksformen so variantenreich wie kaum ein anderer – diese sind oft als zart zu bezeichnen –, ein Hauch von Strich genügt, um als Betrachter die Andeutung zu verstehen und das Werk zu begreifen. Aber seine Werke können auch grob, direkt, brutal sein, und immer wieder hat er ganz neue Formen des Ausdrucks für sich entdeckt, bis ins hohe Alter.

Auch die Arbeiten von Matisse gefallen mir sehr. Seine Scherenschnitte, mit denen er ja eigentlich aus der Not heraus begonnen hatte, weil ihm im Alter die Fähigkeit, feinmotorisch den Pinsel zu führen, verloren gegangen war, gefallen mir in ihrer reduzierten Formensprache. Überhaupt bin ich ein Liebhaber der modernen und zeitgenössischen Kunst. Ich kann auch der Abstraktion viel abgewinnen.

In unserem Haus in Mougins sind wir umgeben von den Spuren großer Künstler, die hier ihre Arbeitsstätten suchten und ihre Inspiration fanden. Sei es in Mougins selbst, wo Picasso einige Jahre gelebt hat und wo er auch gestorben ist, oder im nahe gelegenen Antibes, wo Picasso eine Zeitlang in seinem Atelier gearbeitet hat. Sehr gerne fahren Karin und ich nach Saint-Paul-de-Vence, um

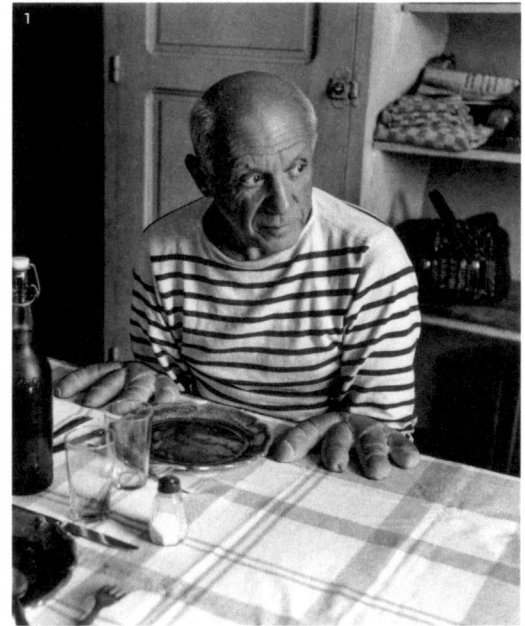

1 Robert Doisneau, »Les pains de Picasso«, 1952

Ich bewundere Picasso wie keinen anderen Künstler.

dort in dem legendären Restaurant Colombe d'Or essen zu gehen. Künstler wie Chagall, Matisse, Braque, Léger und andere trafen sich hier an der Bar. Die Wirtin Madame Roux bereitete ihnen aus ihrer eigenen Küche ein Essen. Manche von ihnen zahlten die Rechnung mit ihren Bildern und Skulpturen, die bis heute im Restaurant und im Garten zu sehen sind. Bei der Gelegenheit besuchen wir auch oft die Fondation Maeght im gleichen Ort. Der Skulpturengarten, das Gebäude selbst und die großartige Sammlung, bestehend aus Gemälden, Skulpturen und großen Installationen, sind eine uns anziehende Kunstoase.

Der Ausdruck, die Ästhetik, die Schönheit der Formen in der Kunst und Architektur begeistern mich wie das größte Kunstwerk überhaupt: der menschliche Körper.

Meine Frau meint, die Art, wie ich mit meinen Händen taste und fühle, sei einem künstlerischen Akt ähnlich. Vielleicht in der Weise, dass auch ich etwas erspüre und dabei meinen Händen voll und ganz vertraue. Auch ich weiß im Vorfeld oft nicht, wie das Ergebnis meines Tastbefunds ausfallen wird. Also muss ich darauf achten, was mir meine Hände sagen. Ebenso weiß ein Künstler oft nicht, welche Entwicklung sein Werk nehmen wird. Er muss sich ganz und gar seiner Intuition überlassen. Er sucht immer nach dem Neuen und Unbekannten. Mir geht es ähnlich. Ein Künstler würde auch nie seinen Stil und die eigene Handschrift verraten, um in den Genuss eines Vorteils zu kommen. Mitunter muss er auch nein sagen und verzichten, um sich selbst nicht für unaufrichtig halten zu müssen. Auch ein Arzt darf sich nicht verraten, und sei der Druck von außen noch so groß. Er darf, ebenso wie der Künstler, nicht dem kommerziellen Profit nachgeben, er muss integer bleiben und zu seinen Werten stehen. In dieser Hinsicht habe ich, vermutlich aufgrund der Prägung in meiner Jugend, ein unerschütterliches Selbstvertrauen. Ich mag mich nicht verbiegen und danach handle ich. Das hat auch so mancher in meiner direkten Umgebung akzeptieren müssen.

Meine besondere Beziehung zur klassischen Musik

In meinem Elternhaus hat die bildende Kunst eine weniger bedeutende Rolle gespielt, dafür die Musik eine umso größere. Mein ältester Bruder Hajo hat die klassische Musik ins Haus gebracht: Dvořáks Symphonie Nr. 9 »Aus der neuen Welt« war damals die erste Schallplatte, die wir zu Hause hatten. Ich habe sie gemocht und höre sie heute noch gern. Damit war der Grundstein für mein Interesse an der Klassik gelegt. Nach und nach kam eine kleine Plattensammlung zusammen.

Die bildende Kunst beschränkte sich auf ein Ölgemälde von der Nordsee von dem ostfriesischen Maler Karl Bösch, das meine Eltern zur Hochzeit geschenkt bekommen hatten, einen Druck von Edvard Munch sowie Kupferstiche des Malers Ludwig Fischbeck, die Landschaften im Teufelsmoor bei Worpswede darstellen. Für

Kunstreisen beziehungsweise Besuche von Kunstausstellungen hat das Geld damals nicht gereicht.

Beim Üben neuer Klavierstücke habe ich mich schon mal verspielt, was mich immer geärgert hat. Meinem mittleren Bruder Dieter hingegen ist das so gut wie nie passiert. Er konnte »vom Blatt« spielen, hatte das absolute Gehör und stimmte den Kammerton A treffsicher an oder er konnte eine Melodie, die er gerade im Radio gehört hatte, sofort nachspielen. Das konnte ich alles nicht. Dafür habe ich ihn sehr bewundert und beneidet. Andererseits: Als ich in meiner Dixieland-Band gespielt habe, bekam auch ich – wie im Jazz üblich – die Gelegenheit, mit der Posaune ein Solo zu spielen und zu improvisieren. Das ist relativ einfach, weil es im Jazz den Chorus mit meist 32 Takten gibt, die einem für die Improvisation zur Verfügung stehen. Man kann sich dabei von der Grundmelodie entfernen und findet doch relativ einfach wieder zurück. Damals habe ich noch gedacht, ich sei ähnlich musikalisch wie er.

Wenn man mit der Klassik aufwächst und auch selbst Instrumente spielt, hat man natürlich eine ganz andere Beziehung zur Musik. Und das ist so geblieben. Wenn ich in fremden Städten unterwegs bin, dann zieht es mich immer zu den Konzertsälen hin. Ich nutze Aufenthalte in Berlin, um die Philharmonie zu besuchen, in New York, um in die Carnegie Hall zu gehen, oder in die Opéra Garnier in Paris oder in den Covent Garden in London.

Mein Lieblingsinstrument ist die Orgel. Man kann auf ihr Dutzende unterschiedliche Register ziehen, auf zwei oder drei Manualen spielen sowie zusätzlich auf der Pedalklaviatur und so den Klang nach Belieben variieren oder die verschiedensten Klangbilder erzeugen. Als unser langjähriger Dorforganist aus Altersgründen ausschied, durfte ich als Jugendlicher – ich hatte bereits eine Organistenprüfung abgelegt – seine Stelle in unserer Gemeinde übernehmen und an jedem Sonntagmorgen den Gottesdienst auf der Orgel begleiten. Das war die Pflicht. Die Kür war etwas ganz anderes: Abends nahm ich mir oft den Schlüssel für die große

Kirchentür und stieg zum Üben auf die Orgel-Empore. Manchmal fand ich Spaß daran, anschließend alle Register und Koppeln zu ziehen, dass es dann nur so gebraust hat.

Wie gerne hätte ich Johann Sebastian Bachs *Toccata und Fuge in d-Moll* gespielt. Dieses berühmte Werk ist für mich der Höhepunkt aller Orgelmusik. Doch das habe ich leider nicht vermocht, und so lehrte mich damals die Orgel, meine Grenzen zu erkennen und zu akzeptieren.

Lange Jahre war Bach für mich der von mir am meisten bewunderte Komponist, dann Beethoven, dann Chopin, dann wieder Bach. Ich habe mich schon als Jugendlicher sehr mit diesem Genie und seiner *h-Moll-Messe* beschäftigt, die für mich das vollendetste Musikwerk überhaupt ist. Ähnlich denke ich über seine unübertreffliche polyphone Komponierkunst *Die Kunst der Fuge*. Daher ist Bach bei allen nachgeborenen Komponisten und Musikern so uneingeschränkt anerkannt – bis heute. Seine Kompositionen sind in ihren inneren Zusammenhängen und Bezügen äußerst anspruchsvoll und komplex. Dabei hat Bach bei Kerzenschein mit Feder und Tinte feinst säuberlich seine Noten zu Papier gebracht. Darüber hinaus hat er jeden Tag auch noch an einer Kantate für den nächsten sonntäglichen Gottesdienst in der Leipziger Thomaskirche gearbeitet, die übrigens mit den deutschen Texten als Deutsche und Evangelische Messe gefeiert wurde. Über mehrere Generationen hinweg hat die Familie Bach großartige Musiker hervorgebracht, die auch die Organisten der Thomaskirche stellten. Man kann es kaum glauben, welche Genialität in dieser Familie lag.

Ich bin bis heute ein großer Liebhaber der Orgelmusik. Diese ist nicht jedermanns Sache. Daher wird sie auch nicht so oft in Konzertsälen oder bei Gesellschaften gespielt. Ich höre sie meist für mich allein. In der 700 Jahre alten Backsteinkirche meines Vaters wurde 1955 eine neue Orgel aufgestellt und zur Eröffnung kam der Kirchenmusikdirektor und Organist Wolfgang Pahlitzsch aus Emden. Auf meinen Wunsch hin spielte er die Werke von Johann Pachelbel,

Dieterich Buxtehude und auch meine Lieblingskompositionen von Bach. Das hat mich damals so sehr ergriffen, wie dies selten durch Musikstücke geschieht. Und obwohl ich diese Werke sehr schätze, höre ich sie nur gelegentlich, da ich der Meinung bin, dass man bestimmte Konzerte, darunter auch die von mir so geschätzten Klavierkonzerte von Beethoven oder Chopin, nicht zu oft hören sollte. Nur so entwickelt man bei sich eine regelrechte Sehnsucht nach solchen Ausnahmestücken.

Das Theater habe ich während meiner Facharztausbildung entdeckt. In Berlin-Kreuzberg sah ich an der Schaubühne am Halleschen Ufer *Der Lohndrücker* von Heiner Müller. Diese für mich neuartige Theaterkunst hat mich total ergriffen und mich nicht mehr losgelassen. Ich ging wieder und wieder in dieses improvisierte Theater, das, so meine ich, zuvor ein Lichtspielhaus gewesen war. Eine weitere ergreifende Inszenierung war Maxim Gorkis *Sommergäste* unter der Regie von Peter Stein und der Dramaturgie von Botho Strauß. Es wurde zum Maßstab für meinen zukünftigen Theateranspruch. Es spielten Jutta Lampe, Edith Clever, Michael König, Otto Sander und Bruno Ganz. So wurde ich zum Theaterbesucher und sah große, viel beachtete Aufführungen.

Die Kunst des Theatermachens wurde auch in München gepflegt: Vergleichbar mit Peter Steins Arbeit in Berlin war die von dem Regisseur und Intendanten an den Münchner Kammerspielen Dieter Dorn, mit ebenso großen Schauspielern wie Rolf Boysen, Helmut Griem, Thomas Holtzmann, Claus Eberth und Axel Milberg – die ich alle kennenlernen durfte.

Bis heute sind meine Frau und ich regelmäßige Theatergänger. Das Theater bedeutet uns sehr viel – wir lieben das Gesamtkunstwerk aus Dramaturgie, Regie, Bühnenbild, Kostümbild und Schauspielkunst – und es gehört für uns zum Leben dazu.

Karin Müller-Wohlfahrt
»Jeder sollte des anderen Engel sein«

Es stimmt, ich habe einmal gesagt, dass Mull mein Engel ist. Das war mir selbst nicht bewusst, bevor ich nicht begonnen hatte, ein Bild mit einem Engel zu malen. Als ich aber die Figur sich auf der Leinwand entwickeln sah, wusste ich, wer sie war.

Die Kunst schafft den Rahmen und den Raum für einen Bewusstseinsprozess, der sehr überraschend für einen selbst sein kann. Aber unabhängig davon finde ich auch, dass jeder des anderen Engel sein sollte. Ein Engel, der einem zur Seite steht und dabei hilft, das eigene Leben zu finden.

Das Ziel des Lebens ist für mich, sich verwirklichen zu können. Ich glaube, dass dies meinem Mann und mir gelungen ist und dass wir uns beide darin bestärkt haben, diesen Weg – jeder für sich und auch gemeinsam – zu finden und zu leben. Mull war mein Engel, aber er hat mir auch Hindernisse in den Weg gelegt. Nicht absichtlich, aber es gab eben doch Kollisionen durch seinen sehr einnehmenden Beruf und seine hohe Durchsetzungskraft.

Hindernisse zu überwinden beinhaltet aber immer auch die Chance, sich weiterentwickeln zu dürfen. Durch diese Partnerschaft und Ehe habe ich Kompromisse schließen müssen, die mich haben reifen lassen, und dafür bin ich heute dankbar.

Ich wurde 1948 geboren und bin im Rheinland, in der Nähe von Aachen, aufgewachsen. Meine Eltern mussten sich nach dem Krieg eine Existenz aufbauen. Kein leichtes Unterfangen, zumal mein Vater eigentlich Musiker war, aber um Geld zu verdienen, musste er die Musik aufgeben. Heute weiß ich, dass das hart für ihn war, damals, als junges Mädchen, habe ich diesen Aspekt seines eigenen Verzichts und Verlusts nicht sehen können. Ich sah nur, dass er mir die Kunst ausreden wollte, was für mich wiederum sehr schlimm war.

Ich wuchs als Einzelkind auf und musste selbst zusehen, wie ich mich beschäftigte. Meine Eltern hatten wenig Zeit für mich und so war ich meist bei meinen Großeltern. Es war ein sehr bescheidenes Leben in einer kleinen Wohnung, die noch mit einem Kohleofen beheizt wurde. Ich hatte nicht viel Spielzeug und das führte dazu, dass ich mir meine Spielsachen selbst bastelte. Als ich fünf Jahre alt war, habe ich die Welt um mich herum vergessen, indem ich stundenlang gemalt, gezeichnet und gewerkelt habe. Ich war zufrieden, damit allein zu sein, und entschwebte in Traumwelten, die meine Fantasie beflügelten. In der Pubertät wuchs in mir die Gewissheit, dass die Kunst zu meinem Lebensinhalt werden kann.

Mit 18 Jahren meldete ich mich selbst an der Kunstakademie in Aachen an und mein Vater meldete mich wieder ab, ohne vorher mit mir gesprochen zu haben. Er wollte, dass ich etwas Vernünftiges lerne, und die Kunst war nach seinem Empfinden brotlos. Er hatte die Erfahrung ja selbst gemacht und vor diesem Schicksal wollte er mich bewahren. Er spielte zwar noch immer stundenlang Klavier, wann immer er konnte, denn die Musik ermöglichte ihm das seelische Überleben, aber mir verbot er das Kunststudium. Da man damals erst mit 21 Jahren volljährig wurde, musste ich ihm gehorchen. Ich habe auch nicht lange diskutiert, denn mein Vater war autoritär und Widerworte wären mir nicht in den Sinn gekommen.

Die Eltern meines Freundes schlugen vor, ich könnte doch Kunstlehrerin werden in Verbindung mit einer heilpädagogischen Ausbildung. Auf diese Weise bin ich zu einer Gehörlosenschule gekommen und wurde dort Assistentin. Der Direktor hat mir bescheinigt, dass ich prädestiniert sei für diesen Sozialberuf, und ich habe diese Aufgabe auch sehr ernst genommen. Dennoch galt meine Sehnsucht weiterhin der freien Kunst, mein Lebensziel schien mir nicht erreicht, zumal die Welt der Schule mir zu eng war.

Ich lebte ein Leben, das nicht meines war. In meinem Unglück aß ich immer weniger und wurde sehr dünn, und das hat mir merkwürdigerweise eine neue Chance eröffnet. Eine Freundin drängte mich geradezu, ich solle mich doch in Aachen als Fotomodell bewerben, und das habe ich dann auch getan. Mein Aussehen passte gut in diese Zeit der Swinging Sixties, in der die dünne Twiggy zum erfolgreichsten Model und zum berühmtesten Gesicht der 1960er Jahre wurde. Ich habe durch die Arbeit als Fotomodell eine andere, freiere Welt kennengelernt, konnte mein eigenes Geld verdienen und mir wurde klar, dass ich weder an der Gehörlosenschule arbeiten noch weiter in Aachen leben wollte. Und so nahm ich mein Erspartes, mittlerweile war ich volljährig, und zog nach Berlin. Als ich dort ankam und die Stadt zum ersten Mal sah, wusste ich, dass ich hierher gehöre, und noch heute fühle ich mich sofort zu Hause, wenn ich in Berlin bin.

Nun wollte ich nachholen, was mir in Aachen nicht erlaubt worden war, und so bewarb ich mich an der Hochschule der bildenden Künste in Berlin. Die Aufnahmeprüfung dauerte drei Tage und von den etwa 120 Teilnehmern wurden 30 angenommen. Da ich besonders gut abgeschnitten hatte, sollten mir zwei Vorsemester erlassen werden.

Ich geriet in den Fachbereich Mode, da ich dem Ideal der Mode entsprach und weil man um mich geworben hatte – was mir geschmeichelt hat. Ich studierte Modedesign und absolvierte ein Examen mit Auszeichnung. *Der Tagesspiegel* hat mir eine ganze Seite gewidmet mit Modezeichnungen von mir sowie Fotos als Model für Haute Couture Mode von Uli Richter, Werner Machnik, Detlef Albers und anderen. Werbefilme, zum Beispiel für Campari, Jacobs Kaffee, Langnese-Eis, Martini, Softdrinks, Levis Jeans oder für Autofirmen, sowie große Fotos auf Plakatwänden und Litfaßsäulen hatten deutschlandweit für einen hohen Bekanntheitsgrad gesorgt, sodass auch Angebote aus Mailand, Paris und Los Angeles kamen. Der Höhepunkt der Modelkarriere war das Angebot der UFA, die Hauptrolle in einem Film zu übernehmen. Ich lehnte ab, weil Mull erklärte: »Entweder Film oder ich.« Trotz aller Verlockungen: Ich habe auch die Angebote der

Modefirmen ausgeschlagen, weil ich überzeugt war, in der Mode meinen künstlerischen Anspruch nicht erfüllen zu können. Ich wollte mich mit dem Existentiellen auseinandersetzen. Die Modewelt schien mir oberflächlich. Der Mensch interessierte mich.

Ich bewarb mich im Fachbereich Darstellende Kunst. Dazu gehörten Schauspiel, Bühnenbild und Kostümbild. Ich habe dort den Regisseur Achim Freyer kennengelernt, der 1972 aus der DDR nach West-Berlin übergesiedelt war und der nun an der Hochschule für bildende Künste eine Professur innehatte. Ich habe in dieser Zeit bereits als Kostümbildassistentin von Roman Weyl gearbeitet und selbständig Kostüme für das Kurfürstendammtheater und Schlossparktheater entworfen. Es war herrlich, ich fühlte mich frei und erfüllt.

Mull habe ich auf einem Faschingsfest in Wilmersdorf kennengelernt, das Stewardessen ausgerichtet hatten, die damals so angesagt waren wie heute Models. Sie waren chic und international, und jeder wollte mit ihnen befreundet sein. Auf der Party in einer der typischen Berliner Altbauwohnungen waren 100 feiernde Gäste, man tanzte und war ausgelassen. Ich ging mit einem Freund dort hin und als Mull mich sah, forderte er mich sofort zum Tanzen auf. Er war nicht sonderlich originell angezogen: Mit Jeans und weißem Hemd an Fasching! Ich hingegen ging als Frosch in Grasgrün.

Zwischen uns gab es sofort eine starke Energie, der ich aber nicht viel Aufmerksamkeit schenken wollte. Bevor ich ging, bat er mich um meine Telefonnummer, die ich damals niemandem verraten habe, aber ihm habe ich sie gegeben, nachdem er hartnäckig blieb. Er hatte nichts zu schreiben und musste sie sich merken. Er hat sie dann wiederholt, um zu prüfen, ob sie stimmt. Sie stimmte. Er gab mir zum Abschied einen Kuss auf die Wange und wenige Tage später hat er angerufen. So fing alles an.

Zuerst hat er mich in die Philharmonie eingeladen und danach ins Restaurant Le Boubou. Ich würde sagen, er hat sich ziemlich ins Zeug gelegt, um mir zu imponieren. Schon bald schlug er vor, mit mir nach Italien zu fahren, aber ich sagte, ich hätte keine Zeit, da ich meine Examensarbeit schreiben müsste. Mull meinte, er könne sie tippen, und so fuhren wir im gelben VW Cabrio nach Riparbella, einem Dorf zwischen Siena und Florenz in der Toskana, in das Haus von Freunden, in dem es eiskalt war. Mull hat daraufhin einen Olivenbaum abgesägt, um ihn als Brennholz zu nutzen, aber wir sind an dem beißenden Qualm fast erstickt. Am nächsten Tag saßen wir draußen in der Sonne im offenen Auto und haben gearbeitet. Es gibt Fotos, da trage ich meine selbstgenähten Minikleider mit riesigen Blumen drauf. Aber tippen konnte Mull überhaupt nicht.

Mull wollte unbedingt, dass wir heiraten. Er war fest entschlossen und eines Tages hatte er die Idee, Ringe zu kaufen, da merkte ich, jetzt wird es ernst. Ich habe dann versucht, ihn irgendwie abzulenken, bis es an diesem Tag dann zu spät für die Auswahl der Ringe geworden wäre. Ich war noch nicht so weit und heiraten erschien mir als so spießig und konventionell, außerdem machten mir mein Leben und meine Freiheit gerade so viel Spaß. Aber Mull ist eben ein besonderer Mann und eine Ausnahmeerscheinung mit einer noch dazu hohen Durchsetzungskraft. Ich musste mich also entscheiden und ich wusste, jemanden wie ihn trifft man nicht so oft im Leben. Außerdem hatte ich bei seiner Hartnäckigkeit keine Chance, mich lange zu wehren, und so haben wir 1974 geheiratet.

Danach hat sich mein Leben zunächst nicht geändert. Mull ist mit der S-Bahn und dem Bus in die Klinik nach Spandau gefahren, das war ein ziemlich weiter Weg jeden Tag, und er hat mir das Auto überlassen. Er war immer großzügig, dankbar und einfach nur glücklich. Er wurde dann Mannschaftsarzt bei Hertha BSC, und ich hatte nicht die geringste Ahnung, was das bedeutete, weder wusste ich etwas über Fußball noch über Sport. Wie ahnungslos ich war, illustriert eine aus der Rückschau sehr komische

Geschichte. Mull saß während eines Bundesligaspiels als Mannschaftsarzt auf der Trainerbank, als er über die Stadion-Lautsprecher des Berliner Olympiastadions ausgerufen wurde, hörbar im ganzen Stadion:»Dr. Müller, bitte ans Telefon.« Er dachte natürlich, das müsste einen wichtigen Grund haben. Als er ans Telefon kam, sagte ich:»Du hast meine Schlüssel mitgenommen, und die brauche ich dringend.« Er hat dann nur ruhig zu mir gesagt:»Weißt du, man lässt jemanden während eines Spiels nur ausrufen, wenn etwas wirklich Schlimmes passiert ist.« Da habe ich ihm geantwortet:»Aber du hast meine Schlüssel mitgenommen, und das ist schlimm.«

Als Mull seinen Facharzt gemacht hatte, stellte sich die Frage, wo er eine Praxis eröffnen könnte. Wir hatten sogar überlegt, nach Niebüll zu ziehen, ganz oben im Norden, fast an der Grenze zu Dänemark. Mir war alles recht, ich war völlig entspannt und unkompliziert. Das Einzige, womit ich nicht gerechnet hatte, war, schwanger zu werden. Ich war in Berlin im Flow, alles lief reibungslos, ich lernte für mein Examen als Kostümbildnerin und dachte, als ich davon erfuhr, gerade jetzt schwanger geworden zu sein, kein idealer Zeitpunkt, aber das kriege ich auch hin. Im Unterschied zu mir war Mull sehr fokussiert, und er wollte nicht nur als Arzt in einer Praxis arbeiten, sondern zusätzlich eine Fußballmannschaft betreuen. Die Verbindung zum Sport war für ihn essentiell wichtig. Er hatte damals bereits mehrere Angebote von Vereinen, von denen ich aber nichts wusste.

Auf dem Weg in die Ferien nach Italien haben wir in München einen Stopp eingelegt und Mull verschwand zu einem Termin. Er war, wie sich später herausstellte, bei Robert Schwan, dem Manager von Bayern München. Zuvor waren wir nach Hamburg geflogen, wo er einen Termin beim HSV ausgemacht hatte, und ich dachte schließlich Niebüll, Hamburg, München, mir ist alles recht, ich möchte nur, vor einem Umzug und bevor das Kind kommt, noch mein Examen machen. Mull hatte dem FC Bayern die Zusage gegeben und man wollte, dass er sobald wie möglich in München anfängt. Wir kündigten die gemeinsame Wohnung und ich zog hochschwanger zu meiner Freundin in ein Berliner Studentenwohnheim und habe im Juli mein Examen an der HDK gut bestanden. Maren ist dann im August 1977 in München zur Welt gekommen.

Mull hatte in der Zwischenzeit eine Wohnung gesucht, in die ich einzog, ohne sie vorher gesehen zu haben, und die mir überhaupt nicht gefiel. Wir hatten in Berlin in einem herrlichen Altbau gewohnt und nun sollte ich in eine Neubauwohnung am Seiteneingang des Nymphenburger Schlossparks ziehen. Eigentlich und objektiv gesehen, war es dort ganz schön, aber auf mich wirkte die Wohnung im Vergleich zu unserem großzügigen Berliner Altbau beengend.

Die erste Praxis teilte sich Mull mit einem Kollegen, aber die Umstände waren nicht ideal. Mull hatte das Ziel, die Gestaltung der Praxisräume mit dem Anspruch an Kunst und Architektur zu erfüllen. Er suchte bald seine eigenen Räume. Wir mussten also sparen, um diesen Schritt finanzieren zu können, und so war an eine andere Wohnung zunächst nicht zu denken.

So wunderbar es war, ein Kind zu haben, so sehr war ich doch nun auch mitunter niedergeschlagen in dieser plötzlichen »Isolation«. Ich hatte meine Freundinnen nicht mehr in der Nähe, nicht mehr meine Jobs, keine HDK, nicht mehr Berlin und saß nun in dem im Vergleich zu Berlin sehr konventionellen München. Außerdem war Mull an jedem Wochenende bei einem Fußballspiel im Einsatz und auch während der Woche arbeitete er viel.

Ich war von nun an nicht mehr die eigenständige Kostümbildnerin und das bekannte Model aus Berlin, sondern die Ehefrau eines Arztes und »Frau Doktor«. An eine eigene Karriere beim Schauspiel oder an der Oper war nicht mehr zu denken, schließlich sollten unverheiratete Kostümbildnerinnen eine Chance bekommen und nicht ich, die ich ja bereits versorgt war.

Dennoch habe ich versucht, als Kostümbildnerin weiterzuarbeiten, war für ein Tourneetheater mit Hans Clarin tätig. Danach war ich als Assistentin einer Bühnenbildnerin verantwortlich für das Bühnenkostüm einer *Macbeth*-Inszenierung unter der Intendanz von Joachim Fontheim in Krefeld. Für die nächste Spielzeit hatte ich gute Aussichten auf ein Engagement als Kostümbildnerin am Krefelder Stadttheater. Kurz darauf bekam ich das Angebot, Kostümbildnerin von dem Berliner Bühnenbildner Roman Weyl zu werden, dem ich bereits assistiert hatte, unter anderem für *Arturo Ui* am Residenztheater in München. Wiederum später erhielt ich das Angebot, die *Goldenen Schuhe* von Vicky Baum als Kostümbildnerin zu übernehmen – zum ersten Mal für einen Film. Ich bin aufgeblüht und wusste doch, wenn ich jetzt weitermache, ist meine Ehe gefährdet. Ich fühlte, dass ich mich entscheiden musste, und zwar sofort. Ich bin, obwohl mir die Arbeit so viel bedeutet hatte, noch nicht einmal mehr zur Premiere nach Krefeld gefahren. Ich wusste, ich muss jetzt Abschied nehmen von der Vorstellung einer eigenständigen Karriere am Schauspiel und das habe ich dann auch getan.

1980 wurde Kilian geboren, und wir sind aus der kleinen Wohnung in eine Doppelhaushälfte nach Grünwald, einem Vorort von München, gezogen. Dort habe ich mit einer eigenen Modekollektion begonnen, Kleider selbst entworfen und mit einer Schnittmeisterin gearbeitet. Ich bin zu Messen gereist und habe mich mit meinem Leben in München arrangiert.

Auch privat war ich jetzt gut eingebunden. Die Spieler des FC Bayern und die Spielerfrauen waren in unserem Alter, und so hatten wir einen engen Kontakt und haben uns oft auch an Wochenenden gesehen, unsere Kinder haben mit den Kindern der Spieler gespielt, der ganze Verein war wie eine große Familie.

Mull hat mich immer teilhaben lassen, an dem, was ihn gerade beschäftigte, und noch heute telefonieren wir jeden Tag ausführlich, wenn wir uns nicht sehen können. Wir haben alles diskutiert und über Probleme im Beruf oder im Verein gesprochen. Er hat mir das Gefühl gegeben, dass ich wichtig für ihn bin und dass er ohne mich keine Entscheidung von Bedeutung treffen würde.

Ich erinnere mich an eine Situation, in der Mull derart von einem Trainer bedient war, dass er alles hinschmeißen wollte. Der Trainer hieß Gyula Lóránt, und er wollte, dass ein Spieler mit einer gebrochenen Zehe weitertrainieren sollte, wogegen Mull sich heftig zur Wehr setzte. Ich habe ihn überzeugt, zu bleiben, da er sich in einer solchen Situation für die Spieler einsetzen müsse, die ihn dringender denn je benötigten, und so ist er geblieben. Der Trainer ist übrigens besonders glücklos gewesen und bald schon beurlaubt worden.

In gewisser Weise habe ich in diesem Moment gegen mich selbst entschieden, denn eigentlich hatten wir ausgemacht, Mull würde zunächst eine begrenzte Zeit beim FC Bayern arbeiten, um dann mit mir die weitere Zukunft zu planen.

Ich wusste, dass Mull ein Arzt mit Idealen und Wertvorstellungen ist, und das hat mir immer sehr stark imponiert. Ich erlebte auch unmittelbar, mit welcher Leidenschaft er Mannschaftsarzt war. Ich sah, wie er behandelte und dass er auf keinen Fall durch seine Therapien schaden wollte. Es entsetzte ihn geradezu, wenn Spieler von anderen Ärzten »fit« gespritzt wurden und am Ende alles andere als fit blieben. Nicht selten endeten solche Fälle mit einer dauerhaften körperlichen Beeinträchtigung, und wenn diese Spieler dann zu Sportinvaliden geworden waren, wurden sie ausrangiert. Mull aber stand immer auf der Seite der Spieler und hat sich für deren Gesundheit eingesetzt, und zwar so, dass keine Spätfolgen auftreten konnten.

Mull ist von zu Hause aus mit einem starken Wertegerüst ausgestattet worden und hat in seinem Elternhaus, einem Pfarrerhaushalt, sicher nachhaltiger als andere eine den Mitmenschen gegenüber dienende Rolle kennengelernt. Vielleicht kann er sich

deshalb auch so intensiv seinen Patienten widmen und für andere
da sein. Das macht ihn als Arzt so besonders, und weil er so ist und
gar nicht anders sein kann, habe ich seine Arbeit immer unterstützen können, auch wenn das bedeutete, selbst zu verzichten. Wir
haben nie lange Urlaube gemacht und unsere Wochenenden, ja,
eigentlich der Kalender des ganzen Jahres, waren von den Spielen
bestimmt. Das war nicht immer einfach.

Mein Mann hatte einen strengen Vater, den ich aber nicht mehr
kennengelernt habe. Seine Mutter hingegen war eine ausgesprochen quirlige und temperamentvolle Person. Ich habe sie sehr geliebt und aus voller Überzeugung zu ihr »Mama« gesagt. Es gibt
Fotos von ihr – da sieht man eine kleine, leicht untersetzte, sehr
fröhlich in die Kamera blickende Frau. Bei unseren Ausfahrten saß
sie immer aufrecht und stolz in meinem offenen VW-Cabrio und
genoss die Unternehmungen mit mir. Wenn sie uns besucht hat
und wieder abreisen musste, habe ich geweint, so sehr habe ich
sie gemocht.

Mit den drei Söhnen und ihrem Mann hatte sie wenig Weib-
lichkeit in ihrer unmittelbaren Umgebung und darum hat sie es
wohl so besonders genossen, wenn ich für sie herrliche Seidenklei-
der entwarf und ihr Hüte aufsetzte, sodass sie richtig chic aussah.
Das kannte sie nicht, denn ihr bisheriges Leben war eher einfach,
auch musste sie sich ihrem Mann unterordnen und da blieb wenig
Freiraum für eigene Vorlieben. Nach dem Tod ihres Mannes verließ sie das Pfarrhaus und zog nach Wittmund in Ostfriesland,
eine kleine Weltreise von München entfernt. Sie hat sich dort aber
sehr gut integriert, hatte ihren Hausfrauenverein und war Mitglied
eines Reiseclubs, mit dem sie bis nach Ägypten und Griechen-
land verreiste.

Manchmal kamen meine rheinländische Mutter und meine
ostfriesische Schwiegermutter zur gleichen Zeit zu Besuch nach
München – und bei aller Unterschiedlichkeit haben die beiden
sich bestens verstanden. Sie kamen sich überhaupt nicht in die

Quere. Während die eine gerne das Haus aufgeräumt hat, ist die andere mit Begeisterung mit dem Kinderwagen spazieren gegangen. Für mich waren diese beiden Mütter wunderbar, und übrigens erwies sich auch mein strenger Vater in der Rolle des Großvaters als Geschenk. Sie hielten mir den Rücken frei.

An meinem 34. Geburtstag entschied ich mich dazu, Mode zu machen, und ich wurde in meinem 35. Lebensjahr zum »neuen Stern am Modehimmel« erkoren.

Die erste Kollektion von Abendroben präsentierte ich vor 400 Gästen in einer riesigen leergeräumten Werkstatthalle. Die zweite Kollektion folgte ein halbes Jahr später, gezeigt wurde sie in einem Zirkuszelt und Thomas Gottschalk moderierte. Beide Präsentationen wurden jeweils mit aufregender Choreografie und einem Bühnenspektakel von Licht, Musik und Tanz begleitet.

Ich war ja durch Zufall zur Mode gekommen und hatte nun in München zehn Jahre in diesem Bereich gearbeitet, war erfolgreich und beschäftigte Schneiderinnen und Schnittmeisterinnen, aber irgendwann erfüllte mich diese Tätigkeit nicht mehr. Ich wollte innovativ sein und künstlerisch vorankommen. Zudem wurden in der Zwischenzeit viele Kollektionen bereits in Billiglohnländern hergestellt, und ich begann, mir die Frage zu stellen, wie will ich unter diesen veränderten Bedingungen meine Mode machen und mein Unternehmen weiterführen. Möchte ich das überhaupt noch?

Nachdem ich mich entschieden hatte, meine Firmentätigkeit zu beenden, hatte ich das Gefühl, meine Identität verloren zu haben, und erlebte diese Verunsicherung als schwere Krise. An einem Abend, an dem ich mit Mull lange zusammensaß und mit ihm darüber sprach, fragte er mich: »Was willst du aus tiefster Seele?« Und ich antwortete, ohne zu überlegen und ohne zu ahnen, was ich sagen würde: »Bildhauerei.« Und Mull sagte: »Das ist es.«

Mein Mann hatte die entscheidende Frage gestellt, die mich zu einer zentralen Quelle der Erkenntnis führte und die anschlie-

ßend mein Leben veränderte, und auch das meiner Familie. So
wie es für mich immer eine große Bedeutung hatte, dass Mull
sein Leben so leben konnte, dass er Erfüllung fand, so wichtig
war es ihm, dass auch ich eine Zufriedenheit erleben konnte, die
mich glücklich machte. Er hat mich immer unterstützt und mir
dadurch Stabilität gegeben, und er hat auch an diesem Abend
durch seine Frage die Balance wiederhergestellt, die in unserer
Beziehung stets so bedeutsam war. In einem tieferen Sinn sind
wir vielleicht symbiotisch, denn wir fördern und stärken uns gegenseitig. Das entspricht für mich meiner Vorstellung von echter
Partnerschaft.

Im Jahr 1994 habe ich beschlossen, bildhauerisch zu arbeiten und
die entsprechenden Techniken zu erlernen. Ich begann eine drei-
jährige Ausbildung als Bildhauerin in der Werkstatt für Bildhauerei
von Gisela Drescher in München. Als ich zum ersten Mal in ihrem
Atelier saß, fühlte ich mich sofort angenommen. Mich begeistern
elementare Werkstoffe, die eine enge Verbundenheit mit der Natur
bedeuten, wie Ton, Bronze, Holz, Metall, Stein und Papier.

In dieser Zeit habe ich gelernt und erfahren, die Formensprache
als Ausdruck eines inneren Prozesses zu erleben, den Händen zu
vertrauen, die das Wissen haben, das in allen Zellen gespeichert
ist und in direkter Verbindung stehen zum Unterbewusstsein.
Die Untersuchung des allgemein Menschlichen und die Auseinandersetzung damit, die Interaktionen und das Existentielle aller
Kreaturen und das Miteinanderverbundensein sind zu meinem
Hauptanliegen der Darstellung geworden, um Erkenntnis und Bewusstsein zu schaffen.

Meine Werkstoffe ordnen sich den Inhalten meiner Arbeiten
unter. Ausstellungen unter meinem Künstlernamen Karen Lakar
führten mich von München über Berlin nach Mailand, Zürich,
Valencia, Palermo bis nach Dubai und Karatschi.

Meine jüngsten Arbeiten sind zu sehen im Schlosspark Lichten-
walde bei Chemnitz sowie im Schriesheimer Stadtmuseum Théo
Kerg bei Heidelberg.

Unlängst trafen wir Bono in Südfrankreich und führten eine wunderbare Konversation, sprachen über politische Themen, über die
Kunst und schließlich auch über meine Kunstarbeiten. In diesem
Zusammenhang stellte er eine Verbindung her, die ich so noch gar
nicht gesehen hatte, obwohl sie so offensichtlich ist. Er meinte, ich
würde meinen Händen vertrauen, ebenso wie Mull es tut. Und mir
ist klar geworden, dass wir es im wahrsten Sinne des Wortes in der
Hand haben, etwas zu tun. Mull bewundert meine Ausdrucksform –
er hat diese so nicht zur Verfügung, und ich habe seine Möglichkeiten nicht, und doch sind wir bei aller Verschiedenheit in unseren
Empfindungen an einem ähnlichen Punkt, wenn wir mit den Händen fühlen. Er kann mir übrigens stundenlang zuschauen, wenn ich
mit den unterschiedlichsten Materialien arbeite. Ich sehe auch die
Parallele zwischen Medizin und Kunst. In beiden Bereichen geht es
um die Ergründung des Lebens und um das Verstehen des Mensch-
seins. Wir haben beide eine ähnliche Gesinnung und das ist sehr bereichernd und schön.

In unserem Haus in Mougins kann ich völlig ungestört arbeiten.
Ich hatte immer von einem Haus auf einem Hügel oder an einem
Hang geträumt, während Mull eigentlich näher ans Meer wollte.
Durch Zufall habe ich dann ein Haus auf einer Anhöhe entdeckt,
das völlig heruntergekommen und sehr düster war. Man brauchte
Fantasie, um es sich als einen schönen Ort vorzustellen, und es hat
eineinhalb Jahre gedauert, bis der Umbau fertig und ein Garten
angelegt war. Aber als ich damals mit der Maklerin dorthin nach
Mougins fuhr und auf dem Grundstück stand, wusste ich, das ist
das Haus, das ich immer gesucht habe. Hier habe ich meinen Raum,
im übertragenen wie im sehr konkreten Sinne. Dennoch ist daraus
ein Atelier- und Familienhaus geworden, in das alle gerne kommen,

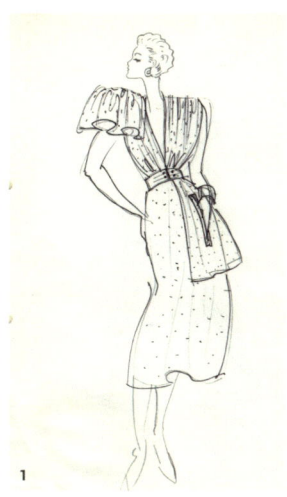

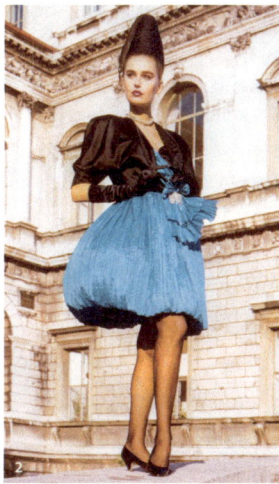

1 & 2 Modeentwurf
meiner Frau und
Realisierung, 1988,
angelehnt an die
Renaissance

3 Karin arbeitet mit
der Kettensäge an dem
Thema »Bewegte Welt«,
Mougins 2015.

4 & 5 Die Holzskulp-
turen zeigen Schuhe
von verschiedenen
Menschen als Paar.
Links: »Aufgelaufen«;
rechts: »Hoch-Zeiter«;
Schlosspark Lichten-
walde bei Chemnitz
2017

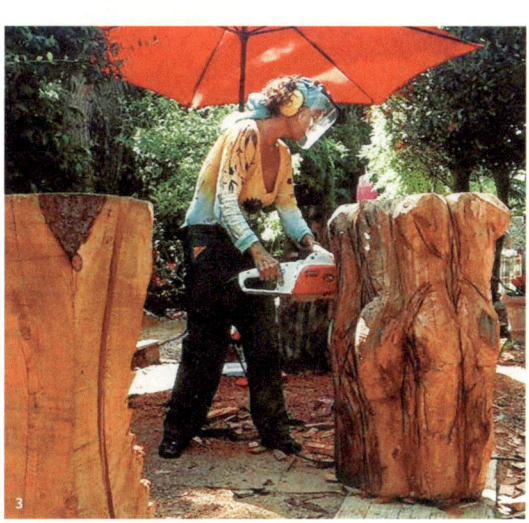

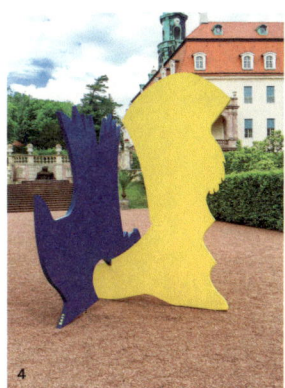

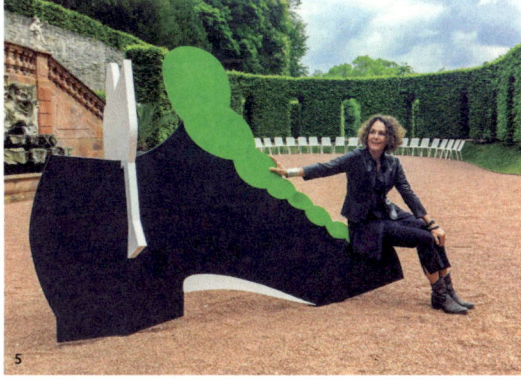

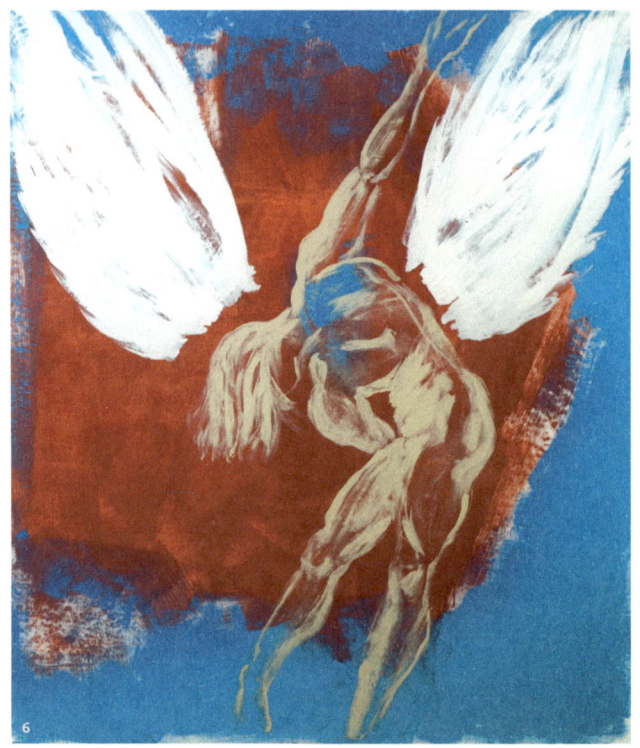

6

6 Dieses Bild, geschaffen von meiner Frau, entstand vor zwei Jahren. Man sieht darauf eine energievoll-dynamische männliche Figur, die sich in einer Bewegung dreht, so als würde sie zum Diskuswurf ansetzen. Es ist der Moment höchster Anspannung und völliger Konzentration. Die Figur hat zwei riesige weiße Flügel vor einem coelinblauen und sienaroten Untergrund. Man kann sich vorstellen, dass die Kraft, die diese Figur in ihrem Bewegungsablauf freisetzen wird, sie dazu befähigt, mühelos zu fliegen.

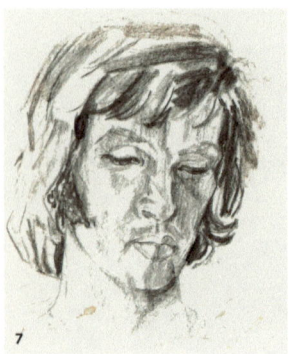

7

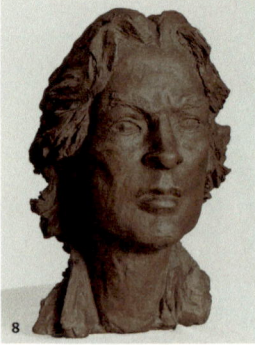

8

7 Nach dem Kennenlernen 1973 fertigte meine Frau diese Kohlezeichnung von mir an.

8 Zu meinem 70. Geburtstag modellierte sie aus Gips diesen in Bronze gegossenen Kopf.

auch die Enkelkinder lieben es. Es ist auch ein Rückzugsort in guten wie in schwierigen Zeiten.

Als mein Mann die Entscheidung traf, Bayern München zu verlassen, war das einerseits sehr überraschend, auf der anderen Seite hatte sich über einen längeren Zeitraum durch den neuen Trainer bereits eine Veränderung vollzogen, die, so kann man es zumindest aus der Rückschau sehen, zwangsläufig auf einen Wendepunkt hinsteuerte. Das abrupte Ende hat mich dennoch erschrocken, weil ich ja wusste, wie sehr Mull mit dem Verein verbunden war. Eine Lebensphase ging zu Ende und da diese Phase sehr intensiv war, war der Trennungsschmerz groß. In solchen Momenten verliert man, vor allem nach einer so langen Zeit, auch etwas von der eigenen Identität.

Aber aus meiner Sicht bedeutete die Trennung auch eine Chance, denn Mull konnte das Leben für sich neu definieren, andere Schwerpunkte setzen – und kann seinen Werten treu bleiben, die er über Bord hätte werfen müssen, wenn er damals geblieben wäre. Als Mediziner hat er ohnehin die uneingeschränkte Anerkennung behalten, sie war nie in Frage gestellt, denn die Spieler wollten auch weiterhin von ihm behandelt werden.

Der Verein hat über die Jahre viel Energie abgezogen und viel Zeit gefordert, die uns als Familie auch gefehlt hat. Dabei war Mull ein sorgender, gebender, großzügiger Vater. Er kümmerte sich um die Organisation der Ferien und die Wochenendausflüge, und er wollte mit seinen Kindern nie schimpfen, sondern es einfach nur genießen, mit ihnen zusammen zu sein. Es war in gewisser Weise ein klassisches Rollenmodell, er verdiente das Geld und sorgte dafür, dass es uns gutging, und konnte im Gegenzug dafür seiner Bestimmung folgen und einem Beruf nachgehen, bei dem die Familie eben auch zurückstecken musste. Das hat vor allem unser Sohn Kilian in Frage gestellt, als er in die Pubertät kam. Hinzu kam unsere exponierte Stellung. Mein Mann stand als der berühmte

Bayern-Doc in der Öffentlichkeit und auch über mich und meine Mode wurde gerne berichtet. Das hat zu Neid und Missgunst Veranlassung gegeben und die Kinder haben sich manchmal unwohl gefühlt oder sind gemobbt worden, weil die Eltern in München so bekannt waren. Maren ist aus diesem Grund auf eigenen Wunsch ins Internat nach England gewechselt und dort aufgeblüht.

Unser Leben ist reich an Begegnungen mit vielen ungewöhnlichen Menschen, zu denen sich über die Jahre enge Freundschaften und tiefe Vertrauensverhältnisse entwickelt haben. Dennoch haben wir auch Fehler gemacht, jeder für sich und gemeinsam, und wir haben den falschen Menschen vertraut, weil wir naiverweise dachten, diese Menschen würden unser Wohl im Auge haben. Mull und ich sind beide nicht berechnend und beide sind wir großzügig, und sosehr wir uns immer wieder auf unsere Intuition verlassen konnten, so sehr haben wir uns in Dingen, die das Finanzielle betreffen, auch geirrt.

Karin Müller-Wohlfahrt

Maren de Martino
»Er geht sehr geradlinig seinen Weg«

Wenn ich meinen Vater mit einem Satz beschreiben sollte, so würde ich sagen: Er ist ein gebender, sehr wohlwollender, selbstloser und gläubiger Mensch mit einem starken Rückgrat.

Er ist mit einem positiven Menschenbild aufgewachsen und empfängt jeden Patienten mit offenen Armen und ohne Vorurteil. Meine Großmutter war ähnlich. Auch sie hatte eine positive Lebenseinstellung. Sie war dankbar für jede kleinste Geste, war bescheiden und zufrieden mit dem, was sie hatte, und glücklich. Mein Bruder Kilian und ich sind mit diesem Verständnis von Dankbarkeit und Urvertrauen aufgewachsen. Seitdem ich selbst Kinder habe, erkenne ich, welche Kraft darin liegt.

Mein Vater hat immer viel gearbeitet, aber wenn er zu Hause war, hat er uns das Gefühl gegeben, der eigentliche Mittelpunkt in seinem Leben zu sein. Er war dann nur für uns da. Er tat alles, um so viel Zeit wie möglich mit uns zu verbringen. Sein Bedürfnis, seine Zeit mit uns zu teilen, war so stark, dass er uns zu Patientenbesuchen, zu Sportlern oder Sportereignissen, Events und Einladungen mitnahm. Durch ihn haben wir Einblick in viele Sportarten bekommen und auch in die Welt der Musik und Kunst. Die Begegnungen mit vielen besonderen Menschen aus unterschiedlichen Bereichen haben mich sehr geprägt.

Ich vergesse nicht, dass meine Mutter ihm oft spätabends um 23 Uhr oder auch noch um Mitternacht das Essen zubereitet hat, wenn er aus der Praxis kam. Wir Kinder schliefen längst und meine Mutter war sicherlich froh, wenn endlich Ruhe im Haus eingekehrt war. Mein Vater jedoch hat uns, meinen Bruder Kilian und mich, oft wieder aufgeweckt, weil er uns noch sehen wollte und den Kontakt, die Nähe mit uns gesucht hat. Wir fanden das natürlich großartig.

Unsere Mutter hat sicherlich anders darüber gedacht. Sie hatte die schwierigere und vielleicht auch undankbarere Rolle in der Familie, und mein Vater war ihr – da er selten da war – keine große Hilfe im Alltag und auch keine typisch autoritäre Vaterfigur.

Ich kann sagen, dass meine Eltern nur sehr wenige Elternabende der Schule besucht haben. Wenn es aber ein Problem gab, dann war mein Vater am nächsten Morgen in der Schule. Er hat uns immer großes Vertrauen geschenkt und nie an unserer Aufrichtigkeit und Ehrlichkeit gezweifelt. Er hat uns beide unter allen Umständen unterstützt. Auch heute noch habe ich das Gefühl, dass er immer hinter mir steht.

Mein Vater kann sehr einfühlsam sein und versucht oft, die Dinge, die mich bewegen, aus meiner Sicht zu betrachten und zu verstehen. Diese Eigenschaft hat er auch an uns weitergegeben. Ich denke, dass es eine sehr gute Art ist, um sein Gegenüber besser zu verstehen, und das ganz besonders bei heranwachsenden Kindern oder auch Enkelkindern.

Mein Vater ist ein absoluter Familienmensch, und er liebt es, wenn alle zusammen sind. Je mehr, umso besser. Selbst wenn zu Weihnachten auch die italienische Familie meines Mannes dazukommt, genießt er das, obwohl es dann ziemlich turbulent zugeht. Was für einen hohen Stellenwert die Familie für ihn hat, erkenne ich auch daran, wie er sich um meine 99-jährige Großmutter kümmert. Es ist ihm ein Bedürfnis, dafür zu sorgen, dass es ihr gutgeht. Sie hat sehr viel für die Familie getan. Längst ist sie an der Reihe, verwöhnt zu werden. Mein Vater vergisst das nicht.

Neben der Familie macht ihn natürlich seine Arbeit, sein Beruf, sehr glücklich. Es erfüllt ihn, mit den Patienten zu arbeiten, ihnen zu helfen und die Heilungserfolge mit ihnen zu erleben und die Freude darüber zu teilen. Die berufliche Arbeit ist für ihn ein erfüllendes Lebenselixier.

Ich wurde geboren, als die Praxis gerade eröffnet wurde. Meine Mutter hat mich manchmal im Wartezimmer Patientinnen auf den

Schoß gesetzt, die dann auf mich aufpassten. Heute noch treffe ich einige wieder, die sich gerne daran erinnern. Auch nach der Schule war ich oft in der Praxis. Ich habe dort viel Zeit verbracht.

Am Aufbau und an der Entwicklung der Praxis hatte die ganze Familie großen Anteil. Meine Mutter übernahm anfänglich sogar die Buchhaltung. Wenig später sind ihre Eltern aus dem Rheinland übergesiedelt, um uns besser helfen zu können. Mein Großvater hat damals dann die gesamte Buchhaltung und Abrechnung übernommen. Mit über 60 Jahren hat er noch einen Computerkurs absolviert und sich zu Hause ein Büro eingerichtet. Im engen Kontakt mit Jutta Staib, der ersten Mitarbeiterin der Praxis, lief alles sehr gut. Nach einigen Jahren wurde dann ein Steuerberater hinzugezogen. Mein Vater, gewohnt an die vertrauensvolle Beziehung zu seinem Schwiegervater, schenkte ihm, dem vermeintlichen Freund, das gleiche Vertrauen, froh, sich weiterhin nicht um die Finanzen kümmern zu müssen. Leider haben sich die Dinge dann entscheidend verändert. Er hat im Gegensatz zu meiner Mutter die Gefahr nicht gesehen, wie sehr Vertrauen ausgenutzt werden kann.

Warum konnte das passieren? Es hängt vielleicht mit der familiären Prägung meines Vaters in einem Pfarrhaus zusammen. Hinzu kam, dass sein Vater nicht wünschte, dass sein Sohn Arzt werden wollte. Er hatte kein gutes Bild von Ärzten und glaubte, den meisten Ärzten ginge es gar nicht so sehr um den Menschen, sondern um Ansehen, Geld und Macht. Er war der Meinung, dass der Beruf den Charakter verderbe. Mein Vater ist dennoch Arzt geworden und hat sich mit seinem Berufswunsch durchgesetzt – vielleicht jedoch hat ihn der Einfluss durch den Vater davon abgehalten, Geld als eine angemessene Anerkennung für seine erbrachte Leistung ansehen zu können.

Mein Vater ist äußerst diszipliniert, lebt gesund, hält sich fit durch regelmäßiges Training und hat zum Beispiel sonntags kein Glas Wein angerührt, wenn er meinte, dass er vielleicht noch einmal in die Praxis fahren müsste. Er war eigentlich immer in Bereitschaft.

Der FC Bayern München war damals, gegen Ende der 1970er Jahre, bei allem Erfolg ein überschaubar großer, sympathisch geführter familiärer Verein. Die Kinder der Spieler trafen sich im Kindergarten, im Stadion oder bei privaten Einladungen. Wir hatten das Gefühl, wir seien alle Teil einer großen Familie. Die Kinder von Uli Hoeneß, Karl-Heinz Rummenigge, Paul Breitner und der anderen Spieler waren so alt wie wir und so haben wir immer vieles gemeinsam unternommen. Das waren aus der Rückschau schöne Zeiten, vor allem auch für meine Mutter. Das Miteinander war freundschaftlich, unkompliziert und ohne Konkurrenzdenken.

Dass mein Vater ein Pionier auf seinem Gebiet und Arzt mit besonderen Fähigkeiten ist, habe ich erst erkennen können, als ich älter wurde. Erst im Jugendalter habe ich mich damit auseinandergesetzt und begriffen, dass er in der Medizin und vor allem in der Sportmedizin eigene Wege geht, neue Therapien entwickelt und diese erfolgreich anwendet. Im Kreis der Familie hat er kaum darüber gesprochen.

Zwischen meinen Eltern und zahlreichen Patienten haben sich Freundschaften entwickelt, und ich habe erlebt, wie häufig diese Menschen zutiefst dankbar waren, weil ihnen mein Vater helfen konnte. Darunter waren nicht nur Sportler, sondern auch viele Künstler, Maler, Musiker, Schauspieler oder auch Architekten. Die Gespräche, die mein Bruder und ich zu Hause miterlebt haben, waren ungemein bereichernd, und oft wurden wir in die Konversation mit einbezogen.

Mein Vater geht sehr geradlinig seinen Weg, von dem er sich nicht abbringen lässt. Geradlinig ist ein Begriff, der ihn treffend und gut beschreibt. Er ist verantwortungsvoll in seiner Arbeit und so setzt er auch die Gesundheit der Fußballspieler und anderer Sportler nicht aufs Spiel. Auf keinen Fall sollen sie gesundheitliche Spätschäden davontragen.

Aufgrund seines Wissens und seiner Erfahrung hat er die präventive Medizin eingeführt. Er konnte in vielen Fällen erkennen, wann und aufgrund welcher Ursachen ein Spieler verletzungsgefährdet war, und hat ihn kurzerhand für ein oder zwei Tage aus dem Training genommen, um ihn zu behandeln und das Verletzungsrisiko – meist ging es um drohende Muskelverletzungen – zu beseitigen. Alle Trainer haben diese Entscheidungen gutgeheißen, meines Wissens hat nur Pep Guardiola sie nicht verstehen können oder wollen. Unter ihm kam es dann auch zum Rücktritt meines Vaters nach 38 Jahren als Mannschaftsarzt des FC Bayern.

Das Leben ohne den Verein eröffnete für meinen Vater neue Perspektiven: Er konnte die Wochenenden mit meiner Mutter verbringen, viel mehr Einladungen annehmen, Freundschaften aus aller Welt pflegen und die besonderen Momente mit besonderen Menschen genießen, die er sich jahrzehntelang nur sehr selten gegönnt hat.

Maren de Martino

Glückliche Fügungen
Gedanken zum Schluss

Sich selbst zu begegnen ist ein Wagnis, aber auch ein Gewinn. So viele Erinnerungen haben auch so manche Erkenntnis reifen lassen. Ich schätze mich glücklich und ich bin dafür dankbar, das Leben führen zu dürfen, das ich führe – beruflich wie privat.

Wer sich auf das Wagnis einlässt, eine Autobiografie zu schreiben, erlebt vor allem ein Abenteuer: sich selbst zu begegnen.

Durch die intensive Beschäftigung mit mir selbst, durch die Fragen, die mir andere stellten, und die Antworten, die ich aus dem Stand geben konnte oder nach denen ich manchmal auch lange suchen musste, wurden Erinnerungen geweckt, Verschüttetes wurde freigelegt – und unter dem so aus der Distanz neu Betrachteten sind ebenso schöne Fundstücke wie schmerzhafte Erlebnisse.

Beim Schreiben erinnerte ich mich wieder an den besonderen Geschmack des goldbraunen ostfriesischen Tees, den meine Mutter immer so liebevoll zubereitet hat, und ich konnte hören, wie der Kandiszucker, der Kluntje, beim Einschenken des heißen Tees knisterte. Oder ich dachte an die traumhaft schönen Eisblumen, die sich, wenn wir im Winter abends im beheizten Wohnzimmer zusammensaßen, an den Fensterscheiben bildeten. Ich war wie in eine andere Zeit zurückversetzt. In Gedanken habe ich die von meiner Mutter selbst gestrickten Wollhemden angezogen, die notwendig waren, um in der Kälte trainieren zu können. Ich habe mich auch erinnert an die ersten Reisen per Anhalter nach Frankreich und die Begegnung mit einem mediterranen Lebensgefühl, das so gar nichts gemein hatte mit unserer ostfriesischen Einfachheit und Strenge.

Ich hatte das Glück, in eine stabile Familie, als Jüngster von drei Kindern, hineingeboren zu werden und in einem Pfarrhaus aufgewachsen zu sein. Ich lernte die Musik lieben, und ich erlebte die große Bereicherung, mit anderen zu musizieren; meine Eltern vermittelten mir die Kraft, die im Glauben steckt, und protestantische Tugenden wie Bescheidenheit und Demut; ich konnte mich im Sport ausleben, Erfolge feiern und habe früh verstanden, dass ohne Disziplin kein wirklich großes Ziel zu erreichen ist. Ich erlebte aber auch die mitunter unerbittliche Strenge meines Vaters, der verwundet aus dem Krieg zurückkam und aus seinen drei Jungs echte Kerle machen wollte. Über Gefühle wurde da nicht viel gesprochen, aber ich weiß heute, dass mein Vater sich intensiv mit mir beschäftigt hat, indem er mich sportlich förderte und antrieb und indem er mich schulisch unterstützte. Ich kann mir nicht vorstellen, dass es damals viele Väter gab, die die Hausaufgaben für ihre Söhne schrieben. Das war seine Art, mir zu zeigen, was ich ihm bedeutete. Er wünschte allen drei Kindern ein segensreiches Leben. Ich spüre heute noch seine Hand auf meinem Kopf, mit der er ein Kreuz andeutete, wenn er im Gottesdienst das Abendmahl spendete.

In meinem Leben gab es viele Fügungen und niemals hätte ich gedacht, dass sich das Schicksal immer wieder zu meinen Gunsten entscheiden würde. Dabei meine ich vor allem das Glück, in einem Beruf arbeiten zu können, der mich zu 100 Prozent erfüllt und mir in den Begegnungen mit meinen Patienten Anerkennung und Zufriedenheit schenkt. Auch hätte ich nie erwartet, dass ich einmal der Arzt einer der besten Fußballmannschaften der Welt werden und mit einem Verein wie Bayern München eine so lange und intensive Wegstrecke gehen würde.

Die Tatsache, dass ich überhaupt Medizin studieren durfte, betrachte ich als große Gunst, denn bei meinen Abiturnoten hätte ich eigentlich Jahrzehnte auf einen Studienplatz warten müssen. Aber es sollte anders kommen und dieser Prof. Alkmar von Kügelgen, der an Eignung und weniger an Noten glaubte, hielt damals meine Zukunft in seiner Hand. Ihm verdanke ich alles, was dann möglich wurde, und daher verdankt letztlich auch der eine oder andere Spieler und Sportler Prof. von Kügelgen sein Schicksal.

Privat hatte ich großes Glück, meine Frau Karin davon zu überzeugen, mich zu heiraten. Ich habe in diesem Punkt ziemlich viel Durchsetzungskraft bewiesen, um ans Ziel zu kommen. Mir war schon bei der ersten Begegnung klar: Das ist sie. Ich bin ein ausgesprochener Familienmensch und meine Frau, meine Kinder und meine nunmehr vier Enkelkinder machen mich glücklich, wobei ich in den unbeschwerten Stunden auch merke, was ich über die Jahre an Zeit mit ihnen verpasst habe. Ein Anruf von Uli Hoeneß hat ja meist genügt, und ich habe alles stehen und liegen lassen, um einen verletzten Spieler zu versorgen. Meine Frau hat dabei auf vieles verzichtet, um mir diese Freiräume zu lassen, von denen sie wusste, dass ich sie brauchte wie die Luft zum Atmen. Ich lebe so sehr für die Medizin und für den Sport, dass sich dieser Leidenschaft die Familie und Freunde unterordnen mussten, aber wann auch immer ich Zeit hatte, um an Sonntagen gemeinsam mit der Familie etwas zu unternehmen, habe ich sie mit meinen Kindern Maren und Kilian verbracht. Heute versuche ich, etwas von dem nachzuholen, was ich mir so lange nicht erlaubt habe, und ich verreise mit meiner Frau oder habe einfach etwas mehr Zeit für mich selbst. Wobei sich nun durch mein neuerliches Engagement bei Bayern München abermals alles ändert und die Arbeitstage wieder sehr viel länger werden.

Ich bin Menschen begegnet, mit denen mich große und lange Freundschaften verbanden. Zwei Freunde möchte ich an dieser Stelle besonders erwähnen – beide sind bereits gestorben und ich vermisse sie. Mit meinem Freund Wolfgang Junge bin ich, ohne dass es jemand ahnte, jede Schulferien nach Südfrankreich getrampt. Wir haben 1959 zusammen die Old Marytown Jazzband gegründet, in der ich Posaune und er Piano spielte, wir haben zusammen Abitur gemacht – und beide haben wir Medizin studiert. Wir haben den Kontakt gehalten und zuletzt in Südfrankreich noch meinen 73. Geburtstag gefeiert. Auch mein langjähriger Wegbegleiter Monti Lüftner, der als Patient in den 1970er Jahren zu mir kam, fehlt mir. Er war mir stets ein besonders wichtiger Ratgeber in allen Lebenslagen, und er hat mich nicht nur beraten, wenn es um den Verein ging, sondern auch bei der Gründung der neuen Praxis.

Immer wieder bin ich mit Möglichkeiten konfrontiert worden, die mich herausgefordert haben und an denen ich gewachsen bin. So führte mich mein Weg von Berlin nach München, wo ich 1978 meine erste Praxis eröffnete, die sehr individuell von dem Architekten Gerhard Eirenschmalz und dem Künstler Josef Schaffarschick gestaltet und eingerichtet worden war.

Schaffarschick hatte ich in Schwabing kennengelernt und dann in seinem Atelier besucht. Da mir seine ungewöhnlichen Arbeiten gefielen, bat ich ihn, alle Möbel und Einrichtungsgegenstände für die Praxis zu gestalten. Alles sollte aus einem Guss sein. Er hat dann gemalt, Acrylformen gegossen, Lampenschirme aus Glas bei Eisch in Zwiesel selbst Mund geblasen und Möbel aus Schrottteilen zusammengeschweißt. So ist dieser besondere Stil entstanden, der verspielt war und an Jugendstil und Anthroposophie erinnerte. In jedem Fall war es sehr gemütlich und die Spieler saßen in der kleinen Küche mit den Helferinnen und tranken Kaffee. Die Patienten mussten oft lange warten und dabei war es egal, wie prominent sie waren. Alles war ein bisschen einfacher als heute. Wir kümmerten uns um die Kassenpatienten genauso wie um die privaten, und wenn spätabends noch ein Spieler anrief, dann blieben die Helferinnen da, um mir zu assistieren.

Mein Schwiegervater verwaltete damals auf meinen Wunsch die Finanzen und machte die Buchhaltung, und solange er das machte, war alles überschau- und nachvollziehbar. Als wir nach über 30 Jahren aus dieser Praxis ausgezogen sind, haben die Patienten geweint – und tatsächlich war das eine große Zäsur, nicht nur für mich, sondern für alle.

Im Jahr 2008 wurde dann im Zentrum von München die jetzige Praxis eröffnet, die in jeder Hinsicht eine Zeitenwende markierte. Der SAP-Gründer Dietmar Hopp wollte in eine sportorthopädische Klinik investieren, die entsprechend hochkarätig ausgestattet war und in der ich mein medizinisches Wissen einbringen konnte – sie sollte zu einer Topadresse weltweit werden. Ich bin ihm dankbar, dass er mich dafür ausgewählt hat und dass ich nun schon seit so vielen Jahren unter so herausragenden Bedingungen arbeiten kann.

Die Praxis hat eine Grundfläche von 1600 Quadratmetern und auf Vermittlung von Prof. Heiner Bastian hat der englische Architekt David Chipperfield die Entwürfe gemacht und sie mit seinem Team ausgeführt. Ich kannte dessen sachliche und minimalistische Linie, die mir gefiel, und so fragte ich ihn, ob er sich vorstellen könne, die Räume zu gestalten. Er wusste, dass wir in ein historisches Gebäude – die alte Kaiserresidenz aus dem 13. Jahrhundert – ziehen würden, mit Mauern, die einen Durchmesser von über einem Meter hatten. Das empfand er als Herausforderung ebenso wie die Tatsache, dass er eine riesengroße Fläche zu gestalten hatte, die funktional sein musste und gleichzeitig eine warme und kraftvolle Atmosphäre ausstrahlen sollte. Er hat sich auf die Herausforderung eingelassen, obwohl er sonst solche Aufträge eher nicht annimmt und vorzugsweise Museen oder öffentliche Gebäude baut. Immer in Absprache mit uns ist dann die Praxiseinteilung, die gesamte Interieur-Gestaltung bis hin zu den Entwürfen der Möbel entstanden. Ich empfinde die Einteilung heute noch als optimal, alles ist funktional und praktisch und dabei dennoch großzügig. Ich wollte immer Kunstobjekte unterbringen und auch dafür haben wir viel Platz, und so sieht es bei uns auch nicht aus wie in einer Arztpraxis. So mancher Patient, der zum ersten Mal kommt, denkt darum auch, er sei in einer Galerie. Als die Praxis fertig war, war ich begeistert. Sie entspricht in jeder Hinsicht dem, was ich mir vorgestellt und gewünscht habe. Sie ist minimalistisch und doch ein warmer Ort.

Bis vor 200 Jahren stand übrigens genau an der Stelle unserer heutigen Behandlungszimmer eine Kirche aus dem Spätmittelalter, die Lorenzikirche, die 1224 für die damalige Residenz errichtet wurde. Ich kann heute noch die Kraft spüren, die von ihr ausging. Früher wurden Kirchen ja nur an Orten mit besonderen Energiefeldern errichtet.

Nachdem Dietmar Hopp sein Engagement nach zehn Jahren guter Zusammenarbeit beenden wollte – der Vertrag war ausgelaufen –, mussten wir einen neuen Investor finden, wenn wir den Standort halten wollten. Ich habe dann meinen langjährigen und hochgeschätzten Freund Dr. Werner Sterzenbach nur um seinen Rat fragen wollen, als er, für mich völlig überraschend, sagte: »Ich mach's.« Er hat nicht nur die Ablösesumme an Dietmar Hopp finanziert und sehr hohe Mietsicherheiten gestellt, sondern auch erreicht, dass der Mietvertrag um weitere zehn Jahre verlängert wurde.

Da ist ein Mensch, der dir selbstlos, und ohne zu zögern, hilft und Lösungen schafft, damit ich mich wieder ganz meinen Patienten widmen kann. Ich bin dankbar, einen so großartigen Freund zu haben.

Da ist sie wieder, die glückliche Fügung, die mich ein Leben lang begleitet hat.

Ich wollte meine Erfahrung und mein Wissen an jüngere Kollegen weitergeben und das wäre in der alten Praxis einfach nicht möglich gewesen, weil wir dort aus allen Nähten platzten. Und heute arbeite ich an diesem besonderen Ort mit einem hochqualifizierten Team aus Fachärzten der Orthopädie, Unfallchirurgie und Sportmedizin zusammen, die voll hinter mir stehen und die genau die Hingabe mitbringen, die für mich eine Voraussetzung bedeutet. Ich danke Dr. med. Lutz Hänsel, Priv.-Doz. Dr. med. Peter Ueblacker, Dr. med. Jochen Hahne und Dr. med. Sebastian Torka an dieser Stelle für ihre tagtägliche Unterstützung.

Als ich 1977 zu Bayern München kam, war ich kaum älter als Beckenbauer, und selbst zu den jüngeren Spielern wie Breitner und Hoeneß spürte ich keine große Altersdifferenz, wir fühlten uns alle wie einer großen Familie zugehörig. Unsere Frauen kannten sich und wir trafen uns privat. Die Kinder spielten gemeinsam und luden sich gegenseitig zu ihren Geburtstagen ein, wir grillten an Sonntagen, machten Ausflüge und es war alles weniger groß als heute, sicher auch die finanziellen Erwartungen. Die Erfolge und Misserfolge der Mannschaft bestimmten meinen Alltag und mein Leben. Das Verhältnis zu den Spielern war eng und auch zu den Trainern in den meisten Fällen gut. Dass es immer auch

Meinungsverschiedenheiten in einem so adrenalingeladenen Sport wie Fußball gibt, kann niemanden überraschen. Das mir entgegengebrachte Vertrauen war bis zu einem bestimmten Moment unerschütterlich und dieses uneingeschränkte Vertrauen stärkte mich in all meinen Entscheidungen.

Als ich mich nach fast vier Jahrzehnten von dem Verein verabschiedete, dem meine ganze Leidenschaft gehört hatte, war das auch ein Abschied von Freunden ebenso wie eine Begegnung mit Enttäuschungen. Dass man selbst an Trennungen immer auch einen Anteil hat, gehört zu den unbequemen Selbsterkenntnissen. Mir war es immer wichtig, mich nicht verbiegen zu müssen, ich kann als Arzt nun mal keine Kompromisse eingehen, wenn es um die Gesundheit von Spielern geht, und so bedeutet mir mein Gewissen und meine Freiheit alles. Vielleicht habe ich dadurch auch meinem Vater im Nachhinein bewiesen, dass »die Halbgötter in Weiß«, wie er sie verächtlich nannte, sich nicht alle für Geld und Ruhm interessieren, sondern viele ihren Werten treu bleiben. Ich glaube, meine Entscheidung, bei Bayern München zu kündigen, hätte ihm, dem Geradlinigkeit so wichtig war, gefallen.

In jedem Fall hat es mich sehr überrascht, dass mein plötzlicher Weggang von Bayern München von Abu Dhabi bis New York, von Moskau bis Kuala Lumpur Thema der »Breaking News« war.

In geschäftlichen Dingen bin ich nicht sonderlich geschickt, und ich habe auch nicht immer den richtigen Menschen vertraut. Im Gegenteil. Es ist schwer, zumindest für mich, ein passionierter Arzt und gleichzeitig geschäftlich versiert zu sein. Im Grunde war ich nie darauf aus, sehr viel Geld zu verdienen. Ich dachte, ich könnte Menschen vertrauen, die ich zu meinem Freundeskreis zählte, aber da hätte ich besser auf meine Frau hören sollen, bei der viel früher die Alarmglocken läuteten.

Ich habe nicht nur Sportler, sondern auch Künstler, Maler, Schauspieler, Musiker, Politiker und Geschäftsleute aus der ganzen

Welt kennengelernt, die mich wegen meiner Therapien aufsuchten, und vielen von ihnen konnte ich helfen. Immer wieder aber bin ich auch mit Missgunst und Neid konfrontiert worden. Ärzte, die mich öffentlich diffamierten und auf Kongressen ausbuhten und die versuchten, meine Therapiemethoden kleinzureden oder über die Erfolge zu spotten. Die Wirbelsäule war in Deutschland tabu für Spritzenbehandlungen, daran habe ich mich aber nicht gehalten, und ich habe ein Therapieverfahren entwickelt, das sich aus meiner Sicht nicht verbessern lässt, und vielleicht stört das den einen oder anderen Kollegen. Mittlerweile wird die Wirksamkeit meiner Behandlungsmethoden mehr und mehr nachgewiesen und das gibt mir heute eine große Genugtuung. Ich bin hierauf ja ausführlich im Kapitel über meine Medizin eingegangen. Ich habe mich nicht einschüchtern lassen, ich bin meinen Weg unbeirrt gegangen, auch wenn die oft unfaire Kritik an mir natürlich nicht abprallte.

Ich bin von meinen Patienten belohnt und mit großer Dankbarkeit beschenkt worden, weil ich Schmerzen lindern oder Ursachen einer Erkrankung heilen konnte. Darunter waren nicht nur Sportler, sondern auch die ganz »normalen« Praxis-Patienten, die seit Jahren zu mir kommen und mir die Treue halten. Ich wollte mich nie von ihnen trennen und nur der Arzt für einen Fußballverein sein. Zum einen liebe ich die Arbeit mit meinen Patienten, zum anderen habe ich aufgrund der Vielseitigkeit der Erkrankungen ungeheuer viel gelernt, viel mehr, als wenn ich ein Leben lang nur Sportverletzungen hätte behandeln müssen. Und dieser Erfahrungsschatz ist wiederum auch den Spielern zugutegekommen. Im Übrigen hätte ich mich nie so frei bewegen können, wäre ich ein angestellter Arzt gewesen, dann hätte ich am Ende vielleicht doch das tun müssen, was die Arbeitgeber wollten. So aber waren wir immer auf Augenhöhe und das hat allen Spielern nur genutzt. Ich konnte helfen, ohne zu schaden, ich wollte langfristig heilen, sodass die Spieler auch nach ihrer aktiven Zeit beschwerdefrei sein würden. Und genau so möchte und werde ich auch jetzt wieder arbeiten.

Zu meinen schönsten Erlebnissen gehört die Begegnung mit Usain Bolt. Als ich ihn kennenlernte, wusste ich nicht, ob er eine so große Karriere würde machen können. Als er mir dann vor einem Millionenpublikum seine Goldmedaille schenken wollte, hat mich das tief beglückt, denn die Anerkennung und Wertschätzung bedeutet mir natürlich sehr viel. Ich habe in diesem Buch beschrieben, welche Bedeutung Muskelverletzungen für mich haben und dass ich sie in ihren feinsten Nuancen versuche zu verstehen. Für mich ist der Körper wie ein Resonanzboden, der auf eine bestimmte Weise schwingen muss. Ich vertraue keinen bildgebenden Verfahren, sondern meinen Händen, meinem Tastsinn. Ich habe ungezählte Informationen gespeichert, die ich abrufen kann, wenn sie ein bestimmtes Merkmal identifizieren. Das lässt sich schwer vermitteln, aber so ist es. Es ist, als würde man Töne hören, die andere nicht wahrnehmen, aber das bedeutet eben nicht, dass sie nicht da wären. Ich versuche sehr konzentriert, mich auf einen Patienten einzulassen, dabei vergesse ich Zeit und Raum, deswegen muss man manchmal immer noch lange bei mir warten. Ich kann erst dann loslassen, wenn ich weiß: Jetzt ist es gut.

Vor ein paar Jahren war ich zum Abituriententreffen in meiner alten Heimat. Ich habe dort meine Wurzeln und meine Prägungen erfahren und begriffen, dass Ostfriesland mich stark gemacht hat für die große Welt. Mein Zuhause ist heute München, wo mich das Schicksal hin verschlagen hat, meine beiden Kinder geboren sind, ich meine Praxis eröffnet habe und ich so viele Jahre in die Säbener Straße gefahren bin und jetzt wieder fahre.

Manchmal werde ich gefragt, ob ich Hobbys habe, nein, ich habe keine. Ich habe nur Leidenschaften – und zwar für die Medizin und den Sport, dann kommen die Musik und die Kunst. Ich genieße freie Stunden in unserem schönen Haus in Mougins, ich beschäftige mich ein bisschen im Garten, ich freue mich, wenn meine Tochter Maren mit den Kindern kommt und das ganze Haus in einem

Riesenchaos versinkt, wenn meine Frau Karin Freunde einlädt, wenn ich mit meinem einzigen noch lebenden Bruder Hajo sprechen kann oder wenn ich Zeit mit meinem Sohn Kilian verbringe, der ja auch Arzt geworden ist. Dazu ein Wort, denn der Sohn eines in der Öffentlichkeit stehenden Vaters tritt kein leichtes Erbe an, zumal, wenn er den gleichen Beruf wählt. Kilian hat sich die Entscheidung, Medizin zu studieren, nicht leicht gemacht, er hat lange überlegt, ob er diesen Berufsweg überhaupt gehen möchte. Die endgültige Entscheidung für den Beruf konnte er erst bei einer dreieinhalb Monate dauernden Rucksacktour durch Südamerika finden.

Das Schicksal half ihm, in seinem Zivildienst durch die emotional erschütternde Betreuung von Multiple Sklerose-Kranken, den Wert und die Bedeutung des Arztberufes zu begreifen. Für die Ausbildung im sogenannten Praktischen Jahr wählte Kilian eine Klinik in Fortaleza in Brasilien, deren medizinische Standards weiter hinter unseren zurückliegen. Er half dort in der Unfallchirurgie unter anderem bei der Versorgung vieler Verletzungen, häufig auch nach Überfällen und Gewalttaten. »Hier bin ich zum Arzt geworden«, sagte er nach seiner Rückkehr.

Nach Abschluss seiner Facharztausbildung möchte er Partner in unserem Praxisteam werden. Ich freue mich auf ihn!

In der Praxis gibt es Mitarbeiterinnen der ersten Stunde, die mir bis heute die Treue halten, wie Jutta Staib und Gaby Putz – und später hinzugekommen ist Imke Bergmann. Zu ihnen habe ich absolutes Vertrauen. Sie organisieren den ganzen Betrieb und steuern und halten auch mich auf Kurs. Allen voran Imke Bergmann, die jeden einzelnen Patienten und seine Geschichte genau kennt. Ich schätze ihre klare Sicht der Dinge und ihre schnelle Auffassungsgabe. Sie hat einen maßgeblichen Anteil am Erfolg der Praxis, ist zudem medizinisch versiert und hat ein überragendes Organisationstalent.

Ich bin manchmal aufbrausend und die Mitarbeiterinnen der Praxis müssen da an manchen Tagen sicher etwas mit mir aushalten, aber wir sind ein starkes Team. Ich danke allen Arzthelferinnen, Physiotherapeuten und Trainern: Ulrich Barth, Rebecca Bayerschmidt, Imke Bergmann, Jasmin Biberger, Stefanie Faryna, Martin Graf, Simone Hagn, Stephanie Hiebl, Pascal Hollbeck, Kristin Klingenberg, Giannina Knez, Victoria Leitner, Anja Maier, Anna-Maria Manhart, Simon Martinello, Corinna Maurer, Christina Puchtinger, Gabriele Putz, Anni Schröferl, Alina Siddique, Jutta Staib und Sandra Tiepolt. Sie alle würden für einen Spieler, der noch dringend spätabends eine Behandlung braucht, alles hintenanstellen.

Aus der Rückschau und der Erfahrung eines gewissen Alters wird mir klarer, warum jenes gelungen ist und anderes nicht, warum Freundschaften in die Brüche gingen, Vertrauen enttäuscht wurde und ich auch Fehler gemacht habe. Ich würde dennoch alles wieder genauso machen – mit der Ausnahme, dass ich nicht mehr so blauäugig vertrauen und mehr auf die charakterliche Stärke von Menschen achten würde.

Während ich dies schreibe, höre ich Eric Claptons »Unplugged« und denke an eine Skitour, die ich auf den Patscherkofel in den Tuxer Alpen mit Freunden unternehmen wollte, als ich damals in Innsbruck ein Studiensemester verbrachte. Das Wetter war so schlecht, dass alle anderen die Tour absagten. Ich aber hatte es mir in den Kopf gesetzt, unbedingt den Berg hinaufzugehen, schnallte mir die Felle unter die Skier und machte mich auf den Weg. Es dauerte nicht lange, da war ich in so dichten Nebel geraten, dass es mir unmöglich wurde, mich zu orientieren. Ich irrte im Hochgebirge umher, ohne zu wissen, ob ich nun links oder rechts gehen müsse, und mir schwante, wie fahrlässig ich gehandelt hatte. Ich gab die Hoffnung nicht auf. Da erschien mir wie aus dem Nichts ein Engel in Gestalt eines Tourengehers, der in dieser Region jeden Stein kannte und genau wusste, wie er gehen musste. Er fragte mich, ob ich wahnsinnig sei oder lebensmüde, und führte mich dann schimpfend zurück ins Tal. Der Himmel hat mir damals wohl einen Schutzengel als Begleitung mitgeschickt, und diesen Beistand habe ich in meinem Leben immer wieder gespürt.

Ich kann mich glücklich schätzen, dass ich mein Leben auf einem Fundament von starken Werten ausrichten konnte. Dabei haben mich viele Menschen begleitet, sie haben mir geholfen, meinen Weg zu finden, sie haben mich herausgefordert, beschenkt und bereichert, und ich bin ihnen dankbar.

Im Besonderen danke ich meinen Eltern Elisabeth und Dietrich Müller, die mich Gottvertrauen gelehrt und mir ein starkes Wertefundament mit auf den Weg gegeben haben; meiner Frau Karin für ihre Liebe, Kraft, Stärke und Geduld; meinen Schwiegereltern Margarete und Heinrich Wohlfahrt, die mich gerade in den Anfängen meiner Praxis so intensiv unterstützt haben; meiner Tochter Maren de Martino und ihrer Familie sowie meinem Sohn Kilian – über deren Lebenswege ich glücklich bin und die mich als Kinder oft entbehren mussten; meinem Bruder Hajo Müller, dem ich unter anderem die Liebe zur klassischen Musik verdanke und der mir wiederholt wertvolle Ratschläge für Beruf und Leben gegeben hat; meinem Bruder Dieter, der mir in meiner Jugend Vorbild und Orientierung war; Prof. Alkmar von Kügelgen, der mir die Chance meines Lebens gab; Prof. Fritz Hofmeister, der mich zum Facharzt für Orthopädie ausgebildet hat; Robert Schwan, ohne den ich vielleicht nicht zum FC Bayern München gekommen wäre; Uli Hoeneß, der ein verlässlicher Freund ist und der aus dem Verein das gemacht hat, was er heute ist; Franz Beckenbauer, der von Anfang an hinter mir stand und mich schon als jungen Arzt gefördert hat; Dr. Werner Sterzenbach, der mir in einem schwierigen Moment selbstlose Unterstützung anbot; Omar Qandeel, einem wichtigen Freund der ganzen Familie; Prof. Heiner Bastian, der mich mit großen Malern und Architekten zusammengebracht hat.

Außerdem danke ich Franz Beckenbauer, Oliver Bierhoff, Fredi Binder, Usain Bolt, Klaus Eder, Herbert Grönemeyer, Jacques Herzog, Jupp Heynckes, Ottmar Hitzfeld, Uli Hoeneß, Jogi Löw, José María Olazábal, die mich mit so besonderen Worten gewürdigt haben.

Meinem Verleger Friedrich-Karl Sandmann, mit dem ich bereits vier erfolgreiche Bücher veröffentlicht habe und der mich darin bestärkt hat, meine Autobiografie zu schreiben, fühle ich mich mit großer Dankbarkeit sehr verbunden. Er hat nicht nur das Buch konzipiert, sondern auch während der über zwei Jahre dauernden Realisierung gekonnt Regie geführt.

Elisabeth Sandmann und Jakob Strobel y Serra danke ich als Co-Autoren, Eva Römer als Lektorin sowie Florian Frohnholzer für die Gestaltung und den Satz.

Zu guter Letzt danke ich meinem Herrgott für die vielen glücklichen Fügungen.

Der Herausgeber

Dr. Müller-Wohlfahrt habe ich 1998/99 kennengelernt. Seine Art, Verletzungen zu diagnostizieren und mit natürlichen Wirkstoffen zu therapieren, faszinierte mich, und da ich zudem sehr sportbegeistert bin, wollte ich mehr über ihn und seine Heilmethoden erfahren. Er war einer der Ersten in Deutschland, der die Bedeutung freier Radikaler erkannt hatte, und ich fragte ihn, ob er nicht darüber ein Buch schreiben wolle. Auf diese Weise entstand 2000 *So schützen Sie Ihre Gesundheit*. Mit diesem Buch eroberten wir, wie mit allen noch folgenden Titeln, die Bestsellerlisten. *Mensch, beweg Dich* folgte 2002. Auch hier erwies sich Dr. Müller-Wohlfahrts Wissen als seiner Zeit voraus, denn er erkannte früher als andere, dass das Bindegewebe ein Organ ist. Im Jahr 2003 stellte der Doktor in dem Buch *So gewinnen Sie mehr Lebenskraft* sein Programm für mehr Vitalität vor. Er, der jeden Tag selbst Sport machte und sich gesund ernährte, war für dieses Thema geradezu prädestiniert und ein besonders glaubwürdiges Vorbild. 2007 veröffentlichten wir *Besser trainieren*. Durch seine Arbeit als Sportarzt und die Behandlung so vieler Muskelverletzungen, gab er in diesem Buch Anleitungen, ganze Muskelketten zu trainieren und nicht einzelne Muskelpartien. Auch das war revolutionär.

In all den Jahren habe ich erlebt, wie dieser Jahrhundertarzt bejubelt, aber auch heftig kritisiert wurde. Als sein Verleger habe ich vieles hautnah mitbekommen. In all den Jahren habe ich auch immer mal wieder mit ihm über die Idee einer Autobiografie gesprochen, aber es hat lange gedauert, bis er den Gedanken daran zulassen konnte. In der Zwischenzeit hatte ich meinen Verlag verkauft, und es war unklar, wo seine Autobiografie erscheinen könnte. Seit geraumer Zeit nenne ich den Doktor nun schon Mull – und Mull hat mir gegenüber nie Zweifel geäußert, sondern immer darauf vertraut, dass ich einen guten Verlag für seine Lebensgeschichte finden würde. Und so ist es gekommen. 2016 bin ich verlegerischer Herausgeber im Insel Verlag, Berlin, geworden, dessen Verleger,

Jonathan Landgrebe, das geplante Buch mit großer Begeisterung in sein Programm aufnahm.

Zwischen Mull und mir ist eine große und ungewöhnliche Verbundenheit entstanden, die auf Vertrauen, Treue und gegenseitiger Wertschätzung basiert. Wir haben vor drei Jahren begonnen, an der Autobiografie zu arbeiten, und mussten immer wieder unterbrechen, weil so viele Termine für den FC Bayern oder die Nationalmannschaft den Kalender bestimmten. Dass ich seinen Schulfreund Wolfgang Junge noch kennenlernen konnte, der 2017 gestorben ist, war mir wichtig. Als Mull 2015 zu dem schicksalhaften Spiel nach Porto reiste, war ich mit dabei, und ich habe aus nächster Nähe erlebt, wie man diesen Mann in seinem Ehrgefühl verletzt hat. Nach der Trennung von Bayern München ergab sich der unerwartete Vorteil, mehr Zeit zu haben, und wir konnten mit der Arbeit am Buch richtig beginnen.

Da ich wusste, dass sich sehr viele von Dr. Müller-Wohlfahrts Patienten, aber auch Wegbegleiter im Sport, Trainer oder Teamkollegen mit ungeheurer Hochachtung, Dankbarkeit und tiefer Verbundenheit über den Doktor äußern, wollte ich, zunächst ohne, dass er es ahnte, diese bitten, ein paar Worte über ihn zu sagen. Die Interviewten waren zu sehr persönlichen Antworten bereit, und es wurden lange Gespräche. Ich bin jedem Einzelnen sehr dankbar für die Zeit und das Vertrauen, das mir und uns geschenkt wurde.

Mull und ich haben stundenlang über Gott, Fußball und die Welt gesprochen, über Tore gejubelt und uns über alte Fotos gefreut, die den Geist bestimmter Jahre wiedergaben.

Es war mir ein großes persönliches Anliegen, dass Dr. Müller-Wohlfahrt seine außergewöhnliche Lebensgeschichte erzählen und von seiner einzigartigen Medizin berichten würde. Allen, die mich bei diesem Vorhaben unterstützt haben, bin ich sehr dankbar.

Lieber Mull, ich freue mich auf das, was jetzt noch kommt und vor uns liegt.

Friedrich-Karl Sandmann

Unter Mitarbeit von

Dr. Elisabeth Sandmann
Studium der Vergleichenden Literaturwissenschaft und Kunstgeschichte in Bonn und Oxford und Promotion über George Bernard Shaw. 2004 gründete sie den Elisabeth Sandmann Verlag. 2016 erschien das Sachbuch *Der gestohlene Klimt*, in dem sie sich mit dem spektakulären Restitutionsfall »Die goldene Adele« beschäftigte. Sie ist verheiratet und hat einen erwachsenen Sohn.

Jakob Strobel y Serra
Studium der Hispanistik und Geschichte in Berlin und Sevilla. 1993 kam er zur *Frankfurter Allgemeinen Zeitung* und wurde dort 1997 Redakteur im »Reiseblatt«. Er ist nicht nur ein begeisterter Hobbykoch, sondern ebenso leidenschaftlicher Fußballfan. Seit 2017 ist er stellvertretender Feuilletonchef der FAZ. Zahlreiche Veröffentlichungen. Jakob Strobel y Serra ist verheiratet, hat zwei Töchter und lebt in Frankfurt.